Ulla B. Müller

Mobbic Walking

Bisher erschienen:

Der Rollenkavalier
- E-Book (für alle Reader)
- Taschenbuch (384 Seiten) ISBN 978-3-7347-8901-4

Die Autorin

Ulla B. Müller, geboren 1957, arbeitete nach ihrer Ausbildung zur Physiotherapeutin einige Jahre im Krankenhaus, später in ihrer eigenen Praxis – die beste Voraussetzung, um die beruflichen Anforderungen und einen Haushalt mit vier Kindern unter einen Hut zu bringen. In dieser turbulenten Phase entstanden ihre ersten amüsanten Kurzgeschichten, von denen zwei bereits mit Preisen ausgezeichnet wurden. Interessante Charaktere und ungewöhnliche Geschichten aus ihrem familiären und beruflichen Alltag bilden die Grundlage für ihre Romane. Heute lebt Ulla B. Müller mit ihrem Mann in Monheim am Rhein, auf den Zentimeter genau zwischen Helau und Alaaf. Ihre Bücher schreibt sie für Frauen, die schon länger aus den Teenager-Jeans heraus sind.

Weitere Informationen:
http://lesebroetchen.de

Ulla B. Müller

Mobbic Walking

Roman

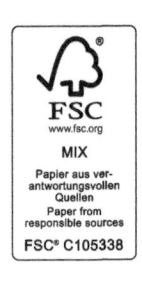

Bibliografische Information der Deutschen Nationalbibliothek:
Die Deutsche Nationalbibliothek verzeichnet diese Publikation in der Deutschen Nationalbibliografie; detaillierte bibliografische Daten sind im Internet über http://dnb.dnb.de abrufbar.

© 2015 Ulla B. Müller

Lektorat: Barbara Frank
Satz, Layout und Coverlayout: Dr. Werner Müller
Coverfoto: Ulla B. Müller

Herstellung und Verlag: BoD – Books on Demand, Norderstedt

ISBN: 978-3-7386-4623-8

Kapitel 1

Das war Teufelswerk. Mona spürte es ganz deutlich. Wie jeden Morgen musste sie auf dem Weg vom Parkplatz zum Fabrikgebäude an dieser Bäckerei vorbei, und meistens schaffte sie es ohne Unterbrechung. Auch heute war sie schon ein paar Meter weiter. Doch mit einem Mal wurden ihre Füße immer schwerer, und plötzlich kam sie überhaupt nicht mehr von der Stelle. Eine unsichtbare Macht zwang sie kehrtzumachen und noch einmal auf das Angebotsschild am Eingang zu schauen. Verflixt! Da stand es wirklich: Drei Schokocroissants zum Preis von zwei. Selbst wenn man höchstens zwei schaffte, würde kein vernünftiger Mensch so blöd sein und der Frau hinter der Theke zusäuseln: »Packen Sie mir ruhig eins weniger ein.« Das machte man doch nicht! Eher würde man sich das dritte für später aufheben, auch auf die Gefahr hin, dass es nach kurzer Zeit labberig in sich zusammenfiel.

Entschlossen öffnete Mona die Ladentür und kehrte nach drei Minuten mit der prall gefüllten Sonderangebotstüte und einem Kaffee im Pappbecher wieder. Heute war es sowieso egal. Der Tag war so gut wie gelaufen.

Wenige Minuten später stand sie vor ihrem Büroschreibtisch und lud alles, was sie in den Händen hielt, vor die Tastatur ihres Rechners. Im Nu überlagerte herrlicher Kaffeeduft das Luftgemisch aus verstaubten Heizkörpern und Industrie-Teppichboden.

Ihr Schreibtischstuhl ächzte, als sie sich zurücklehnte und sich dem himmlischen Geschmack der kleinen Schokoladenstückchen aus dem ersten Croissant hingab. So ein früher Morgen, ganz allein in der Firma, hatte etwas Angenehmes, etwas Friedliches.

Heute war sie nur Rudi, dem Pförtner, begegnet.

»Tach, Frau Seitz«, hatte er sie begrüßt und dabei wie gewöhnlich mit zwei Fingern an die Stirn getippt. »Heute doch in die Firma?« Zum Lächeln war ihm bei dieser Frage nicht zumu-

te gewesen.
»Ja, ja. In den zwei Stunden bis elf kann ich noch Einiges vom Tisch kriegen.« Mona hatte schon ein wenig schlucken müssen, als ihr die schwarze Armbinde an seinem rechten Hemdsärmel aufgefallen war.
Mit den anderen Kollegen brauchte sie an diesem Freitagmorgen nicht zu rechnen.
Obwohl es nicht zum Anlass des heutigen Tages passte, hatte der Morgen auch zu Hause schon überraschend gut begonnen, als sie ihr schwarzes Kostüm anprobierte, das seit der Abiturfeier ihres Sohnes vor fünf Jahren unbenutzt im Schrank schlummerte. Ihre düsteren Vorahnungen hatten sich zum Glück nicht bewahrheitet. Es passte noch. Besser gesagt, gerade noch so eben. Nur das eisgraue ärmellose Oberteil mit dem Bündchen am Hals hatte sie nach der Anprobe schnell wieder zurückgehängt. Es hatte sich wie ein Taucheranzug an ihren Körper geschmiegt, wobei das noch sehr schmeichelhaft formuliert war. Und heute Vormittag ging es eher darum, auf- und nicht abzutauchen.
Sie hatte es mittlerweile aufgegeben, sich wegen der fünfzehn Kilo mehr ständig selbst mit Vorwürfen in den Ohren zu liegen. Seit ihrer Scheidung von Henning war ihr Gewicht so ziemlich das Letzte, mit dem sie sich herumschlagen wollte. Ihre beste Freundin hatte sie schon öfters dezent darauf hingewiesen, dass es für fast alle Lebensmittel auch Light-Versionen gab. Ute war zwar Köchin, aber trotzdem ungewöhnlich schlank und das sogar ohne Nikotin oder Pülverchen aus der Apotheke. Sie musste auch schlank sein, denn sie hatte sich vor zwei Jahren zur Ernährungsberaterin fortbilden lassen, und wer eiferte schon jemandem nach, der mit einer Taillenweite jenseits von Gut und Böse herumlief? Für Monas Lieblinge, Croissants und Nougatschokolade, fiel Ute allerdings auch keine fettarme Variante ein, und die patzige Ausrede, dass die zusätzlichen Pfunde im Alter gut gegen Falten wirkten, wurde von ihr nur müde belächelt.
»Da kannst du dir gleich Botox spritzen lassen. Das hat

wahrscheinlich weniger Nebenwirkungen als dein Übergewicht. Aber wie wär's denn mal mit Sport? Das strafft auch.« Als Nächstes folgte der läppische Spruch: »Es gibt nichts Gutes, außer man tut es«, und Walking oder Schwimmen bildeten dann die Quintessenz ihrer freundschaftlichen Empfehlungen, angesichts der drallen Figur ihrer Freundin.

Mona beantwortete diese Art von Ratschlägen gewöhnlich mit einem genervten Augenrollen. Gut kochen können und gertenschlank sein - nie würde sie begreifen, wie das zusammenging. Und wenn einem beziehungstechnisch übel mitgespielt wurde, erwartete man auch in einem Plus an Körperertüchtigung keine Wunder. So entschied sie kurzerhand, ihr Gewicht vorübergehend aus ihrem näheren Wahrnehmungsbereich auszuschließen und die drei Kleidergrößen mehr unter der Rubrik Trostpflaster zu verbuchen.

Die Sonne schien bereits streifenförmig durch die Lamellen der Jalousie und heizte den Büroraum zusehends auf. Für die zwei geplanten Arbeitsstunden war ihre Garderobe jetzt schon entschieden zu warm. Mona hielt rücklings den rechten Ärmel ihres Blazers fest und versuchte krampfhaft den Arm herauszuziehen. »Mona Seitz, eine rheumageplagte Anakonda häutet sich mit Sicherheit eleganter«, mopperte sie vor sich hin, als sie trotz merkwürdiger Körperwindungen nicht aus der schwarzen Hülle herauskam. Zu allem Übel klingelte auch noch das Telefon. Bevor die rechte Hand endlich befreit zum Hörer greifen konnte, krachte es am vorderen Ärmelansatz. Die Naht zur Schulter klaffte zehn Zentimeter weit auseinander und gestattete einen freien Durchblick auf das seidige Innenfutter.

»Mist!«, zischte Mona und legte den Hörer ans Ohr.

»Ja, genau darum geht's. Es geht um den Mist, den sie meiner Mutter vor zwei Wochen geliefert haben. Ich gehe mal davon aus, dass ich mit dem Kundendienst der Firma Kaiser verbunden bin?« Die dunkle Männerstimme klang sehr bestimmt und sehr unzufrieden.

»Ja, natürlich. Entschuldigung. Firma Kaiser, Seitz am Apparat. Was kann ich für Sie tun?« Schnell pfefferte sie die Jacke mit dem Stoffkrater auf den Besucherstuhl. An ihrem Ohr schien sich ein größerer Abgrund aufzutun.

»Sie haben meiner Mutter vor genau zwei Wochen einen Rollator geliefert. Seitdem muss ich mir ständig Beschwerden über dieses Ding anhören. Und Sie können sich vielleicht vorstellen, dass ich nicht scharf darauf bin, meine fünfundachtzigjährige Mutter demnächst wochenlang in der Klinik zu besuchen, weil sie mit diesem klapprigen Ding von Ihnen zusammengebrochen ist.« Die Stimme verlor mehr und mehr an Sachlichkeit. Dafür stieg die Lautstärke.

Mona schüttelte mitfühlend den Kopf. »Ja, das verstehe ich. Das darf auf keinen Fall passieren. Unsere Produkte sollen selbstverständlich helfen und nicht Probleme bereiten. Deshalb schicken wir bei der Auslieferung auch immer einen fachkundigen Mitarbeiter mit, der das Gerät genau auf die Bedürfnisse unserer Kunden einstellt. Bitte nennen Sie mir kurz die Rechnungsnummer, dann schaue ich schnell nach, um welchen Vorgang es geht.«

»Die Rechnung hab ich gerade nicht vorliegen, aber so schwer kann es doch nicht sein, das herauszubekommen. Oder arbeiten Sie noch nicht mit Computern? Die Farbe nennt sich übrigens savannengelb, und ein Schirm mit Halterung war auch dabei.«

Mona schnitt eine furchteinflößende Grimasse, während sie die gesuchten Dateien aufrief und den Lautsprecher des Telefons einschaltete. Was bildete dieser Typ sich eigentlich ein? Dass sie noch mit Stenoblock und Kopierpapier unterwegs war?

»Eine Sekunde bitte noch«, bat sie und rief die Seite mit den Bestellungen auf. Wenige Klicks später erschienen die letzten zwanzig Auslieferungen auf dem Bildschirm. »Bitte nennen Sie mir doch den Namen Ihrer Mutter. Dann hab ich es sofort.«

»Er wurde von mir bestellt. Johannes Tannhäuser. Das muss Anfang Juli gewesen sein.«

Mona atmete auf. Ein Rollator vom Typ Gepard wurde am 8. Juli bestellt und am 10. Juli ausgeliefert. Er war der einzige, der in diesem Monat mit Schirm und dazugehöriger Halterung in Auftrag gegeben wurde.

»Ja, richtig. Hier sehe ich ihn. Eigentlich gab es bei diesem Modell bisher nur zufriedene Kunden. Der Gepard ist lenkfreudig durch seinen schlanken Leichtmetall-Korpus, dabei sehr kippstabil, und er lässt sich mit wenigen Handgriffen platzsparend zusammenschieben.«

Aus den vielen Jahren im Kundendienst wusste Mona, dass man männlichen Beschwerdeführern leicht mit technischen Details den Wind aus den Segeln nehmen konnte. Aber diesmal spürte sie deutlich, dass die Sache schwierig wurde. Wie konnte sie diesen arroganten Schnösel bloß noch von der Qualität des Produkts überzeugen? Immerhin hatte er das Paradepferd des Unternehmensstalls erworben. Eine andere Strategie musste her, entschied Mona. Wenn es über die technische Schiene nicht lief, dann eben über die psychologische.

»Vielleicht braucht Ihre Mutter noch ein bisschen Eingewöhnungszeit. Älteren Menschen können sich oft nicht so schnell an Veränderungen in ihrem Umfeld anpassen«, erklärte sie betont freundlich.

»Ihre Erfahrung mit alten Leuten in Ehren, aber das ist nicht der Punkt. Meine Mutter ist noch recht gut beieinander, und sie behauptet, der Rollator habe einen Rechtsdrall, und alles würde an ihm klappern. Das hat ja wohl nichts mit Eingewöhnung zu tun. Am liebsten würde ich ihn sofort zurückbringen, aber sie ist halt auf ihn angewiesen. Vielleicht lassen Sie sich beizeiten etwas einfallen, bevor sie mit diesem Montagsmodell zusammenbricht. Ein Rechtsstreit über die Behandlungskosten kann für Ihre Firma nämlich teuer werden.«

So weit durfte es auf keinen Fall kommen. »Herr Tannheimer, wir schicken umgehend jemanden zu Ihrer Mutter und überprüfen den Rollator. Falls er wirklich schadhaft ist, wird er sofort ersetzt. Das garantiere ich Ihnen.«

»Tannhäuser heiße ich, wie der Minnesänger, nicht Tannheimer. Und ich verlasse mich auf Ihr Wort. Umgehend heißt bei mir heute oder spätestens morgen. Sonst hören Sie auch

umgehend wieder von mir«, ertönte es trotz der auffällig sonoren Stimme ganz und gar nicht minnehaft an Monas Ohr.
»Sie können sich auf mich verlassen. Wir kümmern uns sofort darum.«
Nach der sehr knapp ausgefallenen Verabschiedung legte sie den Hörer zurück auf die Basis und nahm einen Schluck Kaffee. Vor ihren Augen erschien eine wunderschöne Hügellandschaft. Und plötzlich sah sie auch eine Burg und einen gut aussehender Galan, der unter einem der Fenster auf einer Laute zupfte und seiner Auserwählten betörende Liebeslieder vorsang. Doch die Realität konnte hart sein. Es war nur ihre Bildschirmoberfläche. Weder war sie das angeschmachtete Burgfräulein noch der Kerl am Telefon ein Minnesänger. Mit seiner Meckerei glich er eher dem zornigen Rumpelstilzchen.

Mona sah erschreckt auf ihre Armbanduhr. Es war bereits halb elf. Heute würde jedenfalls aus ihrer Zusage nichts mehr. Bis morgen musste sich die alte Dame noch behelfen, denn in einer knappen halben Stunde war die gesamte Belegschaft der Firma Kaiser auf dem Friedhof anzutreffen.

Mona kramte aus einem Schächtelchen in ihrer Schreibtischschublade Sicherheitsnadeln und steckte fünf von ihnen in den Mund. Dann krempelte sie den Jackenärmel hastig auf links und bohrte eine Nadel nach der anderen in den Stoff. Vorsichtig zog sie die Reparaturarbeit wieder an. Der Spiegel an der Wand über dem Waschbecken ließ sie entsetzt zusammenfahren. Eine hässliche metallgespickte Zick-Zack-Wurst schlängelte sich von der Achsel aufwärts zum Schulterpolster.

Egal. Auf Schönheit kam es gleich sowieso nicht an. Mona schnappte ihre Handtasche, schloss ihr Büro ab und hastete zu ihrem Wagen. Doch gleich an der nächsten Straßenkreuzung ging nichts mehr.

»Nun mach schon!« Genervt trommelte sie mit beiden Händen auf das Lenkrad und blickte auf die Uhr im Armaturenbrett. Die Ampel war wieder bei Rot angekommen, nachdem der Fahrschulwagen vor ihr zum dritten Mal einen Meter vorgehupft war und dann abrupt stillstand, nun bereits halb auf dem Zebrastreifen.

»Herrgott ja, ich weiß. Wir haben alle mal so angefangen«, maulte sie und drehte die Handflächen flehend nach oben. Ein bisschen erinnerte sie das Ganze an ihren Sohn. So lange war es noch gar nicht her, dass Rico sie auf dem Verkehrsübungsplatz schier zur Verzweiflung brachte, weil zwischen dem Anfahren eines Wagens und dem Bedienen eines Handys anscheinend Welten lagen.

Der junge Fahrschüler vor ihr tat ihr ja auch leid. Aber im Moment hatte sie es eilig, äußerst eilig, denn eine Leiche wartete bekanntlich nicht, bis der letzte Trauergast in der Kirche angekommen war, um sie auf dem Weg zur endgültigen Ruhestätte zu begleiten.

Mona versuchte es mit Suggestion, indem sie sich in die Füße des Schülers hineindachte. Manchmal half das ja. »Kupplung treten. Ersten Gang einlegen. Rechter Fuß drückt vooorsichtig das Gaspedal, linker Fuß gibt laaangsam nach.«

Die Ampel sprang mutig auf Grün. Neues Spiel, neues Glück. Der Motor vor ihr heulte auf, und sie verzog das Gesicht. Doch diesmal machte der Wagen nur einen winzigen Hupfer und stockerte dann endlich vorwärts über die Kreuzung.

»Geht doch!«, rief sie erleichtert, riss das Lenkrad nach rechts und bog in die Seitenstraße ab. Wenige Minuten später stand sie vor dem Waldfriedhof und suchte nach einem freien Parkplatz.

Eine Kette schwarzer Edellimousinen war wie üblich so luftig geparkt, dass ein gutbürgerliches Auto gerade soeben nicht mehr dazwischenpasste. Normalerweise zahlte es Mona diesen Parkplatzhirschen gern heim, indem sie kurz den Abstand abschätzte und dann ihr fahrbares Raumwunder auf den Millimeter genau in eine der Lücken zirkelte. Zum Aussteigen reichten ihr früher zwanzig Zentimeter neben der Fahrertür. Aber erstens ließ ihre Trauergarderobe keine akrobatischen Verrenkungen beim Aussteigen zu, und zweitens war bei dem edlen Fuhrpark Zurückhaltung geboten, denn bei den Besitzern handelte es sich ausnahmslos um ihren Chef und dessen vornehmen Clan. So blieb Mona nichts anderes übrig, als ihren Wagen zwischen den Friedhofs-Komposthaufen und den Ständer mit den Leihgießkannen zu quetschen. Zu allem Ärger sank sie beim Aussteigen mit ihren Stöckelschuhen so tief in den lockeren Boden ein, dass sie auf dem Weg hinauf zur Kapelle mehrmals kräftig auftreten musste, um die klebrigen Humusklumpen am Absatz wieder loszuwerden.

Die letzten, die noch vor der kleinen Kirche standen, waren einige Raucher. Sie zogen eilig an ihren Zigaretten und starrten dabei gedankenverloren über das Friedhofsgelände. Als das Glockengeläut allmählich dem Ende entgegentrudelte, drückten sie die Stummel in den sandgefüllten Aschenbecher neben der Pforte.

Mona hastete mit kurzen Trippelschritten über den Vorplatz. Mehr ließ der Rock ihres Kostüms nicht zu. Mit dem letzten Glockenschlag überschritt sie die Schwelle des Andachtsraums. Ein Kirchendiener wies ihr mit vorwurfsvollem Blick den einzigen noch freien Stuhl in der hintersten Reihe zu. Bevor sie ihren Platz erreichen konnte, musste sie sich an zwei abgestellten Gehwagen vorbeischlängeln. Das rosafarbene Schirmchen des einen schrubbte ihr dabei unter dem Kinn entlang. Mona erkannte die Modelle sofort. Sie waren schließlich ihr tägliches Brot. Ein heller, zierlicher Gepard und der etwas robuster gebaute Panther in olivgrün aus der aktuellen Produktpalette ihrer Firma. Daneben noch ein roter, breitspuriger Rollstuhl von der Konkurrenz.

Der Friedhofshelfer schloss nun feierlich die beiden Flügel des Portals und verschwand hinter einem dunkelvioletten Filzvorhang an der rechten Seite.

Mona wischte mit dem Taschentuch den Schweiß von Oberlippe und Schläfen und pustete die dunklen Haarsträhnen auf der Stirn in die Höhe. Ihre neue, lockige Frisur ließ wenigstens Luft an den Hals. Obwohl der Kirchenraum trotz des anhaltenden Sommerwetters kühl war, fühlte sie sich in ihrem schwarzen Kostüm wie in eine Heizdecke gehüllt. Als junge Frau fröstelte sie schon bei dem Gedanken an eine Kirche, aber wenn man so um die Fünfzig war, konnte selbst ein steinernes Gotteshaus zu einer Sauna werden. Gut, dass es Gesangsblättchen gab, mit denen man sich Frische zufächeln konnte.

»Machen Sie nicht so einen Wind! Wir sind doch hier nicht beim Flamenco-Tanzen in Spanien«, krähte es ihr plötzlich von rechts ins Ohr.

»Die sind zum Singen da und nicht zum Herumflattern. Denken Sie doch an die arme Verstorbene!«, wurde Mona von links mit einem knochigen Fingerzeig auf das Faltblättchen in ihrer Hand belehrt.

»Ja, natürlich. Entschuldigung«, murmelte Mona und überlegte, inwieweit Zugluft für Tote schädlich sein könnte.

Die eine der beiden Seniorinnen hatte sie beim Niedersetzen von der Seite her betrachtet und ihr dann eins der Liederblätter zugesteckt. »Wir kennen die Strophen auswendig«, verkündete sie, ohne sie dabei anzusehen. »Schließlich singen wir seit Jahren im Kirchenchor.«

»Seit Jahrhunderten«, rechnete Mona beim Anblick der beiden Alten großzügig hoch.

»Und wir haben bei keiner Probe gefehlt«, trumpfte die andere Gesangsschwester auf und starrte dabei ebenfalls beharrlich nach vorn.

»Bei keiner«, echote die Gegenseite.

Mona nickte beeindruckt nach rechts in das runzelige Gesicht mit praktischem Kurzhaarschnitt in Aschgrau und dann nach links in das ungefähr gleichaltrige mit lilaweißer Wolle obenauf. Nun war ihr auch klar, warum die zwei Frauen für hitzige Körperzustände nichts mehr übrig hatten. Sie waren längst jenseits des Fächelns angekommen. Demütig ließ sie das Blättchen sinken. Daraus singen würde sie jetzt jedenfalls nicht mehr. Gegen die geballte Vertretung des Kirchenchors wollte sie mit ihrer weichen, untrainierten Stimme auf keinen Fall in Konkurrenz treten.

Stühle rückten, Kleider raschelten, Brillenetuis klappten auf und zu, Nasen wurden geputzt und Kehlen frei geräuspert.

Dann herrschte Stille.

Vorn auf der Empore, in einem mattweißen Sarg mit goldenen Beschlägen, umrahmt von riesigen, kostspieligen Kränzen, Bouquets und klobigen, weißen Kerzen lag Cleopatra.

Während die Orgel mit einem melancholischen Melodienreigen das Beerdigungszeremoniell eröffnete, versuchte Mona zu erkennen, wer alles in der ersten Reihe saß. Wie erwartet machte Cäsar, ihr Chef, den Anfang. Immerhin war es seine Frau Brigitte, die man heute - nicht ganz unerwartet - im Alter von 62 Jahren zu beerdigen hatte. Der Inhaber des Familienunternehmens Rolf Julius Kaiser wurde seit jeher von der Belegschaft huldvoll Cäsar genannt. Als sein Vater Karl Julius Kaiser noch lebte, versah man der Übersicht halber Vater und Sohn mit dem Zusatz 2 und 3.

Kurz nach der Geschäftsübergabe an den Sohn vor mehr als zwanzig Jahren heiratete Cäsar 3 dann Cleopatra, die mit bürgerlichem Namen Brigitte Stockmann hieß, die einzige Tochter des örtlichen Bierbrauers. Cleopatra hielt man mit gutem Grund aus allen betrieblichen Belangen heraus. Sie besaß ein wenig belastbares Nervenkostüm und war schon mit der Planung und Herstellung der Generation Cäsar 4 gänzlich überfordert. In der Belegschaft munkelte man zwar viel darüber, dass sie weder konnte noch wollte, aber Genaues wusste niemand. Cäsar schien jedenfalls nicht der Schuldige für den kinderlosen Zustand seiner Ehe gewesen zu sein. Sein sehnlichster Wunsch sei ein würdiger Nachfolger, ließ er unter reichlich Spirituoseneinfluss im Rahmen einer Jubiläumsfeier durchblicken. Aber dazu hätte seine Frau ihren exzentrischen Lebensstil aufgeben müssen, und daran lag ihr wenig. Unter den Mitarbeitern hieß es, dass der Haussegen seitdem erheblich schief hing und Cleopatra in den darauffolgenden Jahren statt zur fürsorglichen Mutter zu einer despotischen Herrscherin der Kaiserlichen Villa mutierte. Von Anfang an kursierten Schauermärchen über Putzfrauen, die mit Heulkrämpfen aus dem Haus stürmten und schikanierte Gärtner, die der Hausherrin wutentbrannt rieten, den Garten betonieren zu lassen, um ihn garantiert unkrautfrei zu bekommen. Zuletzt munkelte man unter den Mitarbeitern, dass Cleopatras kleiner Hang zur Flasche wohl gesundheitliche Folgen gehabt haben musste, denn in der Öffentlichkeit wurde sie schon Jahre vor ihrem Tod nicht mehr gesehen.

Auch Mona hatte in den letzten Monaten beobachtet, dass Cäsar immer mehr Zeit in der Firma verbrachte. Hier fand er das, was er zu Hause vermisste. Zuspruch, Anerkennung und Wärme. Hier war er der Boss.

Die Firma Kaiser behauptete sich mit der Herstellung von Gehhilfen, Handstöcken aller Art und Rollatoren mindestens so beharrlich auf dem Markt wie ein Babyschnuller-Fabrikant. Nach dem Motto »Gehumpelt wird immer irgendwann« ging es mit dem Umsatz in den vergangenen Jahren stetig aufwärts. Die Belegschaft brauchte keine gravierenden Einschnitte zu befürchten, und Cäsar war sehr zufrieden mit diesem Zustand. Stets zeigte er sich großzügig, wenn es um Geburtstage oder Jubiläen ging. Monas vorsichtige Anmerkung, man müsse innovativ denken, um auch in Zukunft auf dem Markt bestehen zu können, nahm er sehr gelassen. »Frau Seitz, Innovation ist ein modernes Schlagwort. Aber Sie sehen das zu pessimistisch. Ich als alter Volkswirt sage Ihnen: Der demografische Wandel ist und bleibt unser bester Auftraggeber. Da besteht kein Grund zur Sorge.«

Ein paar Mal hatte sie noch versucht, ihn auf das vorhandene Risiko hinzuweisen, aber zuletzt hatte Cäsar ihr dazu nur noch jovial auf die Schulter geklopft. »Sie machen gute Arbeit, Frau Seitz, und die Zahlen stimmen. Was wollen wir mehr?«

Danach hatte Mona es endgültig aufgegeben, ihrem Chef ein wirtschaftliches Gefahrenszenario aufzuzeigen und ihm dadurch die Stimmung zu vermiesen. Aber es wurde ihr von Monat zu Monat mulmiger, denn eins wusste sie genau: Wenn ihre Befürchtungen Realität wurden und der Umsatz zurückging, dann stand ihr Arbeitsplatz ganz oben auf der Liste der überflüssigen. Auf eine Marketing-Fachkraft konnte eher verzichtet werden als auf eine Kantinenhilfe. Und für eine neue

Arbeitsstelle hatte Mona ein absolutes K.-o.-Kriterium in der Tasche: In wenigen Wochen war ihr fünfzigster Geburtstag.

Ihre gleichaltrigen Freundinnen meldeten sich bereits zu Volkshochschulkursen über die Freizeitgestaltung nach der Berentung an - *Sie* durfte nach den neusten Berechnungen noch bis sechsundsechzig drei Viertel arbeiten. Einige Schulkameradinnen feierten ihre Silberhochzeit auf einem Kreuzfahrtschiff und wurden von Kindern beglückwünscht, die längst ihr eigenes Geld verdienten - *Sie* hatte nach ihrer Scheidung noch einen deftigen Kredit abzuzahlen und in Amerika einen studierenden Sohn, der chronisch abgebrannt war. Und da sollte man keinen Schweißausbruch bekommen? Mona atmete tief durch und verbrauchte drei Taschentücher zum Trockentupfen, bevor sie sich wieder auf die Trauerzeremonie konzentrieren konnte.

Neben ihrem Chef erkannte sie die eingesunkene Gestalt seiner neunzigjährigen Mutter Lydia, die schon mehrere Jahre in einer Seniorenresidenz lebte. Anfangs schrieb man ihre leichte Verwirrtheit dem schlechten Hören zu. Doch das teure Hörgerät mochte die alte Dame überhaupt nicht, genauso wenig wie alle übrigen Hilfsgeräte für ältere Leute. »Bevor ich sowas benutze, erschieße ich mich«, gab sie bei jeder passenden Gelegenheit zu verstehen. So verschwand die Hörhilfe auf unerklärliche Weise, und jeder, der die alte Dame durch die Villa torkeln sah, wunderte sich, dass sie nicht längst sämtliche Schenkelhälse und Handgelenke gebrochen hatte. Einer der Gärtner erzählte Mona bei einer Betriebsfeier hinter vorgehaltener Hand, dass das Hörgerät bei einer Säuberungsaktion im Seerosenteich der Villa gefunden wurde. Und schmunzelnd fügte er hinzu, dass die alte Dame in der Zeit danach den Hausangestellten heimlich mehrstellige Geldbeträge zugesteckt hätte, damit nicht das ganze Kaiserliche Vermögen an die versnobten Enkel ging, die sich nie blicken ließen. Die Tatsache, dass es keine gab, wurde von der alten Dame vehement bezweifelt. Kurz darauf quartierte man sie dann endgültig in die Obhut des Heims um.

Die restlichen Personen in der ersten und zweiten Reihe

kannte Mona nicht. Vermutlich gehörten sie zum Brauerei-Clan der verstorbenen Brigitte. Dafür waren ihr die übrigen Trauergäste umso vertrauter. Fast die ganze Belegschaft der Firma hatte sich in feierlichem Schwarz eingefunden, um von Cleopatra Abschied zu nehmen. Jetzt entdeckte sie auch den blond gefärbten Schopf ihrer besten Freundin weit vorn, direkt neben der Wand. Sie musste also schon sehr früh gekommen sein.

Ute war vor zwei Jahren zur Kantinenchefin der Firma Kaiser befördert worden, nachdem bekannt wurde, dass ihr Vorgänger sich heimlich aus dem Vorratslager der Firma bedient hatte. Außerdem wusste Ute, wie man gutbürgerlich kochte, und das schätzte Cäsar sehr. Utes kulinarischen Draht zum Chef verdankte Mona auch die Stelle im Marketingbereich. Seit ungefähr zehn Jahren war sie dafür zuständig, die Kaiserlichen Gehhilfen gut auf dem Markt zu positionieren, die Konkurrenz im Auge zu behalten, Beschwerden entgegenzunehmen und den Kundenkontakt zu pflegen.

Während der Pastor mit seiner Trauerrede die Anwesenden eher zum Gähnen als zu Tränen rührte, hing Mona weiter ihren Gedanken über die Firma nach. Plötzlich schreckte sie auf, als er mahnend die Stimme anhob.

»Und wie steht es schon in der Bibel? Auf sieben fette Jahre folgen sieben magere. Und so lasset uns im Angesicht des Todes Demut üben. Amen.«

Mona murmelte irritiert ihr Amen. Sie war zwar nicht besonders gläubig, aber dass der Pastor ausgerechnet in dieser Rede über konjunkturelle Schwankungen sprach, verblüffte sie sehr. Das war doch kein Zufall. Sollte das vielleicht ein Signal von höchster Stelle gewesen sein? Mona schüttelte den Kopf. »So ein Quatsch!«

»Also bitte!« Zwei Augenpaare starrten sie entsetzt von den Seiten her an. »Wie können Sie so etwas sagen? Sie kennen die Verstorbene wohl kaum so gut wie wir. Brigitte war nämlich die Schwiegertochter unserer Freundin Lydia, der Senior-Chefin der Firma Kaiser. Sie sitzt da vorn neben ihrem Sohn«, sagte die Kurzhaar-Nachbarin und streifte beim Hinweis mit dem Zeigefinger das Ohr ihres Vordermannes, der seinen Kopf aufgeschreckt nach hinten drehte. »Helmi und ich wissen nämlich Bescheid. Unsere Zimmer in der Fürstenberg-Residenz liegen nämlich direkt neben Lydias. Uns hat sie immer alles erzählt.«

»Alles«, ertönte das Echo von links.

»Ach, das ist ja schön für Sie«, säuselte Mona und war sehr dankbar, dass der Geistliche nun wieder den vollen Einsatz ihrer Nachbarinnen forderte.

»Nun wollen wir gemeinsam das Abschiedslied singen.«

Zusammen mit der Orgel setzte das inbrünstige Geplärre der beiden Kirchenchor-Vertreterinnen ein. »So nimm denn meine Hände und führe mich bis an mein selig' Ende und ewiglich ...«

Es folgten noch zwei weitere Strophen. Dann setzte sich der Trauerzug mit dem Sarg voran in Bewegung.

Cäsar hakte seine Mutter energisch unter und lenkte sie hinter dem Sarg dem Ausgang der Kirche zu. Hinter ihnen schlossen sich die engsten Verwandten und Freunde an. Die Blicke der Firmenmitarbeiter verfolgten die bedrückten Gesichter der Kaiserlichen Familie eher neugierig als mitfühlend. Hier und da wurden Tränen weggewischt und Nasen geputzt. Nur Mutter Kaiser blieb unverändert mürrisch.

»Wo ist eigentlich Brigitte? Typisch! Nie ist sie da, wenn die ganze Familie versammelt ist«, hörte Mona sie beim Vorbeigehen schimpfen.

»Mutter, Brigitte ist doch da vorn«, flüsterte Cäsar ihr genervt zu.

»Ja, wo denn? Ich seh sie nicht.«

»Na, im Sarg, Mutter«, zischte er ihr nun unüberhörbar laut ins linke Ohr.

»Ach, und was soll das ganze Theater?«, hörte Mona sie noch ungeduldig lamentieren. Dann musste auch sie ihre Reihe verlassen und sich dem Zug zum Grab anschließen.

Es waren nur wenige Meter über den Friedhof bis zu der grün gesäumten Grube. Dort ließen die Träger unter den niedergeschlagenen Augen der Trauergemeinde ihre Fracht langsam hinabsinken. Huldvoll verbeugten sie sich noch einmal vor dem Sarg und traten dann in den Hintergrund.

Mona stand seitlich hinter ihrem Chef und seiner Mutter und hielt vorsichtig Ausschau nach Ute. Wo sie nur blieb?

»Und wo ist nun Brigitte?«, richtete sich Mutter Kaiser mit missbilligender Miene erneut an ihren Sohn. »Konnte sie heute nicht kommen? Sicherlich hat sie wieder so ein blödes Treffen im Golfclub. Sie hat ja immer was, wenn sich die Familie mal versammelt.«

»Jetzt ist gut, Mutter«, schnarrte Cäsar, denn der Pastor platzierte sich genau vor dem Grab und sprach die üblichen Worte.

»Wir geben nun unsere liebe Brigitte Kaiser in deine treusorgenden Hände, oh Herr.« Dann griff er nach der bereitgestellten Schüppe und schüttete drei Schaufeln voll Erde in die Grube. »Asche zu Asche, Staub zu Staub. Amen.« Danach bekreuzigte er den Sarg und deutete den Trauergästen an, dass sie nun ihren Gang ans Grab antreten konnten.

Cäsar hakte die Mutter unter, und die beiden traten vor. Er hangelte mit der Schüppe in der rechten Hand nach der Erde im Eimer und schüttete sie ins Grab.

»So, Mutter!« Mit ernster Miene nickte er ihr zu und zeigte auf die Blumen in ihrer Hand.

Doch der Zweck des Sträußchens war Mutter Kaiser inzwischen verlorengegangen. Stattdessen warf sie unter den entsetzten Ha-Rufen der Trauergäste ihr feuchtes Taschentuch in den Abgrund. »Die Blumen sind doch noch gut. Die werden nicht weggeschmissen«, entrüstete sich die alte Dame und drückte den Strauß an die Brust. »Brigitte wirft auch immer alles weg. Typisch! Geld ist ja genug da«, war ihr letzter Kommentar, bevor Cäsar sie genervt zur Seite zog, um den übrigen Gästen die Gelegenheit zum Abschied zu geben.

Kondolenzbekundungen am Grab wünsche man nicht, so stand es in der Traueranzeige. Das war auch gut so, denn lange hielt es Mona in der schwarzen Kleidung unter der sengenden

Mittagssonne nicht mehr aus. Auch die übrigen Gäste fächerten und wischten emsig im Kampf gegen das Schwitzen.

»Zum Glück muss man denen nicht auch noch die Hand schütteln. Ich hasse dieses aufgesetzte Getue«, meinte der junge Mann neben Mona leise und zog den Krawattenknoten hin und her. Dennis Krapp war seit einem Jahr ihr engster Kollege und ein Held am Computer, der im Büro stets in Jeans und modischem Oberhemd erschien. Der viel zu weit sitzende schwarze Anzug hing an dem hochgewachsenen Schlaks wie am Gerippe einer Vogelscheuche. Sie schmunzelte mütterlich, als sie unauffällig von der Seite an ihm hinabsah. Die Turnschuhe waren da noch das kleinere Übel.

Dennis neigte sich zu Mona. »Muss ich da eigentlich auch was reinschaufeln?«

»Nein, man muss gar nichts. Man geht einfach vor das Grab, verweilt ein bisschen mit traurigem Gesicht und geht dann wieder«, half Mona und nickte Dennis ermunternd zu. Er holte tief Luft und machte sich auf den Weg.

Später, beim Rückweg zum Parkplatz, zerrte Dennis als Erstes den Schlips vom Hals und atmete befreit auf. »Dieser blöde Verkleidungszwang. Als ob die Toten davon noch was hätten.«

Mona pellte sich ebenfalls aus ihrer Kostümjacke und hielt die Arme etwas vom Körper ab, um ihre nassgeschwitzte weiße Bluse im leichten Wind zu trocknen. »Das macht man ja auch eher für die trauernden Angehörigen«, belehrte sie den jungen Kollegen, der nur wenig älter als ihr eigener Sohn war.

»Du glaubst doch nicht, dass auch nur einer von denen wirklich um diesen Drachen getrauert hat«, sagte Dennis und tippte sich dabei an die Stirn. »Die waren doch alle froh, dass sie sich endlich ins Jenseits gesoffen hat.«

»Pst!« Mona knuffte ihm den Ellenbogen in die Seite und sah sich um, aber keiner aus der Kaiserlichen Verwandtschaft war in Hörweite.

»Cleopatras Schicksal ist mir eigentlich auch ziemlich egal. Ich bin nur gespannt, wie es jetzt mit der Firma weitergeht«, flüsterte sie.

Dennis sah sie verständnislos an. »Was soll sich denn da ändern? Läuft doch prima, der Laden.«

Kapitel 2

»Bei der Affenhitze muss man jetzt womöglich in so einem feudalen Schuppen sitzen und schwitzen. Ich hoffe ja nur, dass die Klimaanlage bei denen anständig funktioniert«, stöhnte Dennis neben Mona auf dem Beifahrersitz und kurbelte das Fenster hinunter. Als er begann, die Ärmel seines weißen Hemds hochzukrempeln, stoppte sie ihn vorsorglich. »Das lohnt sich kaum. Ich befürchte, du wirst dein Jackett gleich wieder überziehen müssen. Immerhin ist die komplette Chefetage anwesend.«

Ergeben zog er die Augenbrauen in die Höhe und faltete alles wieder abwärts.

Der Kaiser-Clan hatte sich nicht lumpen lassen, Brigittes Brauerei-Familie und einen Teil der Belegschaft nach der Beerdigung in das erste Haus am Platz, den Goldenen Löwen, einzuladen. Die elegant gedeckten Tische des Raumes Tessin waren mit kleinen Keramikschalen voller zartgelber Röschen in Schleierkraut geschmückt.

Mona zupfte Dennis am Ärmel und dirigierte ihn zu einem Platz am Rand einer Tischreihe dicht an der Tür.

»Hier kommt bestimmt immer mal eine frische Brise rein«, begründete sie ihre Wahl und setzte sich. Ute war nirgends zu sehen. Nachdem alle Trauergäste Platz genommen hatten, löste ein leises Aufstöhnen das gedämpfte Gemurmel ab, als ein Trupp Kellner mit beladenen Tabletts erschien. Von den kleinen Tässchen voll heißer Rinderbouillon mit Julienne-Gemüse stiegen dampfende Schwaden empor.

Mona blickten sich beim Löffeln um. Überall gerötete, schnaufende Gesichter, die ständig mit Handrücken und Taschentüchern abgerieben wurden. Bevor die Servicekräfte Kanapees mit Pastete und Räucherfisch servieren konnten, mussten sie unzählige Flaschen Mineralwasser herbeischleppen, die im Handumdrehen leer waren. Zuletzt wurden rosafarbene und himmelblaue Petit Fours auf silbernen Platten in die Mitte der Tische gestellt. Sie sahen in ihren Zuckergusshauben wie kleine Schmuckkästchen aus, aber den überhitzten Trauergesichtern konnten sie nur noch ein mattes Lächeln entlocken. Für Klebriges hatte man absolut nichts mehr übrig. Manche der Gäste schüttelten sogar verächtlich den Kopf, als Thermoskannen mit heißem Kaffee und Tee serviert wurden.

Mona wischte und wischte. Der Schweiß wollte nicht aufhören zu laufen. Sie sah mitleidig zu Dennis, der wie ein Mensch gewordener Föhn auf die Suppe einpustete und dann entschlossen den Löffel zur Seite legte. »Ne, das reicht jetzt! Das kann man nicht von mir verlangen. Lieber geh ich arbeiten.«

Dann kam das erlösende Signal. Die Chefetage zog die Jacketts aus, und kurz darauf entledigten sich auch die übrigen Gäste aller verzichtbaren Kleidungsstücke. Sofort wurden die Gespräche lockerer und lauter.

»Helmi, los! Dein Auftritt ist dran. Zeit für die Toilette. Aber denk daran, was wir vereinbart haben. Ein kleiner Druck gegen das Ventil und die Luft ist raus. Das hat Vinzenz uns garantiert«, zischelte Lydia ihrer Nachbarin ins Ohr und klackerte dabei mit dem dunkelrot lackierten Zeigefingernagel auf die Tischplatte. Unauffällig blickte sie zu ihrem Sohn auf dem Platz links neben ihr, um sich zu vergewissern, dass er nichts mitbekommen hatte. Dann neigte sie sich erneut zu ihrer Freundin. »Mach hin, sonst gehen die Ersten schon wieder nach Hause.«

Helmi nickte missmutig und richtete sich auf. Ihr behagte es von Anfang an nicht, bei diesem Leichenschmaus ganz vorn auf dem Präsentierteller zu sitzen und noch dazu einem geheimen Auftrag folgen zu müssen. Aber für Lydias Plan war es unabdingbar, dass sie und ihre Freundinnen direkt neben ihrem Sohn Rolf saßen, der als Ehemann der Verstorbenen und Leiter des Unternehmens den zentralen Platz einnahm.

»Ach, ich müsste dann mal zur Toilette«, gab Helmi nun deutlich hörbar bekannt und erhob sich umständlich. Gut aufgestützt auf die Stuhllehne ihrer Freundin Annegret drehte sie sich zu dem Rollator um, der hinter ihr abgestellt war. Dann beugte sie sich zum Gepäcknetz und nestelte darin herum. Zeitgleich bekam Lydia einen bedrohlich klingenden Hustenanfall, und alle Augenpaare im Saal richteten sich augenblicklich auf sie und Cäsar, der linkisch den knochigen Rücken seiner Mutter betätschelte.

Lydia fuhr aufgebracht herum. »Lass das doch! Was soll denn das, Rolf? Ich bin doch kein Hund.« Ihr Husten war wie weggeflogen. »Hilf lieber meiner Freundin Helmi! Da stimmt wohl wieder mal was mit ihrem Rollator nicht.«

Helmi versuchte unterdessen, mit ihrem Gehwagen vorwärtszukommen. »Oh mein Gott, schon wieder ein Plattfuß. Das ist schon der dritte in diesem Monat.« Mit einem vorsichtigen Blick zu Cäsar, der sich nun zu dem platten Reifen hinunterbeugte, setzte sie hinzu: »Dieses Mistding macht nichts als Ärger. Vielleicht sollte ich doch mal die Marke wechseln.«

Da jeder das Debakel mit Helmis Gehhilfe verfolgte, bekam keiner Lydias triumphierendes Nicken zu Annegret mit, die mit weit aufgerissenen Augen und geröteten Wangen der Aktion folgte.

Mit einem kurzen Wink forderte Lydia Annegret auf, sich zu ihr zu neigen. »Los, du bist jetzt dran«, kommandierte sie mit scharfem Flüsterton.

Annegret reagierte nicht.

»Annegret!«

Nun fuhr die Angesprochene erschrocken zusammen. »Ja, ist ja schon gut. Du musst nicht alles dreimal sagen.« Zaghaft tappte Annegret auf Helmis Unterarm. »Du kannst ruhig meinen Rollator nehmen«, bot sie ihrer Freundin leise an. Als sie danach Lydias strafendem Blick begegnete, wiederholte sie Ihren Satz noch einmal deutlich lauter. »Nimm ruhig meinen, Helmi! Aber sei vorsichtig. Die blöde Karre konnte immer noch nicht repariert werden. Du weißt ja, er zieht immer so stark nach rechts. Nicht, dass du damit fällst.«

Helmi wechselte das Gefährt, schob an, und schon drehte der Rollator zur Fensterfront ab. Hilflos löste sie eine Hand von den Griffen und zeigte in die Gegenrichtung. »Aber ich muss doch dahin, zur Toilette.«

Vom angrenzenden Tisch sprangen zwei junge Männer auf, die die dankbare Helmi rechts und links bei den Ellenbogen griffen und sie behutsam zum Ausgang führten.

Die Schweißränder unter Cäsars Achseln uferten aus. Mit ernster Miene wechselte er von einem Gehwagen zum anderen, um die Ursache für die Defekte zu finden. Bei dem olivgrünen von Helmi kniff er den schlaffen Reifen ein paarmal zusammen. Dann prüfte er nach, ob das Ventil ordnungsgemäß eingeschraubt war. Den savannengelben von Annegret schob er vor und zurück. Dabei betätigte er die Handbremsen. Erst beide gleichzeitig, dann wieder jede für sich. Am Ende schüttelte er ratlos den Kopf. »Versteh ich nicht. Die sind doch fast neu und laufen noch auf Garantie.«

»Den da hat Annegret erst vor Kurzem bekommen, und Lüders vom Kundendienst war auch schon da«, klärte Lydia ihren Sohn auf. Ihre dunkel nachgezogenen Augenbrauen verharrten weit oben, während ihr Kinn auf den gespreizten Fingern ihrer rechten Hand ruhte. »Aber was will der arme Kerl ausrichten, wenn das Produkt nichts taugt«, folgerte sie für alle gut hörbar. »Ich weiß schon, warum ich nicht mit so einem Ding rummache. Knochenbrecher sind das.«

Mona nutzte die Gelegenheit, um unter dem Tisch ihr Handy einzuschalten. Aha, da war eine Nachricht von Jörg: *Ute braucht dringend Hilfe. Läuft nicht gut hier. Kannst du kommen?*

Mona stutzte. Warum meldete sich ihre Freundin nicht mit ihrem eigenen Handy?

Ute leitete neben der Firmenkantine einen Partyservice für Feiern aller Art am Wochenende. Und heute feierte ihr Freund Jörg das zehnjährige Bestehen seines Fitnessstudios, mit einer ihrer wunderbaren Buffet-Kreationen. Alles, von der Bestellung bis zur Zubereitung der Speisen, vom Transport bis zur Einteilung der Servicekräfte, lief bei ihr perfekt durchgeplant. Da ging nie etwas schief. Dafür war sie mit ihren zig Berufsjahren viel zu erfahren.

Schnell suchte Mona nach der Uhrzeit der Mail. Eingegangen war sie kurz nach dem Beerdigungs-Gottesdienst. Das war jetzt fast zwei Stunden her und für eine Antwort viel zu spät. Sie musste sofort dorthin, denn eins war klar: Wenn Ute um Hilfe bat, bedeutete das, dass nicht nur Holland in Not war. Das lief auf Weltuntergang hinaus.

Mona beugte sich zu Dennis, der gerade sein achtes Glas Mineralwasser leerte. »Du, ich muss dringend weg.«

»Gott sei Dank.« Dennis war schon halb aufgesprungen, als Mona ihn energisch zurück auf den Stuhl drückte.

»Es tut mir leid, aber ich kann dich nicht mitnehmen. Eine Bekannte von mir sitzt in der Klemme. Vielleicht kannst du ja bei jemand anderem mitfahren.«

Dass es sich um Ute handelte, die Dennis genauso gut kannte wie die meisten im Raum, behielt sie lieber für sich. Ihr Fehlen auf der Beerdigung war schon heikel genug. Immerhin war diese Trauerfeier sozusagen eine firmeninterne Veranstaltung, also Arbeitszeit. Und Cäsar hatte damals der Einführung ihres Partyservices nur unter der Bedingung zugestimmt, dass seine Firma stets Vorrang hatte.

»Könntest du hier nicht noch ein bisschen die Stellung halten? Wenigstens, bis einige von den Leitenden aufbrechen? Das macht sich nicht so gut, wenn wir beide so früh gehen, auch wenn Freitagnachmittag ist.« Monas flehender Gesichtsausdruck zeigte Wirkung. Dennis gab sich gequält, aber einsichtig.

»Okay, okay. Dann hab ich aber was gut bei dir«, verhandelte er mit einem smarten Augenaufschlag. Gleich darauf griff er nach der Wasserflasche vor ihm, goss den Rest in sein Glas und stürzte ihn in einem Zug hinunter.

»Gebongt.« Mona nickte ihrem Kollegen dankbar zu und schlich dann so unauffällig wie möglich nach draußen.

Die Zufahrt zum Fitnessstudio, mit dem Stadtwald an ihrer rechten und einem ausgedehnten Industriegebiet an ihrer linken Seite, war eine einzige staubige, holperige Katastrophe. Mona stöhnte und schimpfte im Wechsel, als sie mit ihrem Wagen von einem Schlagloch ins nächste schaukelte. Ausweichmanöver waren bei der Vielzahl der Löcher genauso zwecklos wie Regentropfen im Zick-Zack-Lauf zu entkommen.

»Mist, verdammter!« Das kratzende Geräusch kam vom Bodenblech ihres Wagens. Der verantwortliche Krater, der im Rückspiegel unter den Staubwolken auftauchte, hatte die Tiefe eines Gartenteichs. Als sie endlich an den teilweise maroden Backsteinhallen und Fertigungsgebäuden vorbei war und vollkommen durchgeschüttelt auf den Parkplatz rollte, atmete sie auf. Ihre Wirbelsäule fühlte sich zehn Zentimeter kürzer an, und viel länger hätte die Schraubverbindungen ihres Wagens diesem Stakkato auch nicht mehr standgehalten. Da musste sich Jörg unbedingt etwas einfallen lassen. Die Beschaffenheit dieser Zufahrt war im höchsten Maße kundenfeindlich.

Jörg war Utes derzeitiger Lebenspartner. Der ehemalige Manager eines großen Sportvereins machte mit seinen knapp fünfzig Jahren eine überaus sportliche Figur, die er allerdings auch ständig schweißtreibend bearbeitete. Als es mit der wirtschaftlichen Lage seines damaligen Vereins bergab ging, musste er sich einen neuen Arbeitsplatz suchen. Doch anderen Sportvereinen ging es genauso schlecht. Wenn sie nicht gerade eine Bundesliga-Mannschaft oder einen Olympiateilnehmer vorweisen konnten, die für höhere Einnahmen sorgten, sparten sie als Erstes an den teuren Managern und Trainern. Die Folge war, dass die guten Sportler abwanderten und der Nachwuchs sich gar nicht erst blicken ließ. Wenn körperliche Betätigung für junge Leute überhaupt von Interesse war, dann zog es sie zu den modernen Trendsportarten. Turnen, Leichtathletik und Schwimmen fühlte sich für die meisten von ihnen eher nostalgisch an.

Jörg hielt sich einige Jahre mit Trainerstunden über Wasser, aber einen Job, der ihm eine abgesicherte Zukunft bot, fand er nicht mehr. So machte er aus der Not eine Tugend. Mit wenig Geld und vielen Freunden pachtete er eine alte Lagerhalle und baute sie zu seinem Lebenstraum um, dem Fitnessstudio *sportslife*. Mittlerweile bot er seinen Kunden alle gängigen Fitness-

Kurse und die modernsten Trainingsgeräte an.

Ute hatte sich kurz nach der Eröffnung für einen Bauch-Oberschenkel-Po-Kurs angemeldet, obwohl gerade diese Körperteile an ihr schlank wie bei einer Zwölfjährigen waren. Das Einzige, was an ihr ganz und gar nicht mager wirkte, war ihr Busen. Aber den nahm sie in Schutz. Für Erbmasse konnte man ja schließlich nichts.

Eigentlich hatte Mona auch mitmachen wollen, aber sie war gerade frisch geschieden, und das Einzige, was sie zu diesem Zeitpunkt gern mit Ute unternahm, war essen. Damals konnte sie sich beim besten Willen nicht vorstellen, inwieweit Sport tröstend wirken sollte.

Ute jedenfalls hatte von diesem Tag an begonnen, wie ein Teenager für den smarten Studioleiter zu schwärmen. Richtig ernst war es mit den beiden allerdings erst geworden, als Ute Jörg zum ersten Mal mit ihren Kochkünsten verwöhnt hatte. »Sportler sind auch nur Männer«, war Monas nüchterner Kommentar, als klar war, dass auch bei Jörg der kleine Umweg über den Magen zielsicher zum Herzen geführt hatte. Knapp zwei Jahre nach dem Start war das *sports-life* die erste Adresse für alle Fitness-Begeisterten des Ortes.

Der Parkplatz lag angenehm schattig zwischen der Sporthalle und dem Waldrand. Mona stieg aus, stemmte ihre Hände in die Taille und streckte ihren zusammengestauchten Rücken. Dabei atmete sie tief durch. Die Luft aus dem Wald war etwas weniger heiß, und sie roch nach Tannengrün und feuchtem Moos. Sie liebte diese grüne Oase von Kindesbeinen an. Hier hatte ihr Vater beim Osterspaziergang immer wieder dieselben acht Eier versteckt, während ihre Mutter darauf bedacht war, sie abzulenken. Als Teenager war sie ein paarmal mit Holger vom Jungengymnasium im blickdichten Tannenwäldchen verschwunden, um Leidenschaft mit Zahnspange zu üben.

Allerdings sorgte der Wald nicht nur für Wohlbefinden und Erholung. Ältere Städter beklagten sich über dreiste Jogger, die sie schier zu Tode erschreckten, weil sie fast geräuschlos aus dem Nichts auftauchten und hinter dem nächsten Dickicht wieder verschwanden. Die Hundebesitzer griff man an, weil sie ihre Struppis und Hassos zum Gassi Gehen im Wald frei laufen ließen, um die lästige Häufchen-Entsorgung zu sparen. Die Hundebesitzer ihrerseits meckerten über militante Senioren, die mit ihren Gehstöcken um sich schlugen, sobald ihnen ein Hund in die Quere kam. Auch sollten Jäger beobachtet worden sein, die gezielt auf nicht angeleinte Vierbeiner Jagd machten und dabei versehentlich einen beige-braun gekleideten Pilzsammler erwischt hätten.

Mona krempelte auf dem Weg zum Partyzelt am anderen Ende der Sporthalle die Ärmel ihrer weißen Bluse hoch. Dass sie in schwarzem Rock und entsprechenden Schuhen nicht ganz passend gekleidet war, konnte sie nun auch nicht ändern. Einige Gäste in luftigen T-Shirts und Bermudahosen waren bereits auf dem Rückweg zu ihren Autos. Mona spürte genau ihre Blicke, und dass man über sie tuschelte. Normalerweise ließ sie so etwas kalt, aber plötzlich zuckte sie zusammen. Eine der Frauen starrte ihr beim Herankommen verächtlich ins Gesicht, während sie sich übertrieben laut mit ihrer Nachbarin unterhielt. »Schade, dass man sich auf Cateringhelfer so wenig verlassen kann, heutzutage. Die kommen, wann sie lustig sind, wenn sie überhaupt kommen.«

Als sie noch ein weiterer verachtender Blick traf, hatte sie endlich verstanden. Man hielt sie wegen ihrer ungewöhnlichen Kleidung für jemanden vom Partyservice, und mit dieser Person war man offensichtlich sehr unzufrieden.

»Schöner Mist. Und dabei hat sich die Freundin von Jörg so viel Mühe mit dem Buffet gemacht. Ich möchte ja nicht wissen, was das Ganze gekostet hat.«

Mona verkürzte ihre Schritte, um noch mehr zu erfahren.

»Sind halt nur billige Aushilfen. Wenn es denen zu heiß ist, bleiben die einfach weg.«

Was war bloß passiert? Auf den letzten Metern beeilte sie sich so sehr, dass sie auf ihren schwarzen Pumps beinahe der Länge nach hingeflogen wäre.

Das Partyzelt war ein riesiges Plastikmonstrum. Ute berichtete schon Wochen vor dem Jubiläum voller Stolz, dass darin mehr als fünfzig Personen Platz an den Biertischen hätten. Auch eine kleine Tanzfläche sollte es geben. In der hinteren Ecke, im Anschluss an das Podium für die Musikanlage, sollte das Buffet aufgebaut werden, für das sie schon seit Tagen nach Feierabend in der Firma vorkochte.

Irgendetwas schien jedoch mit dem Zelt nicht in Ordnung zu sein, denn alle Gäste standen dicht gedrängt draußen im Schatten der Sonnenschirme an den Stehtischen. Warum hatte Jörg zusätzlich diesen großen Grill aufgestellt, vor dem eine hungrige Schlange auf Würstchen wartete? Mit dem Buffet hätte Ute die Zuschauer eines Fußballspiels satt bekommen. Und was sollte die Meckerei über die Servicekräfte vorhin auf dem Parkplatz?

Vergeblich suchte Mona nach dem vertrauten Gesicht ihrer Freundin. Am Getränkestand erkannte sie Jörg, dessen hellblaues Sommerhemd bereits verschwitzt am Körper klebte. Während er Glas um Glas mit allen möglichen Getränken füllte, wischte er sich immer wieder mit dem Handrücken über die Stirn. Als er Mona erblickte, winkte er sie mit verzweifelter Miene heran.

»Gut, dass du da bist. Kannst du mal nach Ute sehen? Der geht's glaub ich nicht so gut. Die ist irgendwo drinnen im Studio.« Jörg sah nicht nur ziemlich gestresst aus, sein Gesichtsausdruck hatte etwas Alarmierendes.

Ute im Studio und nicht bei ihrem Buffet und den Gästen? Da war etwas gewaltig schief gelaufen.

»Warum ist sie denn nicht im Zelt?« Ahnungslos zeigte Mona hinüber zum Eingang des Plastikmonstrums.

»Geh mal rein, dann weißt du's.«

Schon im Eingangsbereich traf sie der Schlag. Es war dasselbe Gefühl wie beim Öffnen einer Saunatür. Der Luftstrom, der ihr fast den Atem nahm, hatte mindestens fünfzig Grad. Als sie sich im Inneren umsah, brach ihr sofort der Schweiß aus. Die verspielten Landhausplastikfenster waren nur Attrappen. Sie ließen sich nicht öffnen und einen zweiten Ausgang, der für

Durchzug hätte sorgen können, gab es nicht. Auch das Zeltdach war absolut dicht.

Mona schnupperte. Ein übler Geruch lag in der Luft. Ein Gemisch aus saurer Milch, fauligem Fleisch und verdorbenem Gemüse. Mit einem Mal wusste sie, wo sie das Unglück suchen musste. Die Holzdielen knarrten unter ihren Schuhen, als sie sich der Ecke mit dem Buffet näherte. Dort war gerade jemand dabei, ein Silbertablett voller Schnittchen mit Roastbeef und Meerrettichsahne in einen blauen Plastiksack zu schütten.

»Was machen Sie denn da? Hören Sie sofort auf damit! Das dürfen Sie nicht!« Kampfbereit quetschte sich Mona mit ausgestreckten Armen zwischen den Buffettisch und den Mann und versuchte ihn davon abzuhalten, die nächste Platte mit Schinken-Spargelröllchen in die Mülltüte zu entleeren. Ihr Gegner war mindestens zwei Köpfe größer als sie und er schwitzte. Monas starrte kurz auf die leicht ergraute Männerbrust im zu weit geöffneten Hawaiihemd und dann in dunkelbraune Augen, die derart feindselig funkelten, dass sie nur noch stottern konnte: »Wer...wer hat Ihnen erlaubt, das zu tun?«

»An ihrer Stelle würde ich ganz still bleiben.« Ein muskulöser, braungebrannter Arm schob Mona wie eine Pappfigur zur Seite und langte nach dem nächsten Tablett. »Am besten sehen Sie zu, dass Sie möglichst schnell verschwinden. Man ist hier nämlich auf unpünktliche Servicekräfte ganz schlecht zu sprechen.«

»Ich komme nicht vom Service, sondern von einer Beerdigung, verdammt!«, fauchte sie. Am liebsten hätte sie diesem Mister Allmächtig im Hula-Hemd die Platte mit den Minifrikadellen samt Senf über seine wüsten graumelierten Locken geschüttet.

»Ja klar, und ich von der Müllabfuhr«, spottete die dunkle Stimme vollkommen gelassen. »Sie können froh sein, wenn sie nicht für den entstandenen Schaden aufkommen müssen.«

Doch das nahm Mona nur noch von Ferne wahr, denn nun erst erkannte sie mit weit aufgerissenen Augen, was eigentlich los war. Entsetzt legte sie ihre Hände auf den Mund und schüttelte den Kopf. »Oh, nee! Das darf doch nicht wahr sein!«

Von den Leckerbissen auf den restlichen Silberplatten fehlte kein einziges Stück. Als sie noch etwas dichter heranging, wusste sie auch, warum. Die Käseschnittchen waren übersäht mit winzigen glänzenden Fetttröpfchen, und die vertrockneten Ecken bogen sich in alle Richtungen. Die Salatblätter unter den Fischhäppchen lagen wie gebügelt auf der Platte. Wie schrumpeliger Schaumstoff wirkten die Mettbrötchen mit dem angebräunten Fleischbelag und den erschlafften Zwiebelringen obenauf. Der Frischkäse auf den rustikalen Baguette-Scheibchen machte sich samt der dörren Petersilie auf den Weg zu einem schimmeligen See in der Mitte des Tabletts. Und Lachs hatte Mona orangerot in Erinnerung, nicht schmieriggrau.

Verzweifelt betrachtete sie die liebevoll zurechtgemachten Köstlichkeiten. Ute hatte ihr noch am Abend vorher stolz die fertigen, schmackhaft dekorierten Platten in den Kühlregalen der Firmenkantine präsentiert. Welche Mühe hatte sie sich damit gemacht? Sie wollte Jörg und seinen Kunden doch etwas ganz Besonderes bieten. Und nun das. Mona schüttelte fassungslos den Kopf. Angewidert beobachtete sie einige dicke Schmeißfliegen, die von einem Häppchen zum nächsten krochen, und dann konnte sie nicht mehr anders. Bevor sie würgen musste, hielt sie sich schnell eine Hand vor den Mund und flüchtete zum Ausgang.

Wenn es ihr bei dem Anblick dieses Desasters schlecht wurde, wie musste sich erst Ute fühlen? Mona eilte an den ausgelassen feiernden Gästen vorbei zum Studio. Die hohe Halle mit den Kraftgeräten, Zugapparaten und der kleinen Bar war menschenleer. Sie schnaubte angewidert. Die Luft war genauso stickig wie die im Festzelt, und es roch auch hier erbärmlich. Die Mischung aus Eisen, Männerschweiß und speckigem Leder war für sie immer schon ein Grund gewesen, einen großen Bogen um diese Art von Sportanlagen zu machen.

An der hinteren Wand, an der einige Poster mit besonders gelungenen Muskelprotzen prangten, ging es zu den Umkleiden und Toiletten. Mona hatte Mühe, die feuerfeste Fabriktür zu öffnen, die gleich darauf wieder zurück ins Schloss krachte. Sie drückte auf den Lichtschalter links an der Wand und horchte in den weißgetünchten Gang hinein. Bis auf die leise Musik und die gedämpften Stimmen der Gäste draußen auf dem Vorplatz hörte sie nichts, absolut nichts.

»Ute, bist du hier?«

In der Damentoilette ging die Spülung. Zielstrebig öffnete Mona die Tür.

»Ute, bist du das?«

Die Antwort war ein klägliches Nasehochziehen. Dann öffnete sich die Kabinentür und Ute stürzte Mona geradewegs in die Arme.

»Mein Gott, was ist denn bloß passiert?« So kannte Mona ihre Freundin kaum. Dieses schluchzende Häufchen Elend hatte wenig gemein mit der souveränen, positiv orientierten Erfolgsfrau, die Ute verkörperte, solange sie sich kannten. Und das waren immerhin schon einige Jährchen.

»Emmi hat mich versetzt. Sie sollte mit ihrer Freundin die Lieferung mit dem Buffet entgegennehmen, weil ich doch zur Beerdigung musste. Aber sie ist einfach nicht gekommen.« Ute lehnte sich an die Toilettenwand und heulte erneut los.

So ganz hatte Mona immer noch nicht verstanden. Kopfschüttelnd reichte sie ihr ein Papiertuch aus dem Spender. Normalerweise war auf Utes Tochter immer Verlass. Zusammen mit ihrer Freundin Bea half sie oft aus, wenn ihre Mutter nicht genug Servicekräfte für einen Cateringeinsatz zusammenbekam.

»Und als mich Jörg dann auf der Beerdigung anrief und fragte, wo denn Emmi bliebe, da hatte ich schon so eine Ahnung. Als ich dann vor dem Lieferwagen stand, wusste ich sofort, dass alles im Eimer war.« Mit einem tiefen Seufzer ergriff sie Monas Papiertuch und putzte ihre Nase.

»Ja, aber das Ausladen ist doch ein Klacks. Das hätten doch auch ein paar von Jörgs Leuten machen können?«

»Haben die doch auch. Aber es war schon zu spät. Der Lieferant brachte den Wagen um zwölf zum Studio und fuhr dann mit dem Bus zurück. So hatten wir es abgesprochen.« Ute wusch sich das verheulte Gesicht im Handwaschbecken.

»Ja, und was war daran so schlimm, dass Emmi noch nicht da war, wenn alles wie abgesprochen lief?«

»Weil keiner von Jörgs Leuten wusste, dass das Kühlaggregat im Lieferwagen auf Standbetrieb umgeschaltet werden musste, wenn erst später ausgeladen wurde. Der Lieferant dachte doch, es würde sofort ausgeladen.«

Mona verstand immer noch nicht ganz. »Aber so schnell verdirbt doch etwas Gekühltes nicht?«

»Hast du ne Ahnung. Bis ich da war, stand der Transporter ganze zwei Stunden in der prallen Sonne. Was glaubst du, was da drin los war?«, schnaubte Ute verächtlich. »Emmi hätte sofort gewusst, dass bei den Außentemperaturen die Kühlung weiterlaufen muss«, murmelte Ute mit hängendem Kopf.

Mona spürte, dass ihre Enttäuschung nicht so sehr dem verdorbenen Buffet galt. Vorsichtig tastete sie sich vor. »Hat Emmi den Termin denn wirklich einfach vergessen?«

Als Ute den Kopf schüttelte ohne sie anzusehen, wusste Mona Bescheid. Mit ihrer Freundin war wieder einmal der strenge Küchenchef durchgegangen. Emmi vertrug es nämlich gar nicht, wenn ihre Mutter mit ihr genauso herumsprang wie mit den übrigen Servicekräften. Die kannten Utes militanten Stil und waren es gewohnt, dass sie gern auf schmückendes Höflichkeits-Beiwerk verzichtete. Und es war nicht das erste Mal, dass Mutter und Tochter aus diesem Grund unsanft aneinandergeraten waren.

»Es hat also wieder einmal Streit gegeben.«

Ute nickte den Toilettenboden an und blickte dann verärgert zu Mona. »Wenn jeder in meiner Küche so empfindlich wäre wie Emmi, dann hätte ich statt des Caterings eine Selbsthilfe-Gruppe für Zartbesaitete aufmachen können.«

»Na ja, mach mal halblang. Mich hat's immer schon gewundert, dass man dich nicht längst zu deinen Tiefkühlhähnchen in den Kühlraum gesteckt hat, bei deinem Kommandoton«, erwiderte Mona, um Ute auf ihren Denkfehler aufmerksam zu machen.

»In der Küche herrscht eben ein deutlicher Ton, sonst läuft da gar nichts.«

Die trotzige Schwingung in Utes Stimme bestätigte Mona, dass sie längst verstanden hatte, aber noch nicht bereit war, ihren Fehler einzusehen. Sie legte sanft den Arm um die schmalen Schultern ihrer Freundin und neigte den Kopf zu ihr. »Aber Emmi ist in erster Linie deine Tochter und noch sehr jung. Vergiss nicht, wie leicht unsere Eltern uns damals auf die Palme gebracht haben.«

Wieder liefen Tränen an Utes Wangen hinab. »Aber wir konnten uns nicht erlauben, patzig zu sein und einfach wegzubleiben. Das weißt du selbst. Da hätte es was gesetzt«, erwiderte Ute mit verbittertem Gesicht und blickte prüfend in den Spiegel. »Ich hab ja nichts dagegen, wenn Emmi mir ab und zu die Meinung sagt, aber sie hätte wenigstens mitdenken können. Das ist doch nicht zu viel verlangt.«

»Sie hat bestimmt nicht gewollt, dass es so kommt.« Mona drückte noch einmal die Schultern ihrer Freundin. »Nun komm, Jörg denkt sonst, du hast dich im Klo ertränkt.«

Es war mittlerweile später Nachmittag, als die Schar der Gäste endlich merklich kleiner wurde. Die Sonne verschwand langsam hinter den hohen Wipfeln des angrenzenden Waldes und der Vorplatz mit den Stehtischen lag jetzt im Schatten der großen Halle.

Jörg stand mit einer Gruppe von braungebrannten, durchtrainierten Männern am Bierausschank. Der frivole Unterton in ihren Lachsalven ließ darauf schließen, dass schon eine Menge Bier geflossen war und es um Witze mit eindeutigem Inhalt ging.

Ute und Mona streckten auf der Bank neben dem Eingang der Halle erschöpft ihre Beine aus. In der vergangenen halben Stunde hatten sie herrenlose Gläser und schmutzige Teller eingesammelt und in die Körbe für die Kantinenspülmaschine sortiert. Allmählich ließ kühlere Luft aus dem Wald die drückende Hitze des Hochsommertages abklingen.

»Na siehst du. Es hat doch allen prima gefallen, auch ohne Buffet«, versuchte Mona Utes Stimmung aufzubessern. »Wer weiß, ob eure Gäste bei der Hitze überhaupt so viel gegessen hätten. Im schlimmsten Fall wäre die Hälfte liegengeblieben, und die hätte man dann auch wegschmeißen müssen.«

Ute umklammerte ein Glas Wasser und seufzte beim Blick zum Zelt hinüber. »Aber mit dem Buffet wäre das Ganze zu etwas Besonderem geworden und nicht zu einem 08/15- Grillfest, wie es jeder im Sommer macht.«

»Klar, das wäre es. Aber glaub mal nur nicht, dass diese selbstverliebten Fitnessfreaks die Kosten und den Aufwand zu schätzen gewusst hätten. Die ernähren sich doch sonst nur von Eiweißpulver und Vitaminriegeln. Ich wette, die verabscheuen ganz normales Essen aus Angst, ihre Muskeln könnten davon schrumpfen.« Mona hielt dabei den Teller auf ihrem Schoß fest, fuhr mit einer Grillwurst durch den Senfklecks und biss ein ordentliches Stück ab. Ganz im Gegensatz zu Ute war ihr nicht der Appetit vergangen. Wenigstens diese letzten drei Würstchen hatte sie vor der Abschiebung in den Abfall retten können.

»Die kommen weg. Die kann doch keiner mehr essen«, hatte Jörg energisch protestiert. Aber sie hatte ihm standhaft den Teller hingehalten. »Her damit! Mit Senf rutscht alles.« Im Müllsack war heute schon genug gelandet.

Apropos Müllsack. War das nicht der impertinente Typ aus dem Zelt, der da mit Jörg und den anderen am Bierstand über die derben Witze lachte? Natürlich. Solche unordentlichen Kräusellocken und geschmacklosen Hawaiihemden gab es nicht so häufig zu sehen. Wie sich diese Haare wohl anfühlten, ging es Mona durch den Kopf? Ganz klar, wie eine Drahtbürste natürlich, bei so einem Kerl. Mit Abscheu dachte sie an die Gleichgültigkeit, mir der er all die schönen Leckereien in den Sack geschüttet hatte. Ein ganz herzloser Mensch musste das sein. Nicht ein Funken des Bedauerns hatte sie in seinem Gesicht feststellen können. Gefühlsmäßig war er wahrscheinlich am Gefrierpunkt angesiedelt.

»Wer ist der Typ da eigentlich?«, Mona zeigte mit ihrem Würstchenstummel zu der Männergruppe hinüber. »Der große, mit dem grässlichen Hawaiihemd und der Dauerwelle?«

Ute blickte kurz hinüber und machte dann eine abwertende Handbewegung. »Joe heißt der, glaube ich. Jörg kennt ihn vom Sportstudium her. Mehr weiß ich aber auch nicht, nur dass er im Studio ab und zu aushilft. Ansonsten ein komischer, verschlossener Typ.«

»Und arrogant«, setzte Mona hinzu, aber Ute war bereits viel zu müde, um nachzuhaken.

»Hm, wenn du meinst«, murmelte sie und versuchte zum x-ten Mal ihr lebloses Handy einzuschalten.

Kapitel 3

Die Woche nach Cleopatras Beerdigung begann mit einem neuen Hitzerekord. Schuld daran war ein gigantisches Hochdruckgebiet von den Azoren her, das auch in den letzten Augusttagen, möglicherweise bis in den September hinein wetterbestimmend sein sollte. Dem schmalen Kerl von der Wettervorhersage leuchteten vor Stolz die Augen bei der Verkündung dieser meteorologischen Seltenheit.

»Dein Fernsehstudio ist mit Sicherheit klimatisiert, sonst würdest du in deinem Anzug nicht so heiter frohlocken«, wies Mona den jungen Wetterfrosch vom Frühstücksfernsehen zurecht und spülte ihren Unmut mit einem Schluck Eistee aus dem Kühlschrank hinunter. Ihr graute vor dem Tag im Büro, denn die Fenster des Verwaltungsgebäudes lagen allesamt an der Südseite, und die Klimaanlage produzierte spätestens ab neun Uhr nur noch stickigen Saharawind.

»Ihr Frauen habt es ja noch richtig gut«, beschwerte sich Dennis schon zu Beginn der Hitzeperiode, als sich Mona wieder einmal mit abgespreizten Armen und einem ausgedehnten »Aah« vor den mitgebrachten Ventilator postierte. »Ihr mit euren Röcken und dünnen Blusen. Wenn ich in kurzer Hose käme, würde mich der Chef bestimmt fragen, ob ich in der Firma Urlaub machen wollte.«

Damit hatte er ja Recht, aber so großzügig wie früher konnte Mona bei der Kleiderfrage auch nicht mehr verfahren. Ihre Trostpfündchen ließen sie mittlerweile jeden Morgen an eine einschneidende Grenze stoßen. Die hübschen Oberteile mit Spaghettiträgern, die sie im vorigen Jahr noch prima mit einer offenen Bluse darüber getragen hatte, verbannte sie im Kleiderschrank ganz nach hinten. Die dünnen Träger verschwanden auf Nimmerwiedersehen in einer wulstigen Falte zwischen Oberarm und Brustkorb. Außerdem konnte sie in diesen Teilen nur noch eingeschränkt atmen. Beherzt schnappte sie mit Daumen und Zeigefinger nach der fleischigen Rolle über der Gürtellinie und drückte sie prüfend zusammen. Das befand sich früher alles in Brusthöhe, da war sich Mona sicher und blickte mit Bedauern in den Ausschnitt ihres BHs. Warum mussten sich überschüssige Pfunde immer an Stellen ablagern, wo man keine Verwendung dafür hatte?

Mit ein paar gezielten Zupfern pluderte sie die Bluse vor dem Bauch auf, bevor sie in den Spiegel sah. »Sieht doch gar nicht so übel aus«, besänftigte sie den übellaunigen Kritiker in ihrem Kopf. Immerhin ging sie auf die Fünfzig zu, da musste man sich nicht mehr wie diese Topmodels aufbrezeln. Für wen auch?

Leider war auch die Anzahl tragbarer Sommerröcke zusammengeschrumpft. Vorsorglich suchte Mona auf dem kleinen Schildchen im Bund nach dem Elastin-Anteil im Gewebe, ehe sie sich traute hineinzuschlüpfen. Auf eine Anprobe ihrer Kleider verzichtete sie lieber gleich. Man musste sich ja nicht selbst das Messer zum Hineinlaufen hinhalten. Und überhaupt konnte sie mal etwas Neues gebrauchen. Ihr kam es so vor, als ob ihr letzter Einkaufsbummel Jahrzehnte zurücklag. Sobald die Hitzewelle ein bisschen abgeklungen war, wollte sie Ute einladen und mal wieder richtig shoppen gehen.

Als Mona an diesem Morgen im Büro eintraf, lag Dennis bereits an seinem Schreibtisch und hämmerte konzentriert mit lang ausgestreckten Armen in die Tastatur seines Laptops. Mit seiner außergewöhnlichen Arbeitshaltung hatte Mona am Anfang einige Probleme. Sie brauchte eine ganze Weile, bis sie einsah, dass man auch produktiv arbeiten konnte, wenn sich der Oberkörper schräg zur Tischplatte befand. Er hielt das für sehr entspannend, und Mona rollte nur noch ab und zu mit den Augen. »Warte ab, bis du in mein Alter kommst und eine Lesebrille brauchst.«

Da sie von ihrem Schreibtisch aus als Erste sehen konnte, wer durch die Tür kam, hustete sie aus kollegialer Fürsorge jedes Mal energisch los, wenn Cäsar im Anmarsch war. Dann schoss Dennis in die Höhe, verharrte kerzengerade sitzend, als ob er eine der firmeneigenen Gehstützen verschluckt hätte und nickte Mona lächelnd zu, nachdem die Gefahr vorüber war.

In dieser Woche konnte er unbehelligt in seiner Liegestuhl-Haltung arbeiten, denn der Chef war direkt nach der Beerdigung zu einem Messebesuch verreist, hieß es.

»Weißt du, zu welcher Ausstellung er wollte?«, fragte Mona verwundert, denn die Messe für Rehabilitation und orthopädische Hilfsmittel, auf der auch die Firma Kaiser mit ihren Produkten vertreten war, fand bereits wie jedes Jahr im Frühling statt. Es gab zwar noch ein paar kleinere Fachausstellungen für besondere Metallverarbeitung und Sicherheitstechnik, aber zu denen wurden hauptsächlich die Konstrukteure geschickt.

»Nein, keinen Schimmer. Aber das kann man ja ganz flott rauskriegen. Sein Chauffeur hat ihn jedenfalls zu einem Flieger nach München gebracht, hab ich auf dem Parkplatz mitbekommen.« Dennis' Fingerspitzen flitzten mit einer gespenstischen Geschwindigkeit über die Tasten seines Computers und nach dem letzten Enter-Klick strahlte er Mona zufrieden an.

»Kuck mal einer an, wer hätte das vom Chef gedacht. Dreimal darfst du raten, zu welcher Messe er weg ist.«

»Nun los. Mach es nicht unnötig spannend. Wahrscheinlich Jagd und Hund, wenn ich an das olle Geweih in seinem Büro denke.«

»Ganz kalt. Nächster Versuch.«

»Na, die Dessous-Messe wird es ja wohl nicht sein. Cäsar hat doch gar keinen Blick für so was.«

»Da kennst du aber unseren Chef schlecht. Ich hab da schon ganz andere Geschichten gehört.« Dennis schmunzelte in Monas erstauntes Gesicht. »Komm, letzter Versuch.«

Das Ratespiel schien nun für Mona in eine ganz spezielle Richtung zu laufen und hatte damit seinen Reiz verloren. »Also doch das übliche Thema. Erotik, oder was sonst?«

»Ne, halt dich fest! An diesem Wochenende findet in München die Messe für Sport und Wellness statt«, las er vor und verschränkte die Hände hinter dem Kopf. »Wahrscheinlich will er sich für den zweiten Frühling in Form bringen. Jetzt, wo er wieder Single ist«, folgerte er aus dem Indiz auf dem Bildschirm und grinste.

»Nun mal langsam. Immerhin hat er vor zwei Wochen erst seine Frau verloren. Vielleicht will er einfach nur mal auf andere Gedanken kommen.«

Trotz ihrer loyalen Einstellung musste sich Mona eingestehen, dass dieser Messebesuch nicht ganz zur Kaiserlichen Betriebsphilosophie passte. Genau genommen passte er gar nicht, denn Rollatoren hatten mit Wellness genauso wenig zu tun wie ein Groschenroman mit einer Doktorarbeit.

Es blieb ihr weiter keine Zeit, über dieses Phänomen nachzudenken, denn auf dem Gang vor ihrem Büro entwickelte sich plötzlich ein lauter Tumult. Jemand schimpfte über Frechheit und Altersstarrsinn. Dann klopfte es energisch an ihre Bürotür und ein Mitarbeiter vom Kundendienst stand mit rotem Kopf vor Monas Schreibtisch.

»Guten Morgen, Herr Lüders, was gibt es denn?«

»Morgen, Frau Seitz. So etwas muss ich mir nicht bieten lassen! Ich bin doch nicht der Depp vom Dienst!«, polterte er los und setzte sich mit einem kurzen Kopfnicken auf den angebotenen Stuhl vor ihrem Schreibtisch. Schon ging es weiter: »Diese alten Leutchen glauben manchmal, sie können mit jemandem wie uns rumspringen, wie sie wollen.«

Lüders war Monas wichtiges Verbindungsglied zwischen Produkt und Kunde. Er war dafür zuständig, bestellte Gehstöcke und Rollatoren auszuliefern und fachgerecht auf die körperlichen Bedürfnisse einzustellen, und er war bekannt für seine ruhige und höfliche Art. Aber genau da lag wohl der Hase im Pfeffer. Monas Alarmzentrum für personelle Querelen lief auf Hochtouren.

»Herr Lüders, bitte ganz der Reihe nach. Um welchen älteren Kunden geht es, und was müssen Sie sich nicht bieten lassen?«

Der Kundendienstler, der seinem wohlverdienten Ruhestand im kommenden Jahr entgegensah, wischte sich mit einem zerknautschen Stofftaschentuch den Hals trocken. »Ja, also ich war gerade in der Fürstenberg-Residenz. Das ist so ein Altenheim für ganz Vornehme, bei einer Frau ...« Der Name wollte ihm einfach nicht einfallen. »Da sollte ich mir diesen Rollator ansehen, der angeblich stark nach rechts zieht und klappert.«

Mona blickte erwartungsvoll in sein Gesicht. »Ja, und dann?«

»Ich hab das ganze Ding durchgesehen und alle Schraubverbindungen überprüft. Da war überhaupt nichts locker oder schief. Der lief wie am Schnürchen. Alles tipptopp.«

Sie schüttelte den Kopf. »Ja, aber irgendetwas musste doch an dem Rollator nicht stimmen, sonst hätte sich diese Frau doch nicht beschwert.«

Lüders tippte mit dem Zeigefinger an seine Stirn. »Wissen Sie, wo es nicht stimmt? Bei der im Kopf. Da sind die Schrauben locker.« Zutiefst verärgert schüttelte Lüders seinen grauen Haarkranz. »Ne, was hat die mich dann fertiggemacht.« Er versuchte den hysterischen Tonfall der Kundin nachzumachen. »Junger Mann, war die immer dran. Wollen Sie mir etwa unterstellen, dass ich senil bin? Wenn ich sage, der hat einen Rechtsdrall, dann ist das so.« Nun vertiefte sich die Zornesfalte auf seiner Stirn noch bedrohlicher. »Ich hab sie dann höflichst gebeten, sie soll mir doch mal vorführen, wie sie mit dem Rollator geht.« Lüders lehnte sich in seinem Stuhl weit zurück und verschränkte betont langsam die Arme vor dem Brustkorb. »Nein, hat die dann gefaucht, das wäre ihr viel zu gefährlich. Und dann hat sie mich weggeschickt. Ich wär wohl nicht der richtige Mann für diese Sache, und sie wollte demnächst mit dem Chef persönlich sprechen.« Mit ernster Miene neigte er sich daraufhin zu Mona vor. »Und wissen Sie, was das Schärfste war?«

Mona wusste es nicht.

»Als ich mich beim Weggehen noch einmal umdrehte, sah ich, wie sie schnurstracks die Treppe hinauflief. Die brauchte noch nicht einmal das Geländer.«

Ganz allmählich dämmerte es Mona, um wen es da ging. »Der Rollator. War das ein Gepard, savannengelb, mit Schirm?« Als der Außendienstler nickte, schnaubte sie leise durch die Nase. »Der Minnesänger.«

»Ne, jetzt weiß ich wieder. Tannhäuser hieß die«, berichtigte Lüders, erleichtert über die wieder aufgefüllte Gedächtnislücke.

»Ja, ich weiß.«

»Und was machen wir nun mit der? Die läuft wie ein Uhrwerk und flunkert uns vor, sie könnte nicht.«

»Und das macht sie nicht nur mit uns«, murmelte Mona leise vor sich hin und dachte an das Telefonat mit dem aufgebrachten Sohn der alten Frau. Doch gleich im nächsten Augenblick nahm sie ihre unbedachte Äußerung zurück. »Herr Lüders, so dürfen wir nicht denken. Möglicherweise ist die alte Dame nur phasenweise wackelig auf den Beinen. Es gibt Krankheiten, wo sich gute und schlechte Zeiten abwechseln, gerade bei Älteren. Und dann kämen wir mit unserer Unterstellung in Teufels Küche. Da werde ich mir was anderes einfallen lassen müssen«, sagte sie und lächelte dem skeptisch blickenden Mann bei der Verabschiedung besonders überzeugend zu.

Als die beiden wieder allein im Büro waren, lachte Dennis los. »Das gibt's ja nicht. Die schikaniert alle mit ihrer Klapprigkeit und die, die ihr helfen wollen, macht sie fertig. Krass, diese alten Leute.«

Bei allen Problemen, die in Verbindung mit der Kundenzufriedenheit auftraten, fand Mona dank ihrer langen Berufserfahrung immer eine elegante Lösung. Aber hier war sie absolut ratlos. »Ich kann dem Sohn dieser Frau doch nicht sagen, dass wir berechtigte Zweifel an der Glaubwürdigkeit seiner Mutter haben. Der hat bei dem letzten Gespräch schon mit seinem Rechtsanwalt gedroht.«

Während Mona verzweifelt ihren Kopf auf beide Hände stützte, klingelte bei Dennis das Telefon. Die Beschwerde, mit der er es nun zu tun hatte, war mittlerweile die dritte an diesem Tag.

»Wie? Es wurden aus Versehen die Beschriftungen auf den Verpackungen verwechselt? Prüft das denn keiner nach, bevor die Bestellungen rausgehen? Ach, krank. Verstehe.« Mit gerade gestrecktem Oberkörper hörte er der Stellungnahme des Lagermitarbeiters zu. »Und der Kunde will jetzt auch die ganze Bestellung stornieren? Hat der denn schon die Rechnung bezahlt? Ach so, er hat direkt alles zurückgeschickt und will jetzt bei der Konkurrenz bestellen. Und warum?« Dennis nickte ein paarmal. »Preisgünstiger, aha!« Dann verabschiedete er sich knapp und blickte zu Mona hinüber. »Mensch, in dieser Woche gibt es nichts als Ärger mit den Kunden.«

Genau das hatte Mona auch schon mit Sorge beobachtet. Und das Schlimmste war die aktuelle Bilanz. Immer wieder holte sie sich die Tabelle auf den Bildschirm. Der Umsatz war rückläufig und das nicht erst in der letzten Woche. Ihre Firmenstärke, Gehhilfen bedienfreundlich zu bauen und trotzdem mit einem eleganten Design zu versehen, hatten die Konkurrenten längst übernommen.

»Das ist doch ganz klar. Die produzieren alle in Tschechien oder Polen. Kein Wunder, dass die billiger sein können. Die bezahlen die Arbeiter doch da aus der Portokasse«, erklärte Dennis, nachdem ihm Mona die angeschlagene betriebliche Situation geschildert hatte. An seiner flapsigen Art, über die Brisanz der Lage zu reden, wurde ihr ernüchternd klar, wie jung er noch war und dass er gar nicht begriff, was das eventuell für die Firma bedeutete. Aber warum regte sie sich ausgerechnet über ihren Kollegen auf? Er hatte doch nichts zu befürchten. Als gut ausgebildeter Single unter dreißig standen ihm auf dem Arbeitsmarkt alle Türen offen.

»Das hilft uns hier aber auch nicht weiter«, murmelte sie und spürte, wie einzelne Schweißperlen aus ihrer Achselhöhle zum Gürtel hinabliefen. Mit der Raumtemperatur hatte das nichts zu tun, denn noch vor einer Sekunde war ihr eiskalt.

Wie an jedem Arbeitstag beendete Mona ihren Dienst mit einem kurzen Abstecher in die Kantine.

Jetzt am frühen Abend saß Ute meist allein an einem der großen Tische, um den Essensplan und die Bestellungen für die nächsten Tage fertigzumachen. Keiner vom Küchenpersonal durfte sie dabei stören. Wenn sie eins hasste, dann war es, beim

Zubereiten der Speisen auf bestimmte Zutaten verzichten zu müssen, weil sie jemand beim Bestellen ablenkt hatte. Auf das hektische Umdisponieren in der Küche und die unzufriedenen Gesichter bei der Essensausgabe konnte sie nämlich gut verzichten. Die Kaiserlichen Mitarbeiter kannten wenig Spaß, wenn nicht das auf den Teller kam, was auf dem Essensplan stand und worauf man sich den ganzen Vormittag gefreut hatte. »Mahlzeit! Heute keine Würstchen im Eintopf? Was ist das denn? Der Krieg ist doch schon längst vorbei«, musste sie sich dann anhören und das nervte sie sehr.

Mona war die einzige Ausnahme, die Ute bei ihrem allabendlichen Konzentrationsmarathon duldete. Mit einer Tasse Kaffee vom Automaten setzte sie sich zu ihr und genoss die Ruhe des Feierabends. Aus den Augenwinkeln beobachtete sie ihre Freundin, die ein weiteres Mal mit dem Zeigefinger auf der Bestellliste abwärtsrutschte, während sie die einzelnen Lebensmittel-Posten vor sich hermurmelte. Endlich glättete sich die Falte auf Utes Stirn. Mit einem Seufzer der Erleichterung lehnte sie sich zurück und pfefferte den Kugelschreiber auf die Mappe mit den Listen.

»So, das wär's. Mittwoch gibt's wunschgemäß Eisbein, Donnerstag paniertes Schnitzel und Freitag Reibekuchen mit Apfelkompott. Sollst mal sehen, da glänzen nicht nur die Augen. Auf dieses fettige Zeug sind sie nach wie vor scharf«, sagte Ute und nickte verächtlich.

»Kein Wunder. Im Unterbewusstsein denkt jeder dabei an Muttis Küche, hab ich gelesen.« Diese psychologische Erkenntnis hatte Mona bei ihrem letzten Frisörbesuch in einer der Illustrierten entdeckt. Normalerweise überschlug sie die Gesundheitsseiten, um noch schnell die Kochrezepte zu lesen, bevor sie an der Reihe war. Aber dieser Artikel sprang sie förmlich an, denn auf dem Bild darüber arbeitete sich eine superschlanke Brünette im Dirndl mit Steakmesser und Gabel in eine riesige gegrillte Schweinshaxe. »Warum wir sie so mögen« hieß es in der Überschrift. Beim Überfliegen des dazugehörigen Artikels hatte Mona vergeblich auf eine erblich bedingte Schwäche gehofft, für die man nichts konnte.

»Der Mensch ist eben einfach gestrickt, besonders, wenn es um das Thema Essen geht.« Für Ute als Ernährungsexpertin war das nichts Neues. »Was Hänschen von Mama vorgesetzt bekam, mag Hans sein Leben lang am liebsten. Da kann jede Ehefrau ein Lied von singen.«

Mona musste ihr beipflichten. »Kannst du dich eigentlich noch an Arme Ritter erinnern?« Dabei blickte sie verträumt in die Ferne.

»Du meinst diese ekelige, in Milch eingeweichte Weißmehlpampe, die in Butter schwimmend ausgebraten und anschließend mit so viel Zucker bestreut wurde, dass es zwischen den Zähnen knirschte?«, regte sich Ute auf und machte dabei ein Gesicht, als habe sie gerade auf eine tote Fliege gebissen. »Pah! Da ist mein Eisbein mit Sauerkraut Diätkost gegen.«

»Aber geschmeckt hat's damals trotzdem«, maulte Mona. Dabei hielt sie sich die Hand vor den Hals, um so unauffällig wie möglich schlucken zu können. Auf keinen Fall durfte Ute merken, wie sehr ihr bei dem Gedanken an all die leckeren Sachen das Wasser im Mund zusammenlief. Beim vorsichtigen Blick in das angewiderte Gesicht ihrer Freundin bekam Monas Heißhunger einen ordentlichen Dämpfer. »Irgendwie schon ärgerlich, dass alles, was lecker schmeckt, so schädlich sein soll.«

»Du hast noch nie geräucherten Tofu mit Ingwerdressing und Rucola–Bambussprossen-Salat gegessen. Dann würdest du anders reden«, sagte Ute auf dem Weg zum Getränkeautomaten.

»Das klingt wie asiatische Krankenhauskost für Bauchoperierte. Bestimmt sehr gesund«, lästerte Mona und bedankte sich für das Glas Mineralwasser, das Ute für sie mitgebracht hatte.

»Wie viele Kilo muss man davon eigentlich essen, damit der Magen merkt, dass das für ihn bestimmt ist?« Sie würde nie verstehen, was ihre Freundin an der milchig-weißen, schnittfesten Pappmaschee fand. »Das ist doch alles kulinarischer Betrug. Allein die Tatsache, dass man dieses Sojazeug räuchert, beweist doch, wie geschmacklos es an sich ist«, eiferte sich Mona. »Und das bittere Grünfutter musste auch zu Rucola aufgepeppt werden. Bei Rauke würde sonst jeder an Unkraut vom Wegesrand denken«, knurrte sie im Gleichklang mit ihrem Magen. »Und satt wird man davon schon gar nicht.«

Endlich hatte Ute Erbarmen. Sie ging in die Küche und kehrte mit einer Portion Kartoffelsalat, einer Gewürzgurke und einer Gabel wieder.

»Hier, ehe du mir vom Stuhl fällst vor Hunger. Ist noch von gestern übrig geblieben.«

»Wenn du willst, kannst du richtig nett sein.« Mona beantwortete Utes Grimasse mit einem Schmunzeln und schaufelte los.

»Was ist eigentlich aus der Sache mit Emmis Streik bei eurem Sommerfest geworden?«, fragte sie, nachdem sie sich mit der Serviette den Mund abgewischt hatte.

Ute machte eine abwertende Handbewegung. »Ach, hör bloß auf. Sie konnte nicht kommen, weil es auf ihrer Station im Altenheim einen Notfall gab und zu wenig Personal da war. Einer der Bewohner hat sich wohl beim Basteln ins Bein gestochen, und die Leiterin wollte, dass sie sofort kommt, um mit ins Krankenhaus zu fahren.«

»Hab ich mir schon gedacht, dass Emmi dich nicht ohne Grund hängen lässt. Und ihr Job geht nun mal vor.«

Auch wenn für Mona die Sache klar war, Ute schien das immer noch nicht zu reichen, denn sie nickte mit ernster Miene ohne ein Wort zu erwidern. Ein bisschen Trost konnte der Freundin an dieser Stelle nicht schaden, überlegte Mona. »Ich versteh dich ja. Das Ganze hat euch bestimmt eine Stange Geld gekostet, und Emmi hätte wenigstens Bescheid sagen können.«

»Hat sie ja«, kam es leise von Ute.

Nun verstand Mona die Welt nicht mehr. »Ja, wie jetzt? Hat sie nun Bescheid gegeben oder nicht?«

Ute wischte einen Krümel vom Tisch. Dann sah sie Mona wie ein Teenager an, der den Eltern die erste Beule im Kotflügel des Familienautos beichten musste. »Sie hat mich versucht anzurufen, aber ich hatte vor lauter Hektik mein Handy nicht aufgeladen und im Auto liegengelassen.«

»Ja, das machst du ja gern schon mal.« Mona blitzte Ute strafend an.

»Und auf Jörgs Handy hat sie es auch probiert. Der kannte aber ihre Nummer nicht und dachte, es hätte einer von seinen Freunden aus beruflichen Gründen abgesagt. Die SMS hat er dann gleich übersprungen.«

»Schöner Mist!« Monas und Utes Blicke trafen sich kurz, dann kicherten beide los.

»Gäbe es diese blöden Missverständnisse nicht, wäre die Welt halb so spannend, nicht wahr?« Trotz der teuren Panne mit dem Buffet musste Mona in sich hineinlachen. Sie hatte mit ihrem Urteil über die Zuverlässigkeit ihres Patenkinds Recht behalten. Schließlich kannte sie Emmi schon von Utes erster Ultraschalluntersuchung an. Damals hatte ihre Freundin sie inständig um Begleitung gebeten, falls sie vor lauter Freude in Ohnmacht fallen sollte. Und Grund dazu hätte sie wirklich gehabt, denn Emmi war schon mit gerade mal acht Zentimetern ein Eyecatcher. Wie selbstverständlich winkte sie mit ihrem winzigen Ärmchen aus dem Ultraschallmonitor der Außenwelt zu.

»So, ich muss los, bevor der Supermarkt zumacht. Ich hab im Kühlschrank nur noch einen Beutel Eiswürfel. Und davon wird man schlecht satt.«

»Ja, ja. Die nächste Hungerkatastrophe steht vor der Tür«, lästerte Ute beim Tischabräumen, und bevor Mona die Flucht durch die Kantinentür gelang, rief sie ihr noch schnell hinterher: »Was ist übrigens mit deinen guten Vorsätzen für dein Leben nach dem Fünfzigsten? Sport und Abnehmen und so?«

»Nerv mich nicht damit, das ist erst in drei Wochen. Bis dahin wird die Welt nicht untergehen, wenn ich so bleibe wie ich bin.«

Kapitel 4

Dennis merkte gleich, dass es keine gute Idee war, seiner Freundin diesen Restaurantbesuch zu ihrem zweiunddreißigsten Geburtstag zu schenken. Mit einem Schmuckstück wäre er im Nachhinein sicherlich besser gefahren. Jasmin hätte beim Überreichen des kleinen Schächtelchens erst überrascht getan, nach dem Auspacken große Augen gemacht und ihm dann entweder ihren süßen Hals oder ihr zartes Handgelenk hingestreckt, um sich das neue Stück anlegen zu lassen. Ganz zu schweigen von dem langen Kuss als Dankeschön. Und er hätte alles hautnah anschauen, anfassen und genießen dürfen.

Aber der Besuch dieses komischen Dunkel-Restaurants – leider Jasmins einziger Geburtstagswunsch - verursachte schon auf dem Parkplatz davor ein ungutes Gefühl in seinem Magen. Beim Empfang im Eingangsbereich bestätigte sich sein Verdacht, dass dieses Dinner auf einen gewaltigen Flop hinauslaufen musste. »Es reicht denen wohl nicht, dass sie einem beim Essen das Licht ausknipsen«, flüsterte Dennis seiner Freundin leicht verärgert zu, als die stark geschminkte Frau hinter dem Mahagoni-Tresen um die Herausgabe ihrer Armbanduhren bat.

»Sie glauben gar nicht, wie hell so ein Zifferblatt leuchtet«, argumentierte sie, als sie die erstaunten Gesichter ihrer Gäste wahrnahm.

Dennis war sofort klar, dass sich diese fragwürdigen Besonderheiten ungünstig auf der Rechnung bemerkbar machen würden. Doch damit nicht genug. Das Nächste, was er herausrücken sollte, war sein Handy. Beinahe hätte er lauthals gerufen: »Mein Handy? Geht's noch?« Aber es war schließlich Jasmins Festtag. Also schluckte er nur und händigte es mit einem ergebenen, ziemlich säuerlichen Lächeln aus.

»Danke. Wir bewahren es diebstahlgeschützt für Sie auf. Außerdem wollen Sie und die anderen Gäste doch ungestört essen, nicht wahr?«, säuselte die Dame. Dennis hätte schwören können, dass diese Tussi jedes eingesackte Handy wie einen abgeschnittenen Schlips an Weiberfastnacht feierte.

Von diesem Moment an musste er stark an sich arbeiten. Das sollte ein entspannter Abend werden? Ohne Licht, Zeit und Handy? Wie stellten sich die Typen vom Restaurant das eigentlich vor? Jeder vernünftige Mann fühlte sich doch ohne diese wichtigen Utensilien nackter als bei seiner Musterung. »Und warum geben wir nicht auch unsere Klamotten ab? Sieht doch eh keiner da drin«, feixte er. Als er den genervten Blick in Jasmins dunklen Augen entdeckte, hob er entschuldigend eine Hand. »Ja, ja, schon gut.«

Die restliche Einführungszeremonie ließ er kommentarlos über sich ergehen. Im Vorraum des Restaurants wurden sie von einem blinden Kellner begrüßt, der kurz darauf das Licht löschte, und sie dann als kleine Dreierpolonaise durch die absolute Dunkelheit an irgendeinen Tisch führte.

Dennis hoffte inständig, dass keiner dieser superfreundlichen Angestellten auch nur einen Fingerabdruck auf Jasmins Körper hinterließ. Er hätte im Dunkeln ja gar nicht gewusst, wo sich die Nase des Typen befand, um ihr eins draufzugeben. Aber was tat man nicht alles, um Frauen glücklich zu machen. Jasmin sprach schließlich seit Wochen von nichts anderem mehr als diesem total angesagten Szenelokal. »Da muss man unbedingt gewesen sein. Essen, ohne irgendetwas sehen zu können. Das ist doch megacool. Nur fühlen, riechen und schmecken. Nichts als pures Feeling, Schatz«, hatte sie ihm mit geschlossenen Augen vorgeschwärmt. Und alle Freundinnen seien schon da gewesen und total begeistert. Was die männlichen Begleiter davon hielten, davon war nichts zu ihm durchgedrungen. Das hätte ihn damals schon misstrauisch machen müssen.

Der unsichtbare Kellner mit dem slawischen Akzent bat beim Servieren darum, die Hände auf dem Schoß zu lassen. Man hörte das Abstellen der Teller auf der Tischplatte, dann beschrieb er die genaue Position der Speisen. »Ihre Serviette liegt rechts am Tellerrand. Das Glas mit dem halbtrockenen Weißwein befindet sich auf zwei Uhr, der Brotkorb in der Mitte genau zwischen Ihnen und der Salat auf halb elf. Mein Name ist übrigens Georgi. Bitte rufen Sie mich, wenn Sie etwas wünschen.« Damit löste sich seine Stimme in Luft auf.

»Ei, ei, Käpten«, konnte sich Dennis nicht verkneifen. Beim Zusammensuchen des Bestecks langte er als Erstes mitten auf den vollen Teller. Seine rechten fünf Finger spürten etwas warmes Glitschiges in unterschiedlicher Form und Festigkeit. »Wo war noch die Serviette?«

Jasmin war so aufgeregt, dass sie unentwegt kicherte. »Ich glaube, rechts.«

»Da ist sie aber nicht.«

Bematschte Finger konnte Dennis schon in Kindertagen nicht leiden. Er streifte sie kurz entschlossen am Tischtuch ab. Seine übliche Lust am Essen verkümmerte von Sekunde zu Sekunde mehr. Durchhalten hieß es jetzt. Auch ein solcher Abend ging irgendwann zu Ende.

»Schmeckt wie Hühnchen, oder was meinst du?«, wollte Jasmin wissen.

Dennis hörte, wie sie schmatzte, um auf den Geschmack zu kommen. Neben klassischer Musik war Schmatzen eins der wenigen Dinge, die er absolut nicht gut hören konnte. »Könnte auch Kaninchen sein.« Im Gegensatz zu ihren Essgeräuschen war ihm das ziemlich egal. Er horchte beim Kauen in den Raum hinein. Ringsherum saßen noch andere Gäste, zum Glück aber so weit entfernt, dass man von ihnen nur ein dezentes Murmeln und Besteckklappern vernahm.

»Glaubst du wirklich, das ist Kaninchen? Ich mag nämlich kein Kaninchen.«

Er sah Jasmins angeekelten Gesichtsausdruck auch ohne Licht deutlich vor sich. »Ich glaube schon, dass es Hühnchen ist. Sonst iss doch einfach nur das, was drumherum ist«, versuchte Dennis die Situation zu retten. Er war schon froh, wenn es ihm gelang, irgendetwas von dem undefinierbaren Zeug auf die Gabel und dann noch ohne Verlust in den Mund zu bekommen. Zur Not mussten eben doch die Finger ran. Es sah ja keiner, und er hatte schließlich Hunger. Seltsam war aber schon, wie schwer das Schmecken fiel, wenn man nichts sehen konnte.

»Und was ist das weiche Eckige? Sag jetzt nicht Kohlrabi. Mag ich nämlich auch nicht.«

Auch das noch. Jasmin schnüffelte deutlich hörbar. »Pst! Deine Analysetechniken muss ja nicht jeder mitkriegen.« Peinlich berührt drehte Dennis den Kopf hin und her, aber die anderen im Raum unterhielten sich unbeeindruckt weiter.

»Mann, stell dich doch nicht so spießig an. Glaubst du, die anderen machen das vornehmer?«, zischte Jasmin leise.

»Ja, Entschuldigung. Du hast ja Recht. Es ist ziemlich egal. Kriegt ja keiner mit, wer hier alles sitzt«, sagte Dennis. »Und nachts sind sowieso alle Katzen grau.«

Mit den mittleren drei Fingern als Kelle schob er alles, was noch auf dem Teller lag, zur Gabel hin, neigte den Kopf weit zum Tisch hinab und schaufelte diesen Berg so gut es ging in den Mund. Zum Säubern der Finger und des Mundes musste wieder das Tischtuch herhalten.

Ein neues Gästepaar nahm ganz in der Nähe Platz und wurde vom piepsigen Singsang einer weiblichen Stimme eingewiesen. Nachdem dort der erste Gang serviert war, ertönte auch Georgis Stimme aus dem Nichts. »Sind Sie mit allem zufrieden?«

Nachdem sich Jasmin herabließ, trotz des unbeabsichtigten Kaninchen-Kohlrabi-Kontakts zuzustimmen, fragte er: »Dann darf ich abräumen und das Dessert bringen?«

»Was ist es denn?« Diesmal wollte sie lieber auf Nummer Sicher gehen.

»Sie müssen verstehen, dass ich Ihnen das nicht verraten darf. Im Erschmecken der verschiedenen Speisen liegt ja gerade die Philosophie unseres Restaurants. Aber ich garantiere Ihnen: Sie werden nicht enttäuscht sein.«

Dennis war froh, dass mit dem Dessert endlich ein Ende in Sicht oder besser gesagt im Mund war. Nachdem er das vierte Glas Wein in einem Zug geleert hatte, stellte er schon wesentlich zufriedener fest, dass dieses anarchische Essverhalten auch etwas für sich hatte. Nur das Gefühl, dass sein Hemd an mehreren Stellen seltsam am Körper klebte, behagte ihm nicht. Vorsichtig strich er auf dem Brustkorb abwärts. Etwas Faseriges in der Größe eines Ananasstücks blieb plötzlich zwischen seinen Fingern klemmen. Erst ärgerte er sich, dann grinste er in sich hinein. Was es auch immer war, Hähnchen oder Kaninchen, oder sonst etwas - das dämliche Stück wollte es nicht anders. Er platzierte es mitten auf dem linken Handteller und flitschte es mit dem rechten Zeigefinger im hohen Bogen hinaus ins Dunkel.

»Huch!« Eine tief angelegte Frauenstimme tastete sich mit verminderter Lautstärke vor. »Du, Rolfilein? Kann es sein, dass dir aus Versehen etwas von deiner Gabel auf meinen Teller gesprungen ist?«

»Nein, das glaube ich nicht, Tanja, Liebes. Das hätte ich gemerkt.«

»Aber da ist gerade irgendwas auf mein Essen geplatscht«, flüsterte sie. Der angewiderte Unterton in ihrer Stimme ließ vermuten, dass sie ab jetzt Schwierigkeiten hatte, ihre Mahlzeit zu beenden.

»Da klebte bestimmt noch was unter deiner Gabel, und das ist zurück auf den Teller gefallen.« Die männliche Stimme ließ auf einen älteren Besitzer schließen, der es anscheinend gewohnt war, Probleme anzupacken und zu lösen.

Wenn Tanja und Rolfilein wüssten, amüsierte sich Dennis, nahm einen ordentlichen Schluck Wein und schabte dann vermeintliche Reste in seiner Dessertschale zusammen. Aus Jasmins Richtung kam ein beglücktes Schlecken und Schnalzen. »Mmh, das ist Karamellpudding. Und die kleinen Stückchen, das sind Schokosplitter, ganz sicher.«

»Vielleicht auch Pistazien.« Dennis fand keine Erklärung dafür, warum er Jasmin unbedingt ärgern musste. Pistazien standen ganz oben auf ihrer Liste der abscheulichsten Nahrungsmittel. Das forderte doch geradezu heraus. Schnell kippte er den letzten Rest Wein hinunter. »Lecker, das Zeug!«

»Mensch, du bist manchmal richtig gemein«, war ihr bissiger Kommentar. Aber damit konnte er leben.

Auch am Nachbartisch lief es ab jetzt nicht mehr so gut. »Möchtest du, dass ich dir einen frischen Teller bestelle, Tanja, Liebes?«, gurrte es herüber.

»Nein, lass nur. Ich esse sowieso nie so viel, das weißt du doch. Sonst sähe meine Figur bestimmt anders aus, und das wäre doch schade, oder?«

»Nein, das wollen wir beide nicht, mein Schatz.«

»Und übrigens ist es mega-out, immer alles aufzuessen.« Der Wink mit dem Zaunpfahl war selbst im weiteren Umfeld nicht zu überhören.

»Auch wenn man noch einen Bärenhunger hat?«, hätte Dennis beinahe über den Tisch gerufen, aber plötzlich verging ihm der Appetit.

»Ach, Tanja. Sei nicht so streng mit mir! Wenn ich als Chef in unserer Kantine den halbvollen Teller stehenlasse, wie sieht das denn aus? Das wäre auch ungerecht unserer Kantinenchefin gegenüber. Die Ute kocht nämlich richtig lecker.«

»Dann würdest du aber als gutes Vorbild vorangehen. Du willst doch, dass deine Belegschaft einen fitten Eindruck macht, jetzt wo du mit unserer neuen Idee anfangen willst.«

Belegschaft, Ute, neue Idee? Hatte er richtig gehört? Dennis' Ohren begannen zu glühen. Er überlegte krampfhaft, wie viele Gläser er schon getrunken hatte. Konnten das schon die ersten Halluzinationen sein, oder war das wirklich sein Chef, der da einige Armlängen neben ihm saß? Rolfilein war kein anderer als Rolf Julius Kaiser, und bei Ute in der Kantine hatte er gestern Mittag noch zusammen mit Mona Zigeunerschnitzel mit Bratkartoffeln gegessen - so viel stand fest. Aber wer war diese Frau? War Cäsar auf seinem Messebesuch neulich zwischen die Tentakeln eines weiblichen Witwentrösters geraten? Na ja, offene Türen einzurennen, war bekanntlich nicht schwer.

»Bist du jetzt eingeschnappt, oder was?« Jasmin war scheinbar fertig mit ihrem Dessert und mit ihrem Gegenüber.

Egal. Auf keinen Fall durfte Dennis jetzt noch etwas reden, jedenfalls nichts Ausführliches. »Nö.« Wenn er die knappe

Tour beibehielt, kam Jasmin vielleicht selbst darauf, dass es höchste Zeit war zu gehen.

Georgi meldete sich zurück aus dem All. »Möchten Sie noch etwas trinken oder haben Sie sonst noch einen Wunsch?«

»Nö, du?«

Jasmins Geburtstagsstimmung war am Gefrierpunkt angekommen. Ihre Worte hagelten wie Eisregen auf Dennis nieder. »Nein, danke. Ich auch nicht. Wenn du willst, können wir ja gehen. Der Abend scheint ja sowieso gelaufen zu sein.«

Am Nachbartisch war man zu demselben Entschluss gekommen. Tanja war nach der Landung des unbekannten Flugobjekts auf ihrem Teller der Appetit vergangen. Sie mutmaßte sogar, dass sich unter den Gästen ein Psychopath befände, der möglicherweise Spaß daran habe, andere zu vergiften. Cäsar hielt diese Befürchtung für äußerst unwahrscheinlich und unterdrückte schweren Herzens seinen Wunsch nach einem Dessert. Der deutliche, seine Figur betreffenden Wink seiner Begleiterin tat dabei sein Übriges.

»Die Rechnung bitte. Ich möchte gern zahlen«, rief Cäsar hinaus ins Dunkel.

»Mein Herr, zahlen dürfen Sie am Ausgang, im Hellen. Ich führe Sie nun nach draußen. Wenn Sie bitte zu mir an den rechten Rand ihres Tisches kommen möchten? Die Dame legt ihre Hände auf meine Schultern und dann der Herr genauso bei der Dame. Bitte vergessen Sie keine abgelegten Kleidungsstücke«, leierte die Kellnerin ihren Text herunter.

Auch Georgi fand sich ein, nachdem die Polonaise vom Nachbartisch verschwunden war.

»Sie möchten ebenfalls gehen?«

»Ja, eigentlich schon.« Dennis musste Zeit schinden, um Cäsar einen Vorsprung zu geben. Er hatte nicht vor, ihm zu guter Letzt noch beim Bezahlen gegenüberzustehen.

»Vielleicht könnten Sie mir vorher kurz die Toilette zeigen?« Er hoffte inständig, dass es dort Licht gab. Jasmin sagte keinen Mucks mehr, sie kochte.

Das grelle Licht in der Toilette schmerzte. Durch die fast

zugekniffenen Augen konnte Dennis geradeso erkennen, dass schon jemand breitbeinig vor der Wand mit den Urinalen stand. Auf dem Weg zum übernächsten Platz kramte er nach dem Zipper seines Reißverschlusses und erstarrte. Blitzartig drehte er um und verschwand nach draußen. Uff! Das wäre beinahe schief gegangen, stellte er erleichtert fest. Der Mann am übernächsten Becken war kein anderer als sein Chef, und der war geschäftlich schon am Ende angekommen. In der nächsten Sekunde hätte er sich zu ihm umgedreht.

Dennis lief die Treppe hinab zum Ausgang. Dort wartete Jasmin auf einem der dunkelgrünen Plüschsesselchen und blickte demonstrativ nach draußen. Schnell schob er der Frau am Tresen einen größeren Schein zu und wartete ungeduldig auf das Restgeld und das Quittungsformular aus dem Drucker. Sein Blick wanderte zu der Frau, die rechts neben ihm am Tresen lehnte und in einem Gastronomiejournal blätterte. Sie war neben Jasmin der einzige weitere Gast im Raum. Das musste sie also sein. Tanja Liebes. Die Messeneuheit vom Chef. Dennis traute seinen Augen nicht. Wilde Strähnen einer rostroten Mähne leiteten seinen Blick hinab zum Dekolletee einer voluminösen Oberweite, deren Ränder förmlich in alle Richtungen unter dem knappen weißen T-Shirt hervorquollen. Zahlreiche hauchdünne Strapse und Trägerchen eines rosafarbener Ballonseidentops umspannten zusätzlich ihren Busen, der bis zum schwarzen Lackgürtel in der eng geschnürten Taille reichte. Und was war das an ihren Beinen? Aus dem Augenwinkel konnte er eine Stretchhose mit dem Muster eines Korbgeflechts erkennen. In Dennis' Kopf sprudelte der Alkohol durch die Zellen. Er stand also wahrhaftig neben einem lebendigen Fesselballon. Mit den Lippen fest aufeinander gepresst rang er um Fassung, um nicht laut loszulachen. Ein kurzer Blick in das Gesicht seiner Nachbarin ließ ihn allerdings stutzen. So jung, wie der Körper vermuten ließ, war sie gar nicht mehr. Vielleicht ging sie sogar auf die Vierzig zu, schloss er aus den vielen kleinen Falten um ihre Augen. Als füllig konnte man sie allerdings nicht bezeichnen, eher als gut trainiert.

»Ich hoffe, der Aufenthalt in unserem Restaurant hat Ihnen gefallen«, sagte die Kassiererin und schob Dennis Quittung, Handy und Armbanduhr zu.

»Ja, danke. Das Essen war etwas unübersichtlich, aber trotzdem lecker.«

»Das tut mir leid«, erwiderte sie. »Ich werde es an die Küche weitergeben.«

Dennis schmunzelte. Wieder jemand, dem die Antenne für ironische Äußerungen fehlte.

Als Cäsar oben auf der Treppe erschien, schoss er in Windeseile nach draußen, wo Jasmin bereits ungeduldig auf- und abging. »Na, konntest du deine Augen doch noch von dieser nuttigen Tussi losreißen?«, knurrte sie ihn an, ohne von ihrem Handydisplay aufzublicken.

Am nächsten Morgen erschien Dennis für seine Verhältnisse ziemlich spät im Büro.

»Hab schon gedacht, du bist krank«, begrüßte ihn Mona freudig. Nach einem kurzen Blick in seine Richtung fuhr sie fort, auf die Tasten ihres Laptops zu hämmern.

Als er weiter nichts sagte als »Nö, danke. Geht schon«, stoppte sie ihren Schreibfluss abrupt und musterte ihren Bürokollegen genauer. Sein Gesicht hatte dieselbe blassgrüne Farbe wie sein Hemd. Mona stutzte noch mehr, als sie die angeschwollenen Ringe unter seinen Augen sah.

»Ist bei Jasmins Geburtstagsfeier irgendwas in die Hose gegangen? Du wirkst, als ob du die ganze Nacht Achterbahn gefahren bist.«

»Kommt der Sache schon sehr nahe. Mental und körperlich auch.« Dennis rieb sein Gesicht mit beiden Händen und stöhnte leise.

Mona konnte sich keinen Reim darauf machen, was er damit meinte. »Wart ihr nicht in diesem Lokal, wo sie einen im Dunkeln essen lassen?«

»Doch. War'n wir.«

»Du siehst aus, als ob die euch da was serviert hätten, was

weg musste«, schloss Mona aus Dennis' angegriffenem Zustand. Weiter kam sie jedoch nicht, denn er rannte plötzlich mit einer Hand auf dem Mund aus dem Zimmer. Als er nach wenigen Minuten noch bleicher wiederkam, stand eine frische Wasserflasche nebst Kopfschmerztablette auf seinem Schreibtisch bereit.

»Tut mir leid. Das mit dem Essen war ja nur so eine Vermutung.«

»Das lag auch nicht am Essen. Eher am Trinken.« Dennis füllte das leer getrunkene Wasserglas gleich ein zweites Mal, prostete Mona zu und stürzte es hinunter. »Und noch eher an Cäsar.«

»Was hat denn Cäsar mit eurem Geburtstagsbesäufnis zu tun?«, fragte Mona irritiert. Sie ging zur Fensterbank und atmete am weit öffneten Flügel durch. »Mann, mit deiner Alkoholfahne könnte man glatt fünf Pferde umbringen.«

»Entschuldigung, aber du kannst dir nicht vorstellen, was gestern los war.« Dennis beschrieb nun in allen Einzelheiten die Absonderlichkeiten des Lokals. Dabei erwähnte er kurz Jasmins kindisches Essverhalten, wonach für Mona feststand, dass spätestens da die Harmonie zwischen den beiden im Eimer war. Und dann fragte er Mona, als Krönung seiner ausführlichen Schilderung des vergangenen Abends: »Und wer, glaubst du, saß die ganze Zeit im Dunkeln neben uns?«

»Wie komme ich jetzt nur darauf, dass es Cäsar gewesen sein könnte«, leierte sie und lächelte gequält. »Aber woran hast du ihn erkannt, wenn man in dem Lokal nichts sehen konnte? Vielleicht war es ja nur eine ähnlich klingende Stimme.« Bei Dennis' verkatertem Anblick waren Zweifel durchaus angebracht.

»Glaubst du, jemand mit ähnlicher Stimme hätte von Utes gutem Kantinenessen geschwärmt?«

Nun wusste Mona auch nicht mehr weiter. »Und was war daran so schlimm, dass er neben euch saß? Du hättest ihn doch begrüßen können und schon mal Pluspunkte für deine Karriere in diesen heiligen Hallen sammeln können.«

»Mich bei dem einschleimen? Ne, sowas mach ich nicht. Und außerdem war er nicht allein.«

Mona stutzte. »Mutig. Ein Geschäftsessen mit exotischem Ambiente. Neuerdings zieht er wohl alle Register für seine Kunden. Hast du herausbekommen, welche Firma das war, die er dorthin eingeladen hat, und worum es ging?«

»Das Gewerbe konnte ich nicht ganz eindeutig zuordnen. War wahrscheinlich so eine Art Ich-AG«, kicherte er. »Aber Cäsar scheint schon länger intensiv mit der zu verhandeln«, prustete er los und umfasste gleich darauf schmerzerfüllt seinen Kopf. Um sein Gegenüber endlich auf die richtige Spur zu setzen, erklärte Dennis mit ernster Miene: »Mensch, der saß mit einer Frau da. Und so, wie es sich anhörte, nicht aus geschäftlichen Gründen.«

»Pah!« Den Brocken musste Mona erst einmal schlucken. Der biedere Rolf Julius turtelte zwei Wochen nach der Beerdigung seiner Frau mit einer Neuen rum. Mona schüttelte irritiert den Kopf. Was fand diese Frau nur an diesem Mann? Cäsar war genauso klein wie sie, sodass sie sich bei Besprechungsterminen oft gezwungen fühlte, auf hohe Schuhe zu verzichten. Sein fehlendes Kopfhaar hatte sich zu wuscheligen Handwaschbürsten über den Augen neu formiert und unter dem Gewicht seines Bauches waren die Beine über die Jahre o-förmig auseinandergedriftet. Aber mit Geld wirkten scheinbar auch Ohrenhaare und Doppelripp-Unterhemden sexy.

»Bei den optischen Bedingungen in diesem Restaurant erübrigt es sich wohl zu fragen, wie sie ausgesehen hat«, versuchte Mona ihrem jungen Kollegen nun weitere Einzelheiten zu entlocken. Warum fühlte sie sich durch diese Neuigkeit bloß so irritiert? Um ihre Gefühle wieder in den Griff zu bekommen, betonte sie in Gedanken, dass es doch rein Berufliches war, was sie mit Cäsar verband. Was sollte dann diese Gefühlsduselei? Eifersucht fühlte sich auf jeden Fall anders an. Dieses Gefühl kannte sie aus ihrem Scheidungskrieg mit Henning zur Genüge. Und neidisch war sie höchstens auf Utes Figur, weil sie nur drei und nicht dreißig Jahre jünger war als sie. Es war eine undefinierbare Art von Beklemmung, die sich in ihr breit machte. Fast fühlte es sich an wie Panik. Nun spürte Mona deutlich die Hitzewelle, die im Brustkorb Anlauf nahm und sich in Richtung Kopf auf den Weg machte. Schweißausbruch, Angstzustände, Gefühlschaos, warum machte sie sich eigentlich solche Gedanken? Es waren halt die Wechseljahre. Was sollte es auch anderes sein?

»Die sieht übrigens bombig aus. Hat Ähnlichkeit mit einem Fesselballon«, lachte Dennis, nun schon wesentlich schmerzbefreiter. »So ein bayrischer Dirndlbalkon ist Flachland dagegen«, ergänzte er voller Anerkennung und beobachtete gespannt, wie seine Kollegin darauf reagierte.

»So, so. Und bestimmt vierzig Jahre jünger als Cäsar, dann passt es ja wieder«, fügte sie betont gleichgültig hinzu. Was konnte sie nun noch erschüttern?

»Ja. Und sie planen zusammen irgendetwas Neues in der Firma«, warf Dennis beiläufig in den Raum, während er seinen Rechner startete.

Mona wurde es schlagartig schwindelig. Sie lehnte sich zurück, starrte zum Fenster hinaus und zwang sich, so unauffällig wie möglich ein- und auszuatmen.

Das war es also. Von wegen Wechseljahre. Dieser aufgetakelte Fesselballon hatte möglicherweise nicht nur vor, Männer wie Cäsar zu sich ins Körbchen zu holen. Was, wenn sich unter den Strapsen ein neuer Firmenbesen versteckte?

Kapitel 5

Schlag drei Uhr öffnete sich im hell erleuchteten Mittelgang der Fürstenberg-Seniorenresidenz eine Zimmertür nach der anderen. Das Familiengold um den Hals gelegt, frisch parfümiert und mit eingeschaltetem Hörgerät, machten sich die Bewohner mit Gehstock oder Rollwägelchen auf den Weg zum Kaffeetrinken. Eine Mischung aus Hühnerbouillon, Kaffee und Pfefferminztee erfüllte die Luft des großen Aufenthaltsraums, dessen weiße Flügeltüren sich beim Herannahen automatisch öffneten. Mannshohe Palmen und Gummibaumgehölze teilten die roséfarbenen Sesselgruppen in kleine Separées auf. Am Rand jeder Sitzgruppe befand sich ein Messing-Teewagen mit Gebäck und Süßstoff und einem umfangreichen Sortiment an Illustrierten und Tageszeitungen. Der Speisesaal und der Aufenthaltsraum waren die größten Gemeinschaftsbereiche im Erdgeschoss des ehemaligen Renaissance-Schlösschens. Den modern ausgestatteten Fitnessraum und das kleine Schwimmbad im Keller nutzten nur wenige der Senioren. Obwohl man bequem mit dem Fahrstuhl hinabfahren konnte, saßen die meisten von ihnen lieber gemütlich beieinander und plauderten.

Bis zu seinem Unfall vor einer Woche war der Bastelraum im Untergeschoss das Refugium des alten Vinzenz. Auf einem ausgedienten Bürostuhl tüftelte der ehemalige Handwerksmeister gern an alten Transistorradios herum und erledigte kleinere Reparaturen. Am häufigsten waren Batterien an Hörgeräten und Armbanduhren auszutauschen und rundgelaufene Gummipfropfen an Gehstöcken zu erneuern. Selbst ein Gebiss, das ausgerechnet am Freitagabend zerbrechen musste, stellte für ihn kein Problem dar. Mit Klebstoff und Lötkolben ermöglichte er dem unglücklichen Besitzer eine einigermaßen normale Nahrungsaufnahme, wenigstens bis zum Montagmorgen. Dann brachte der hauseigene Chauffeur jeden Bewohner zum Arzt seiner Wahl.

Natürlich hatten all diese Annehmlichkeiten ihren Preis,

und so befanden sich in der Fürstenberg-Residenz ausschließlich gut betuchte Senioren, die es von Hause aus gewohnt waren, Personal um sich zu haben.

Emmi arbeitete nun schon im zweiten Jahr nach ihrem Ausbildungsabschluss als Altenpflegerin hier und hatte sich längst an den herablassenden Befehlston mancher Bewohner gewöhnt. Sie wusste, wem sie das gebieterische Gehabe nachsehen musste und wem ab und an Kontra zu geben war.

Durch ihre Mutter war sie schon von klein auf eine harte Schule gewöhnt. Nach dem Abitur hatte Ute ihrer Tochter zur Berufsfindung zwar Zeit gelassen, aber als fast ein ganzes Jahr mit schöpferischem Herumgammeln und vagen Zukunftsvorstellungen verstrichen war, hatte sie die Nase voll. »Entweder du entscheidest dich jetzt für irgendwas Sinnvolles, oder ich besorge dir einen Job bei mir in der Kantine.«

Von da an fielen die Würfel sehr schnell, denn unter dem strengen Kommando ihrer Mutter zu arbeiten, war für Emmi nur in Ausnahmefällen akzeptabel. Ute ließ daraufhin ihren guten Kontakt zu Cäsar spielen, der Emmi bei der Pflegeleitung des Heims den Weg bereitete. Mit dem Argument, sie habe einen schlichtenden Einfluss auf alte Menschen im Allgemeinen und auf seine Mutter Lydia im Besonderen, war ihr der Ausbildungsvertrag sicher, denn die alte Seniorchefin machte es den Pflegekräften nicht immer leicht. Gegen den Wunsch des Chefs der Kaiser GmbH konnte die Leiterin sowieso nicht viel einwenden. Schon zu Lebzeiten von Cäsar 2 floss regelmäßig ein nettes Sümmchen in die Kasse der Residenz für außergewöhnliche Anschaffungen und Instandhaltungsmaßnahmen. Schließlich musste damit gerechnet werden, dass außer Lydia auch zukünftig Mitglieder der Kaiserlichen Familie pflegebedürftig wurden.

Annegret, Lydia und Helmi saßen bereits pünktlich in Rüschenbluse und Twinset-Jäckchen an Ort und Stelle. Wie gewöhnlich nahmen sie die Sesselgruppe in der hintersten Ecke des Raums. Hier konnten sie einigermaßen sicher sein, dass nichts von dem, was zu besprechen war, in falschen Ohren landete.

»Und du bist sicher, dass er kommt?«, wandte sich Lydia nach einem Blick auf die große Wanduhr an Annegret.

Annegret nickte, während sie drei Süßstoffpillchen für ihren Kaffee in die leere Tasse abzählte. »Ja doch. Er wird kommen. Das hat er mir gestern am Telefon versprochen.« Sie sah kurz auf ihre Armbanduhr. »Es ist doch gerade erst drei geworden. Vorher lassen die doch sowieso keine Besucher rein.«

Helmi lehnte sich weit zu Annegret und hielt schützend eine Hand neben den Mund. »Bist du sicher, dass es ihm nicht lästig wird, sich immer wieder wegen des Rollators für dich beim Kundendienst zu beschweren? Ich könnte das ja nicht.«

»Helmi, nimm doch die Hand runter! Auffälliger geht es ja wohl nicht«, herrschte Lydia ihre Nachbarin an, die ihre Hand erschreckt in den Schoß sacken ließ.

»Mein Gott, ja doch.«

Annegret schüttelte überzeugt ihren Kopf. »Das kriege ich schon hin. Johannes ist ja sehr um mich besorgt.«

Helmi ließ nicht locker. »Und wenn er dahinter kommt?«

»Hinter was?«

»Na, dass Lydia die Seniorchefin der Firma ist, über die wir uns beschweren. Und dass die Gehwagen präpariert sind?«

»Annegrets Sohn kennt mich doch nicht. Und den Rest schieben wir auf Vinzenz. Der habe versucht, die kaputten Dinger zu reparieren. Das haben wir doch schon x-mal besprochen.« Lydia warf Helmi einen verzweifelten Blick zu und drehte sich dann geschäftig nach rechts. »Annegret, achte darauf, dass dein Sohn nicht anfängt, selbst an deinem Wagen herumzufummeln! Das könnte das Aus für unsere Aktion bedeuten.«

Mit weit aufgerissenen Augen starrte Helmi auf die Tischplatte mit den leeren Kaffeetassen. »Oh Gott, oh Gott, wenn das man gut geht. Nachher schmeißen sie uns noch hier raus. Und wo soll ich dann hin?«

Lydia schlug mit der Hand auf die Armlehne. »Nun ist es aber gut. Wir ermorden doch niemanden dadurch.«

»Aber Rufmord ist es schon. Und der ist auch strafbar«, zischelte Annegret mit verminderter Lautstärke.

»Nur weil ich meinem lieben Herrn Sohn eins auswischen will? Nein, nein. Er hätte sich ja nicht über seinen Vater hinwegsetzen und die ganze Produktion auf diese blödsinnigen Gehhilfen umstellen müssen. Wäre er bei den Spielplatzgeräten geblieben, wäre er heute ein gemachter Mann. Aber, nein. Gehwägelchen und Krückstöcke muss der Herr herstellen.« Lydia hob genervt die Augenbrauen. »Der kann froh sein, dass wir ihn wieder auf den richtigen Weg zurückbringen. Schließlich gehört ein Teil der Firma immer noch mir.«

Leise murmelte Helmi ein weiteres »Oh Gott, oh Gott« und hielt dabei ihre Wangen umfasst. »Mit einer Verbrecherin will doch keiner unter einem Dach wohnen.«

Emmi erschien mit einer weißen Thermoskanne und stutzte, als das Gespräch am Tisch sofort verstummte und die drei Frauen geheimnisvoll von einem zum nächsten blickten.

»Bitte lassen Sie sich nicht stören. Wer von Ihnen möchte Kaffee? Mit der Teekanne komme ich gleich anschließend vorbei.«

Annegret und Lydia ließen sich ihre Tassen füllen. Helmi winkte ab. »Meine Nerven vertragen im Moment keinen Kaffee.«

»Wie wär's mit einem Kamillentee zur Beruhigung?« Emmi sah Helmi besorgt an. Irgendetwas stimmte mit diesem Dreierclübchen nicht. Das war ihr schon seit Längerem aufgefallen. Streit hatten sie offenbar nicht. Dann würde es lauter zugehen.

Die ersten Besucher erschienen in der Flügeltür und wurden von den Angehörigen freudig zu den Tischen gerufen.

»Da ist er ja endlich«, sagte Lydia, als Johannes in der Tür erschien und sich umsah. Von ihrem Platz aus hatte sie alles gut im Blick. Sie winkte den leger gekleideten Mittfünfziger ungeduldig heran und wies Emmi am anderen Ende des Saals lautstark an, eine weitere Tasse zu servieren.

»Schön, dass du dir ein bisschen Zeit für mich nehmen konntest. Komm, setz dich«, begrüßte Annegret ihren Sohn und wies auf das leere Sofa.

Johannes beugte sich zu seiner Mutter herab und drückte ihr einen Kuss auf die Wange. Drei Augenpaare verfolgten erwartungsvoll jede seiner Bewegungen.

»Du siehst blass aus. Du solltest mehr an die frische Luft gehen«, war der erste gute Rat, den Johannes zu hören bekam.

Um die zu erwartende Litanei an Lebenstipps abzukürzen, drehte er den Spieß herum. »Mutter, mir geht es gut. Ich esse und schlafe genug, und ich weiß, eine Frau wäre auch gut für mich. Aber eigentlich bin ich gekommen, um mir deinen Gehwagen anzusehen. Es kann doch nicht sein, dass so ein drei Wochen altes Ding schon kaputt ist.«

Helmi rutschte unruhig auf ihrem Sessel herum. Drei kurze Stoppeln ihrer aschgrauen Kurzhaarschnitts wippten am Hinterkopf unruhig auf und ab. Annegret blickte hilfesuchend zu Lydia, die sich scheinbar am Kaffee verschluckt hatte und nun kräftig hustete. Im Nu war die Hustenattacke überstanden und die betagte Seniorchefin streckte ihren knochigen Rücken. »Blöd, dass du den Rollator gestern beim Frisör vergessen hast, nicht wahr, Annegret?«, meinte sie betont laut und blickte ihre Freundin dabei eindringlich an.

»Ja, blöd, so was.« Verlegen drückte Annegret ihre lilaweißen Locken an der Seite in Form. »Johannes, am besten, du rufst noch mal den Kundendienst an und sagst denen mal richtig die Meinung. Auf eine alte Frau wie mich hören die doch nicht. Und den Monteur, den sie mir letztens geschickt haben, den sollen sie bloß zu Hause lassen. Der hatte von Tuten und Blasen keine Ahnung. Und sage denen auch, dass nicht nur ich vorhabe, zu einem anderen Hersteller zu wechseln, wenn nicht bald was geschieht. Auch meine Bekannten im Kirchenchor haben sich schon über die Hilfsmittel der Firma Kaiser beschwert.« Nach Beifall heischend sah Annegret durch die Runde.

Lydia nickte zur Bestätigung. »Auch im Wartezimmer bei meinem Hausarzt hab ich schon Beschwerden über den Krempel von denen gehört. Man darf sich von solchen Firmen nicht alles gefallen lassen.« Aufgeregt fuchtelte sie mit ihrem Teelöffel durch die Luft. »Nur weil die Bevölkerung immer älter wird, dürfen die noch lange nicht solchen gefährlichen Schrott produzieren.«

Johannes nickte und wunderte sich, wie engagiert sich die alte Frau für die Probleme seiner Mutter einsetzte.

Mit einer weiteren Tasse und zwei Kannen auf einem Tablett kam Emmi heran und begrüßte Johannes. »Möchten Sie Tee oder Kaffee?«, fragte sie mit einem schüchternen Lächeln. Sie kannte Johannes flüchtig von Jörgs Studio, wenn sie das Auto ihrer Mutter ausleihen durfte und sie abends nach ihrem Sport dort abholte.

Er entschied sich für Tee. Beim Eingießen entschuldigte sich Emmi für den pflichtgemäßen Hinweis auf das Spendenschwein für Besuchergetränke am Eingang.

»Kein Problem. Sie haben die Regeln ja nicht aufgestellt.« Beim Trinken blickte Johannes versteckt auf seine Armbanduhr. Er hatte an diesem Nachmittag eigentlich kaum Zeit für den Besuch bei seiner Mutter, denn der Sportkurs, den er von Jörg übernommen hatte, startete pünktlich um vier Uhr. So blieben ihm gerade noch zehn Minuten, um die Querelen mit dem Gehwagen zu klären.

»Also, Mutter. Ich werde morgen noch einmal bei der Firma anrufen und der Frau vom Kundendienst die Hölle heiß machen. Ich werde veranlassen, dass sie den Rollator endlich durch einen neuen ersetzen. Und dann sehen wir weiter.« Damit trank er seine Tasse leer und erhob sich. »Wie bist du eigentlich ohne Rollator vom Frisör nach Hause gekommen?«

Annegret schluckte. »Mit Hermann, unserem Fahrer. Er war so nett und hat mir seinen Arm gereicht, und da hab ich den Gehwagen vergessen. Ja, das ist das Alter eben.« Mit einem entschuldigenden Augenaufschlag sah sie kurz hinauf zu ihrem Sohn und fingerte dann nach dem Taschentuch im Ärmel ihrer Bluse.

»Und vergessen Sie nicht zu sagen, dass es auch andere gibt, die sich beschweren, nicht nur Ihre Mutter«, hakte Lydia noch einmal nach. »Und dass manche schon den Krücken-

Anbieter gewechselt haben.«

Johannes versprach noch einmal hoch und heilig, sich bei nächster Gelegenheit ans Telefon zu hängen und dem Kundendienst Dampf zu machen. Dann entließ man ihn mit einem allseitigen Dankeschön. Nachdem er einen Zehn-Euro-Schein im Besucherschwein versenkt hatte, verschwand er auf dem Flur zum Ausgang. Dort verabschiedete er sich von Emmi, die gerade den Servierwagen mit Kaffeegeschirr und Kannen zur Küche schob. Kurz vor der Pforte kehrte er jedoch noch einmal zu ihr um.

»Sagen Sie, beschwert sich meine Mutter bei Ihnen eigentlich auch ständig über ihren Rollator? Angeblich funktioniert der nicht richtig.«

Emmi schüttelte den Kopf. »Nein, davon weiß ich nichts. Ich hatte immer den Eindruck, dass sie gut zurechtkommt. Und dann haben wir ja auch den Vinzenz, einen ehemaligen Handwerksmeister. Der zieht schon mal lockere Schrauben an oder füllt die Luft in den Reifen nach. Aber der Arme darf im Moment nicht in seinen Bastelkeller. Er ist mit einer scharfen Feile ins Bein abgerutscht und musste ins Krankenhaus gebracht werden.«

Johannes verzog mitfühlend das Gesicht. »Dann verstehe ich erst recht nicht, warum meine Mutter so ein Theater macht, wenn sogar ein Fachmann vor Ort ist.«

Emmi vergewisserte sich kurz, dass keine weitere Pflegekraft in Hörweite war. »Wissen Sie, was ich glaube? Die meisten hier haben so ein Wägelchen, weil alle einen haben und weil man gut die Handtasche und den Schirm dranhängen kann«, erläuterte Emmi schmunzelnd. »Ist ja auch nicht schlimm, oder?«

Johannes verstand, was sie meinte. »Und meine Mutter? Gehört die auch zu dieser Gruppe?«

»Verstehen Sie mich nicht falsch. Ich mag Ihre Mutter sehr gern, aber was würden Sie über jemanden denken, der seinen Rollator ständig im Zimmer vergisst und lieber die Treppe nimmt anstatt den Aufzug?«

Kapitel 6

Mona und Dennis saßen pünktlich um halb fünf am großen Oval des Besprechungstischs. Sie begrüßten den Produktionschef und den Leiter der Entwicklungsabteilung, die eilig durch die Tür kamen und ihre Plätze einnahmen. Die beiden Abteilungsleiter waren die einzigen, die sich sofort angeregt unterhielten und mit den Zeigefingern über die Skizzen auf ihren mitgebrachten Unterlagen fuhren. Eine Kollegin von der Lohnbuchhaltung saß wie immer schon lange vor allen anderen am Tisch. Sie blickte auf ihre Armbanduhr, dann missmutig über den Rand ihrer Lesebrille in die Runde. Unaufhaltsam drehte sie dabei ihren Kugelschreiber von der Spitze auf den Drücker und zurück. Als Letzter erschien der Leiter des Vertriebs. Er kaute hastig seinen Mund leer und nickte dabei allen Anwesenden zu.

»Was das soll, so spät noch eine Besprechung anzusetzen«, meckerte Dennis, nachdem er seiner Freundin per Handy mitgeteilt hatte, dass es heute später werden würde.

»Du meinst ein Meeting.« Mona zog das englische Wort betont in die Länge. Die ungewöhnliche Wortwahl war ihr bei der Einladung sofort aufgefallen.

»Ich dachte immer, das ist so ziemlich dasselbe?«

»Für dich vielleicht, aber nicht für unseren Chef. Der hielt Business-Englisch doch für unnütze Wichtigtuerei. Bis jetzt jedenfalls.«

»Ja, und was ist so schlimm daran, wenn er sich auch allmählich dem globalen Sprachgebrauch anpasst?«

»Schlimm ist das nicht, aber...« Mona behielt den Rest der Antwort lieber für sich. Sie wollte vor ihrem jungen Kollegen nicht wie ein altes Weib wirken, dass den nahenden Weltuntergang aus dem Kaffeesatz las. Doch sie kannte Cäsar lange genug, um zu wissen, dass mehr hinter seiner neuen, modernen Wortwahl steckte. In ihren Augen war das der erste Anlauf zu einem beängstigenden Quantensprung.

Die Tür flog auf, und im frischen Luftzug der weit geöffneten Fenster marschierte Cäsar ein. Alle Augenpaare wechselten verwundert zwischen dem langen, eingewickelten Gegenstand in seiner Hand und seinem hellgrauen Zweireiher mit türkisfarbener Krawatte hin und her. Theatralisch verlangsamt ließ er das Paket auf das Kopfende des Tisches sinken, sodass alle Anwesenden zwangsläufig seine weit nach hinten reichende Halbglatze präsentiert bekamen. Auch wenn sein neuer Anzug dazu beitrug, schlanker zu wirken, so machten seine neuerdings bleistiftlangen Haare das Gesicht eher breiter. Cäsar lachte kurz auf, schlug beide Handflächen aufeinander und begann mit seiner Rede: »Tja, meine Damen und Herren, ich habe Sie an diesem Nachmittag hierherbestellt, um Sie mit der Zukunft der Firma Kaiser bekannt zu machen. Wie Sie sicher wissen, ist es für ein erfolgreiches Unternehmen von immenser Wichtigkeit, die Zeichen der Zeit früh genug zu erkennen und innovativ umzusetzen. Mit den letzten Umsatzzahlen konnten und durften wir uns nicht zufrieden geben, und so hieß es für mich: Handeln.« Er drehte der Runde den Rücken zu und schrieb in großen Buchstaben GESUNDHEIT und FITNESS auf das Flipchart. »Unsere Produktion war in der Vergangenheit hauptsächlich auf die Bedürfnisse der Ältesten in unserer Bevölkerung gerichtet. Doch was ist mit den anderen Zielgruppen? Zum Beispiel die so genannten Best Ager.«

Aus Cäsars Mund klang Age wie Ätsch und entlockte einigen Zuhörern ein verhaltenes Zucken in den Mundwinkeln.

»Diese Menschen um die Fünfzig gehören heutzutage noch lange nicht zu den Alten. Dank der vielen Sport- und Gesundheitsangebote sind die meisten von ihnen überaus mobil und fit. Demographisch gesehen bilden sie zurzeit unsere stärkste Bevölkerungsgruppe. Ich habe nun, zusammen mit einem Fitness-Experten, ein Konzept entwickelt, um diese finanzstarke Gruppe als Kunde mit ins Boot zu bekommen.«

Die folgende Pause nutzte Cäsar eindrucksvoll, um einen Stift aus seiner Innentasche zu einem Zeigestock
auseinanderzuziehen und damit auf die beiden Worte auf

dem Flipchart zu tippen. »Hier, meine Damen und Herren, steckt unsere Zukunft. Und in diesem Paket.« Sofort begann er, das Packpapier abzuwickeln. Immer wieder blickte er dabei kurz in die erwartungsvollen Gesichter vor ihm.

»Das ist ja fast so spannend wie Heilig Abend«, flüsterte Dennis zu Mona.

»Soviel ich weiß, hat Cäsar aber im Moment nichts zu verschenken«, spann sie den Faden weiter.

Mit einem ausladenden Wisch fegte Cäsar das zerfledderte Verpackungsmaterial vom Tisch und hielt in jeder Hand einen silberfarbenen Stock mit schwarzem Griff, an dem eine ebenfalls schwarze Handschlaufe baumelte, in die Höhe.

»Ah«, raunten alle höflich begeistert.

Diese Stöcke hatten unverkennbar etwas Sportives. Aber von innovativ frischem Zeitgeist konnte Mona nichts spüren. Vor ihren Augen erschien plötzlich Luis Trenker in Schnürstiefeln, der voller Enthusiasmus mit diesem Silberpin auf die majestätische Bergwelt im Hintergrund wies. Dann sah sie, wie Goldrosi auf ihrem Siegerpodest die Stöcke in die Höhe riss und ihrem Publikum mit Tränen in den Augen zuwinkte. War das nicht irgendwann im vorigen Jahrhundert? Mona zog ihren rechten Mundwinkel in die Höhe. Wo, bitteschön, steckte da das Innovative? Die Dinger verbreiteten doch eher ein Flair von Nostalgie und Hüttenzauber. Und außerdem fehlten an ihnen noch die kleinen Plastikteller über den Stockspitzen. Natürlich war der Produktionsschritt von einer orthopädischen Gehhilfe zu einem Skistock nicht weit, aber Konkurrenz gab es auf diesem Gebiet doch mehr als genug. Sie konnte sich absolut nicht vorstellen, wie Cäsar damit den Umsatz ankurbeln wollte, und warum ausgerechnet die wenigen Skifahrer der um die Fünfzigjährigen eine lukrative Zielgruppe sein sollten? In ungefähr zwei Wochen gehörte sie selbst zu dieser Altersklasse. Aber weder sie noch ihr gleichaltriger Bekanntenkreis hatte je etwas mit Wintersport zu tun.

»Meine Damen und Herren, ich bin kein Mann, der nur verheißungsvolle Sprüche in die Welt setzt. Nein, ich bin schon einen großen Schritt weiter. Unser werter Herr Meise von der Entwicklung hat mir bereits ein Umstrukturierungskonzept vorgelegt, nach dem ein Teil der Fertigungsmaschinen für die neue Produktion in kürzester Zeit umgebaut sein wird, sodass wir schon in der nächsten Woche mit der ersten Serie starten können. Zusatzteile wie Griffe, Schlaufen und Stollen für die Spitzen beziehen wir von externen Zulieferern. Die Preisverhandlungen darüber müssten dann umgehend in Angriff genommen werden.«

Mona blickte sich um. Sie war nicht die einzige, der es die Sprache verschlagen hatte. Dennis sah sie mit fragendem Blick an, und dem Vertriebsleiter blieben die Worte im offenen Mund stecken. Dieses zielstrebige Vorpreschen in vollkommen unbekanntes Terrain war man von Cäsar nicht gewohnt. Nach Monas Auffassung drohte er sich darin mächtig zu vergaloppieren.

»Herr Kaiser, ist das jetzt so zu verstehen, dass unsere gesamte Herstellung umgestellt wird auf ... Skistöcke?«, fragte Mona, ohne besonderen Hehl aus ihrer Skepsis zu machen.

Cäsar lächelte in die Runde und hob und senkte dabei die Arme. »Nein, nein. So schnell geht das natürlich nicht. Es wird erst einmal nur ein Teil der Maschinen umgestellt. Dann werden wir beobachten, wie sich unser Marktanteil entwickelt. Und im Übrigen, Frau Seitz, sind das keine Skistöcke, sondern Walkingstöcke.« Während er zur Verdeutlichung in die Handschlaufen schlüpfte und zügig und mit betontem Stockeinsatz vor dem Konferenztisch auf- und abmarschierte, hatten alle Zeit, sich an den neuen Gedanken und an Cäsars deutsche Aussprache des englischen Walking zu gewöhnen.

Wieder am Kopf des Tisches angekommen, stieß er beide Stockspitzen mit einem lauten Klack in den Teppichboden und richtete sich erneut an Mona. »Frau Seitz, als langjährige Marketing-Fachkraft wissen Sie besser als wir alle, was es heißt, ein neues Produkt auf dem Markt zu etablieren. Ihre Fähigkeiten sind jetzt besonders gefordert. Ich brauche von Ihnen in kürzester Zeit einen Vorgehensplan. Welches Design verlangt unser Produkt, um sich von anderen abzuheben? Vielleicht fällt Ihnen auch ein peppiges Motto dazu ein. Flott und fit dem Alter voraus, oder so was. Was bietet die Konkurrenz? Gibt es Nischenmärkte? Sie wissen ja: Wer nicht innovativ agiert, den schluckt der Markt. Werden Sie das schaffen?«

Wie betäubt nickte Mona. Hatte sie da gerade richtig gehört? Waren das nicht genau ihre Worte, mit denen er da so dreist hausieren ging? Unter dem Hagel der Anweisungen bekam sie kaum noch mit, wie er an Dennis gerichtet hinzufügte: »Herr Krapp, von Ihnen verspreche ich mir eine jugendlich frische Online-Präsenz. Setzen Sie die Walkingstöcke in die vorderste Reihe. Sie müssen ins Auge springen. Unsere neue Zielgruppe kennt sich gut mit dem Internet aus.«

Dennis wurde spontan einen Kopf größer. »Kein Problem. Ich wäre dann auch dafür, den E-commerce stärker auszubauen. Bisher lief unser gesamter Pre-Sales-Bereich ja noch über Katalog und Telefon.«

Jetzt war es Cäsar, der verwirrt nickte. Aber genauso schnell hatte er das Zepter wieder in der Hand. »Ich bin froh, Herr Krapp, dass wir in Ihnen einen so versierten Online-Spezialisten haben, denn auch das klassische Marketing wird bald Schnee von gestern sein.« Und wieder an Mona gerichtet fügte er hinzu: »Ich würde vorschlagen, dass Sie sich mit Ihrem jungen Kollegen dahingehend ergänzen, Frau Seitz.«

Das saß. Mona spürte, wie es in ihren Schläfen pochte. Besser hätte er ihr nicht beibringen können, dass sie in der Firma mittlerweile zum Altmetall gehörte.

Der rote Marker in Cäsars Hand quietschte erneut auf dem Papier des Flipcharts. Das Wort VISION nahm fast die ganze Breite ein.

»Ja, und um zum Schluss zu kommen, noch ein paar kurze Worte, meine Damen und Herren. Meine Vision ist es, in absehbarer Zeit der Premium-Anbieter für Sportstöcke aller Art zu werden. Deshalb hoffe ich auf reibungslose Abläufe und ein dynamisches Miteinander in dieser schwierigen Umstrukturierungsphase. Nur so wird es uns gelingen, mit dem neuen Produkt schnellstmöglich die Gewinnschwelle zu überschreiten.

Nur so können wir uns neuen Dimensionen öffnen. Ich danke Ihnen für Ihre Aufmerksamkeit.« Genauso dynamisch wie er gekommen war, verließ Cäsar den Raum.

»Ich möchte mal wissen, wie er seine neue Dimension finanzieren will?« Der Leiter des Controlling-Bereichs wirkte bei seiner Frage sehr besorgt. Zur Antwort bekam er nur vereinzeltes Schulterzucken. Manche der Anwesenden murmelten düstere Prophezeiungen vor sich hin. Für die meisten aber war der verspätete Feierabend ärgerlicher. Sie schoben rasch ihre Stühle an den Tisch und verabschiedeten sich.

Mona und Dennis waren die letzten im Raum. Vor ihnen lagen die beiden Walkingstöcke wie vergessene Kugelschreiber auf der Tischplatte.

»Er kam, sah und siegte«, zitierte Dennis und säbelte mit einem der Stöcke in der Luft herum. Mona nahm den anderen in die Hand und fuhr über den blanken Metallschaft. »Die sehen irgendwie nach nichts aus. Möchte mal wissen, welcher Experte das war, der ihm diesen Floh ins Ohr gesetzt hat. Als ob die ganze Welt scharf auf Walking wäre.«

»Mit einem bisschen Farbe könnte man vielleicht noch was retten«, überlegte Dennis laut.

»Aber das macht aus einer Kaffeemühle noch lange keinen Espressoautomaten.«

Obwohl sie immer noch an Cäsars Worten zu schlucken hatte, blätterte ihr Kopf schon fleißig durch den imaginären Design-Katalog. Die Walkingstöcke, die es bisher zu kaufen gab, waren uni blau oder schwarz und in ihrer Wirkung mindestens so fetzig wie ein silbergrauer Passat-Kombi. Aber wie müsste so ein blöder Metallpin aussehen, um eine modebewusste Best Agerin von der Couch zu reißen? Mona musste nicht lange nach einer passenden Person suchen, um sich in diese Lage zu versetzen. Um sie zum Sport zu locken, hätten allerdings ein paar Shrimps-Häppchen mehr bewirkt als superschicke Walkingstöcke. Aber es half nichts. Ihre Aufgabe war es, sie so aufzupeppen, dass es für Sabine und Wolfgang vom Frührentnerclub nichts Hipperes gab, als damit durch den

Wald zu staksen. Und das Ganze dann auch noch jugendlich frisch im Internet präsentiert, äffte sie Cäsar in Gedanken nach, als sich Dennis am Haupteingang von ihr verabschiedete. Nein, ihm den schwarzen Peter zuzuschieben war unfair. Er konnte schließlich nichts dafür, dass er vor dreißig Jahren direkt als Cyber-Freak auf die Welt kam. Statt des Kleinklaviers von Fischerprice hatte er von seinen Eltern bestimmt eine PC-Tastatur mit Maus zum Spielen bekommen, vermutete Mona.

Jetzt um sieben Uhr konnte sie sich den Weg zu Ute in die Kantine sparen. Ihre Freundin war schon lange weg, denn donnerstags war ihr Sportabend. Seit über einem Jahr machte sie in Jörgs Studio beim Power-Stepping mit. Sollte heißen, mindestens dreißigtausendmal stereotyp auf die Stiege, runter von der Stiege, verbunden mit kampfähnlichen Armverrenkungen unter ohrenbetäubendem, afrikanischen Buschgetrommel. Mona hatte am Anfang einmal kurz zugesehen, war aber schon nach fünf Minuten wieder zurück an der Bar. Nie würde sie begreifen, warum diese manisch besessenen Treppensteiger in undefinierbaren Abständen schrille Begeisterungsschreie von sich gaben und trotz ihrer schweißtriefenden Shirts wie bekifft vor sich hinstrahlten.

»Das machen die Endorphine. Das sind Botenstoffe, die bei längerem Ausdauersport ausgeschüttet werden und die einen regelrecht high machen«, war Jörgs sportwissenschaftliche Erklärung.

Davon hatte Mona im Fernsehen auch schon gehört. Als er jedoch von Sucht und Abhängigkeit anfing, war das für sie Grund genug, beide Füße schön ruhig auf dem Boden zu behalten.

Sie sah auf die Uhr. Gleich würde Ute, von Glückshormonen überschwemmt und nach Luft und Wasser ringend, an der Bar auftauchen. Mona gönnte ihrer Freundin den Spaß allemal, aber leider blieb es nie dabei.

»Hallo Mona, war das wieder anstrengend! Wir haben heute auf der höchsten Stufe fast acht Minuten länger geschafft.

Toll, was? Hätte nie gedacht, dass ich das nach so kurzer Trainingszeit durchhalte.« Ute wischte ihr Gesicht mit dem umgelegten Handtuch trocken, gab Jörg einen Kuss auf die Backe und steckte den Nuckel ihrer Trinkflasche in den Mund. In wenigen Zügen hatte sie die Flasche leer. »Bleibst du noch bis ich geduscht habe?«

»Ja, mach schnell! Es gibt Neues aus der Anstalt. Und dann könnten wir vielleicht noch eine Pizza essen gehen. Ich bin so was von ausgehungert.«

Ute sah Mona überrascht an und rutschte vom Barhocker. »Ach ja, das hab ich ganz vergessen. Ihr hattet heute noch ein Meeting mit Cäsar.«

»Ja. Und du wirst nicht glauben, was der vorhat.«

So schnell war Ute noch nie geduscht. Mit strubbelig nassen Haaren saß sie zehn Minuten später wieder neben Mona und hörte sich ihre ausführliche Berichterstattung an.

»Das glaub ich jetzt nicht. Was erwartet der denn von Walkingstöcken? Die machen doch aus einer Familienklitsche kein Dax-Unternehmen.«

Mona nahm einen Schluck Cola. »Hast du eigentlich gewusst, dass Cäsar eine Neue hat?«

Auch das wusste Ute nicht. Sie staunte noch mehr, als Mona Dennis' Beobachtungen aus dem Dunkelrestaurant eins zu eins wiederholte.

»Hoffentlich hebt er mit diesem Fesselballon nicht zu sehr ab, der gute Rolf«, witzelte Ute und nach einer kurzen Pause setzte sie nachdenklich hinzu: »Das könnte nicht nur für ihn gefährlich werden.«

Mona nickte. Genau das hatte sie auch gedacht. Und auch Utes nächste Vermutung war ihr schon ein paar Mal durch den Kopf gegangen. »Würde mich nicht wundern, wenn sie Cäsar diesen Spleen mit den Walkingstöcken in den Kopf gesetzt hat.«

Die beiden Frauen nippten an den Gläsern vor ihnen und hingen ihren Gedanken über diesen letzten Satz nach. Plötzlich kramte Ute aufgeregt nach ihrem Handy. Wo war das blöde

Ding nur wieder? Sie hatte Emmi doch versprochen, sich nach dem Sport kurz zu melden.

Mona schmunzelte. »Wie komme ich jetzt nur darauf, dass ich als Erstes in deinem Auto suchen würde?«

»Ha, ha«, lästerte Ute und verschwand nach draußen in Richtung Parkplatz.

»Hast du eigentlich schon einen von unseren neuen Powerriegeln probiert? Da sind alle wichtigen Spurenelemente drin. Die schmecken einfach genial. Nicht so staubig wie die meisten anderen.« Jörg legte drei Riegel in unterschiedlichen Farben vor Mona auf den Tresen. »Zimt, Kokos oder Mango. Such dir einen aus«, bot er an, schon halb auf dem Weg zu einem neuen Studiogast, dem er den Gebrauch der Kraftgeräte erklären musste.

Sie entschied sich für Mango. Das klang eine Nuance gesünder als die anderen. Mit dem ersten Bissen im Mund studierte sie die winzige Nährstofftabelle auf der Rückseite der Plastikhülle.

»Für Sportler nicht schlecht, das Zeug. Füllen schnell die Speicher auf. Für Nichtsportler sind die allerdings nichts. Zwei davon decken nämlich den gesamten Kalorienbedarf eines Tages, so viel Zucker ist da drin.«

Mona sah überrascht auf und blickte von der Höhe ihres Barhockers aus geradewegs in ein gebräuntes, kantiges Männergesicht, das ihr schon vorher irgendwo begegnet war. Auch diese wüsten, grau melierten Locken kamen ihr bekannt vor. Ein entscheidendes Attribut fehlte jedoch, um das Bild in ihrem Kopf zu rekonstruieren - und es waren nicht die netten Lachfalten um die Augen. Unauffällig sah sie an dem Mann herab, der in seiner kurzen Trainingshose und dem verwaschenen Polohemd einen gut durchtrainierten Eindruck machte. Sie schätzte ihn auf Mitte fünfzig, möglicherweise auch jünger. Als sie aus dem Augenwinkel auf seine poppig orangefarbenen Sportschuhe stieß, wusste sie schlagartig wieder, wer das war: Seine Selbstherrlichkeit im Hulahemd. War das gerade nicht wieder so ein typischer Beweis seiner chauvinistischen Arroganz? Erst schüttete dieser Kerl vor ihren Augen eiskalt ein Buffet für fünfzig Mann in den Müllsack, und jetzt erdreistete er sich, ihr einen Vortrag über den täglichen Kalorienbedarf des Menschen zu halten. Mona spürte, wie sich die anfängliche Sympathie für ihr Gegenüber augenblicklich in Reizgas verwandelte.

»Menschen, die zehn Stunden produktiv gearbeitet haben, müssen auch essen«, konterte sie und biss demonstrativ von ihrem Riegel ab. »Und außerdem habe ich Sie nicht um Ernährungstipps gebeten.«

»Schon richtig. Sollte auch kein Tipp sein, sondern eher eine Warnung. Viele Leute essen diese Riegel als Snack zwischendurch und wundern sich, wenn sie auseinandergehen wie Hefeteig. Die sind eigentlich nur was für Ausdauersportler, die in Wettkämpfen schnell ihre Depots auffüllen müssen.«

Jetzt reichte es aber. Mona rutsche von ihrem Hocker und strich ihre Bluse über dem Bauch glatt. Auch wenn ihre Körpermaße nicht zur Philosophie dieses Studios passten, so musste dieser Typ ja nicht gleich mit dem Bandmaß nach ihr wedeln.

Im nächsten Augenblick erschien Ute in der Tür und winkte mit dem wiedergefundenen Handy. »Hallo Joe«, begrüßte sie den Mann neben Mona. »Das ist übrigens meine Freundin Mona. Ihr kennt euch, glaube ich, schon vom Sommerfest«, fügte sie hinzu und beobachtete dann überrascht, wie ihre Freundin mit einem genervten Augenaufschlag ein Zweieurostück auf die Theke knallte.

»Für die Cola.«

»Wie, du willst schon gehen? Ich dachte, wir wollen bei Luigi noch eine Pizza essen?«

Bei dem Wort Essen flackerte ein hämisches Grinsen über Monas Gesicht. »Sei mir nicht böse, Ute. Erstens ist es doch schon ziemlich spät, und zweitens ist mein Tagesbedarf an Kalorien und Ärger gedeckt.«

Zum Abschied bekam Ute auf jede Seite ihres verdutzten Gesichts ein Küsschen gedrückt. Für den übermotivierten Ernährungsberater neben ihr hatte sie nur noch einen mordlüsterner Blick übrig.

Kapitel 7

Frau Taft, die Sekretärin, die Cäsar von seinem Vater übernehmen musste, bat Mona und Dennis, schon einmal im Büro Platz zu nehmen. Sie teilte mit, der Chef werde in wenigen Minuten kommen und fragte nach, ob Kaffee oder Wasser erwünscht sei. Beide lehnten dankend ab.

Den ganzen vergangenen Bürotag und einen Teil des Abends hatten sie mit der Ausarbeitung für das neue Produkt zugebracht. Nachdem um halb neun Monas Rückenschmerzen trotz mehrmaligem Räkeln nicht mehr verschwanden und Dennis' Magen deutlich hörbar durch das Büro knurrte, hatten sie ihre Laptops endgültig zugeklappt.

»Wenn er morgen an unserer Arbeit etwas auszusetzen hat, dann hätte er uns mehr Zeit geben müssen«, kamen beide einvernehmlich zum Schluss.

Nun saßen sie einigermaßen zufrieden mit ihren Ergebnissen auf den zwei Besucherstühlen im Büro des Chefs und warteten auf sein Urteil.

Die Tür ging auf und Cäsar entschuldigte sich kurz für sein Zuspätkommen. »Bitte, Frau Seitz, machen Sie den Anfang.« Er blickte neugierig auf die Skizzensammlung vor ihr auf dem Schreibtisch. »Was haben Sie sich denn Schönes für unser neues Produkt einfallen lassen?«

Sie drehte die Mappe und schob sie zu ihm über den Tisch. »Ich habe mir vorgestellt, unseren Kunden ab fünfzig ein Farbangebot aus verschiedenen Bereichen zu bieten. Wenn ich einmal vorblättern darf?« Mona schlug mehrere Seiten um und zeigte auf drei Gruppen von Sportstöcken.

»Ich dachte da zum Beispiel an den Retrolook mit braun, olivgrün und orange in großen abgerundeten Flächen. Oder Folklore, mit Blütenmotiven und verschiedenen Schottenkaros. Dazu wären auch farblich passende Ornamente am Griff denkbar. Bei unserer letzten Rollstuhlserie hatten wir ja auch schon diesen Mix an unterschiedlich großen Farbsegmenten im Angebot und haben uns damit gut von der Konkurrenz abgehoben.«

Cäsar nickte zwar, machte aber keinen sonderlich begeisterten Eindruck.

Also blätterte sie weiter um. »Und hier habe ich internationale, länderspezifische Farbgebungen zusammengestellt. Stars and Stripes zum Beispiel oder dreifarbige Balken wie Schwarz-Rot-Gold oder Rot-Weiß-Rot für alpines Walken.

Sein Gesicht blieb immer noch reglos. Dann schüttelte er den Kopf. »Das ist ja alles ganz schön, aber so richtig modern wirkt das nicht.«

Mit einem derartig niederschmetternden Kommentar hatte Mona nicht gerechnet. Eine Seite hatte sie noch im Repertoire. »Hier wären dann noch die Angebote für Fußball- und Filmfans.«

Cäsar besah sich nun mit immer kritischerem Gesichtsausdruck die Stockoberflächen in den Bundesliga-Vereinsfarben und mit Originaltitel-Schriftzügen bekannter Kinofilme an. *Titanic*, *Dirty Dancing* und *Pretty Woman* waren in der Diagonalen zu lesen. Dem Alter der Zielgruppe entsprechend hatte Mona auch *Doktor Schiwago* und *Vom Winde verweht* aufgeführt und passend zur Filmatmosphäre farblich unterlegt.

Cäsar schüttelte nun noch entschiedener den Kopf. »Nein, nein, so was geht gar nicht. Frau Seitz, das entspricht doch nicht dem heutigen Zeitgeist. Das sieht ja aus wie vom Dachboden oder aus einem Karnevalsgeschäft. Da müssen graphische Muster her, so was wie Vasarely oder Hundertwasser. Die sind ihnen doch bekannt, oder? Zur Not auch Keith Haring. Aber Karo und Blümchen. Ne, Frau Seitz. Das ist antiquarisch.«

Mona nickte still. Wollte er sie damit absichtlich kränken, oder war das nur eine Blüte seiner mangelhaft ausgeprägten Empathie? Bisher war er doch mit ihren Entwürfen immer überaus zufrieden. Bei ihren zuletzt eingereichten Vorschlägen für die neue Rollator-Serie betonte er sogar, dass manche Autos farblich trister aussähen.

Ohne sich weiter mit ihrer Arbeit zu befassen, wandte er sich an Dennis, der mit gerötetem Gesicht auf seinen Einsatz wartete.

»Und, Herr Krapp? Wie sieht's bei Ihnen aus? Was macht unsere Internet-Präsenz?«

Dennis rutschte auf die vordere Kante seines Stuhls und drehte seinen Klapprechner zu Cäsar, der jedoch nur kurz auf die Oberfläche blickte. »Versuchen Sie mir doch bitte, ihre Arbeit mit kurzen Worten zu beschreiben. Sie hatten da bei unserem letzten Meeting schon so etwas angedeutet.«

Dennis wirkte enttäuscht und irritiert, denn ohne den Verweis auf die entsprechenden Dateien war es schwierig, seinem Gegenüber die verbesserten informationstechnologischen Abläufe deutlich zu machen.

Obwohl Mona die Pleite mit ihrer Präsentation noch nicht verdaut hatte, empfand sie Mitleid für Dennis. Er hatte, extra für diesen Anlass, seine Jeans und das übliche Freizeithemd gegen ein Sakko mit Krawatte eingetauscht. Nun rückte er unruhig an seinem Kragen herum. »Ja also, man könnte es so zusammenfassen, dass ich die gesamten bisherigen Abläufe des Pre-Sales- und After-Sales-Bereichs, die bisher noch klassisch über Telefon, Fax und Post abliefen in eine Online-Service-Leistung umstrukturieren würde. Das spart Zeit und Manpower.«

Cäsar nickte nachdenklich.

Er hatte wahrscheinlich noch weniger verstanden als sie selbst, schloss Mona aus seinem Zögern, obwohl Dennis' Idee gar nicht so schlecht klang. Nur erschreckte es sie wieder einmal, wie leichtfertig er mit der so genannten Manpower jonglierte. So sorglos wie er wollte sie auch noch einmal in die Zukunft blicken können. Immerhin betraf die Einsparung an Manpower eher ihren als seinen Arbeitsplatz.

»Ja, alles schön und gut, aber was bedeutet das nun konkret auf unser neues Produkt bezogen? Haben Sie sich Gedanken gemacht, wie wir Frau Seitz' Vorschläge da mit einbeziehen können?«

Dennis blickte kurz zu Mona und räusperte sich. »Man könnte zum Beispiel den Service anbieten, dass der Kunde seine Stöcke online selbst entwirft. Farben, Muster und Flächenvorgaben kann er anklicken, die passende Länge aussuchen und dann per Knopfdruck seine selbst kreierten Walkingstöcke ordern. Diese Leistung bietet, soweit ich weiß, kein anderer Hersteller.«

Cäsar schien nun doch einigermaßen beeindruckt, aber nach einem kurzen Blick auf seine Armbanduhr läutete er das Ende der Sitzung ein. »Tja, wir müssen nun zum Schluss kommen. Ich habe noch einen dringenden Termin mit einem Zulieferer. Also ich sehe das so.« Er klatschte beide Handflächen auf die Tischplatte und blickte zwischen Dennis und Mona hin und her. »Sie sind schon einen ganzen Schritt weitergekommen, aber diese Sache mit dem tristen Design und diesem Selbstentwerfen der Stöcke lassen Sie sich bitte noch einmal durch den Kopf gehen. Wir dürfen unsere neue Zielgruppe auch nicht gleich überfordern.« Schon stand er auf und verabschiedete sich mit einer dezenten Handbewegung zur Tür.

Im nächsten Moment wanderten Dennis und Mona mit rauchenden Köpfen über den Flur, zurück zu ihrem Büro. Keiner sagte dabei auch nur ein Wort.

»Möchte mal wissen, inwieweit der überhaupt Bescheid weiß, was heute so auf dem Sportequipment-Markt abgeht«, brach Dennis das Schweigen. Er setzte einen Pott mit frisch zubereitetem Kaffee auf Monas Schreibtisch ab und sah kurz in ihr besorgtes Gesicht. »Und vor allem, was moderne Kommunikation bedeutet.«

Mona zwang sich, auf ihren jungen Kollegen den gewohnt souveränen Eindruck zu machen, auch wenn es ihr im Moment äußerst schwerfiel. »Wir dürfen ihn nicht unterschätzen, auch wenn er in deinen Augen nicht auf dem topaktuellen Stand ist.« Sie nahm einen ordentlichen Schluck aus der Tasse. »Und außerdem gibt es da ja jemanden, der bei ihm für mächtig viel frischen Wind sorgt.«

Dennis nickte und starrte in die Ferne. »Ja, mit so einem Fesselballon unterwegs zu sein, kann ganz schön gefährlich werden.«

Mona war sich nicht sicher, ob seine philosophische Prophezeiung der Vorstellung eines am Himmel schwebenden Luftschiffs oder eher der attraktiven Körperform der neuen Freundin des Chefs entsprang. »Meinst du das jetzt privat oder geschäftlich?«, fragte sie daher zur Klärung.

Trotz der gedrückten Stimmung, die bis dahin im Büro herrschte, musste Dennis lachen. »Sowohl als auch.«

Endlich im Himmel angekommen! Mona seufzte erleichtert, als sie sich am späten Nachmittag frisch geduscht in ihr azurblaues Saunahandtuch einhüllte. Wie sehr hatte sie sich an diesem frustrierenden Arbeitstag danach gesehnt, endlich abschalten zu können.

Das flauschige Handtuch war ein Geburtstagsgeschenk von Ute zu ihrem letzten Geburtstag. »Zwei Quadratmeter Himmel« stand in schön geschwungenen weißen Buchstaben darauf. Als i-Punkte auf *Zwei* und *Himmel* schwebten kleine Schönwetter-Wölkchen über den Wörtern.

Wehmütig dachte sie an diese Geburtstagsfeier zurück. Feier war eigentlich nicht die richtige Bezeichnung, denn sie hatte damals allein mit Ute, einem angebrochenen Paket Taschentücher und einer Flasche Metaxa, die nicht mehr viel hergab, auf dem Sofa gesessen. Während sie schluchzend den Inhalt ihres Geburtstagspäckchens vor sich ausgebreitet hatte, hatte ihr Ute immer wieder beruhigend über den Rücken gestrichen. »Wird schon wieder, sollst mal sehen. Der Kerl bekommt auch noch sein Fett weg.«

Mona hatte damals weniger vor Rührung über das Geschenk geweint, sondern viel mehr, weil sie gerade erst aus der Scheidungshölle mit Henning heraus war. Jede negative oder positive Gefühlsregung hatte in dieser Zeit sofort das Fass zum Überlaufen gebracht. Ute, die auf dem Beziehungsschlachtfeld ebenfalls leidgeprüft war, wusste, was da am besten half: Ein ordentliches Besäufnis und ein Geschenk mit Perspektive.

Beim Anblick der »Zwei Quadratmeter Himmel« auf ihrem Schoß und einer Zehnerkarte für die Sauna hatte Mona dann doch lachen müssen, und die Hölle, die in ihrem Kopf seit dem Scheidungstermin schwefelig nachbrodelte, hatte in diesem Augenblick merklich an Hitzegraden verloren.

Jetzt, nach knapp einem Jahr, verblassten die emotionalen Nachwirkungen der Trennung allmählich. Henning war mittlerweile frisch zwangsverheiratet, und Mona hatte sogar ein wenig Mitleid mit ihm. Ute behielt nämlich nicht ganz Unrecht mit ihrer Prognose, dass er irgendwann für seinen unehrenhaften Abgang büßen würde. So lag bereits kurz nach der Scheidung die Quittung für sein neues Lebensmodell in Form eines drei Kilo schweren, nachtaktiven Schreihalses im Kinderbettchen und forderte Tribut. Estella, seine Frischangetraute, war mit ihren zweiunddreißig Jahren zwar im richtigen Gebäralter. Aber Henning, der überwiegend ergraut auf die Fünfundfünfzig zusteuerte, musste sich beim Spazierengehen mit Kinderwagen schon etwas einfallen lassen, um gegen die Glückwünsche zu dem süßen Enkel gerüstet zu sein. Und der Wunsch nach Nachwuchs war mit Sicherheit nicht auf seinem Mist gewachsen. Das wusste Mona genau. Schon vor fünfundzwanzig Jahren, als ihr gemeinsamer Sohn Rico noch ein zarter Säugling gewesen war, hatte Henning nicht einmal die Nachtschicht übernommen. Immer stand am nächsten Tag eine anstrengende Besprechung an, oder es kam ein wichtiger Verhandlungspartner, für den er unbedingt ausgeschlafen sein musste.

Durch das »himmlische« Geburtstagsgeschenk war es für Mona mittlerweile zu einer liebgewonnenen Gewohnheit geworden, die Arbeitswoche zusammen mit Ute bei einem erholsamen Saunabesuch ausklingen zu lassen. Das Arbeiten hinterließ nämlich in der letzten Zeit vermehrt unangenehme körperliche Spuren, die ihr ein Orthopäde uncharmant als altersgerechte Abnutzung beschrieb. Vom langen Sitzen am Computer muckte immer häufiger ihr Nacken auf und die fünfzehn Kilo mehr spürte Mona mittlerweile nicht nur an den Kleidernähten, sondern auch an den Gelenken. Ute hing ihr in den Ohren, sie sollte endlich auf ihren Körper hören und abnehmen. Aber für wen lohnte es sich, die ganze asketische Schinderei auf sich zu nehmen? Seit ihrer Scheidung war ihr kein vernünftiger männlicher Grund mehr über den Weg gelaufen.

Mona verließ den Duschraum. Beim Blick auf die kleine Wanduhr über den Umkleidekabinen überlegte sie kurz, ob sie noch warten sollte. Da Ute aber in letzter Zeit nie pünktlich aus der Kantine kam, schlurfte sie weiter den ockerfarben gefliesten Saunahauptgang entlang bis zur nächsten Gabelung. An den Wänden prangten wuchtige Gemälde mit weißbärtigen Göttern auf duftigen Wolkentuffs, wahlweise mit einem Kelch Nektar oder einer überirdischen Schönheit in greifbarer Nähe. Vor der Marmorbüste eines wohlproportionierten römischen Kriegers hielt Mona kurz inne und überlegte bei sphärischer Klangberieselung, ob sie moderat mit 70 Grad in der Aphrodite-Sauna beginnen sollte, oder direkt den Kampf mit dem Glutofen der Wotan-Sauna aufnahm.

100° Celsius, Volldampf voraus! Entschlossen bog Mona nach links ab und öffnete die Holztür des göttlichen Schwitzkastens. Die Hitzewalze im Innenraum forderte augenblicklich Mundatmung und umgehendes Niederlegen. Mona sah sich rasch um. Sie war allein. Zufrieden breitete sie den blauen Himmel auf einer der oberen Bänke aus und legte sich wohlig schaudernd nieder. Herrlich, dieses angenehme Gefühl, wenn sich die Muskeln nach und nach entspannten. Mona schloss die Augen und überließ sich der Hitze.

Knapp zehn Minuten später schreckte sie beim Quietschen der Saunatür auf. Ute schlüpfte unter der Hitze geduckt herein. »Hab deine Latschen vor der Tür stehen sehen. Na, bist du schon gar, oder geht's noch ein bisschen?«

Mona saß bereits tief atmend und nass geschwitzt auf der untersten Bank. »Drei Minuten vielleicht noch«, hechelte sie und wischte sich mit einem Zipfel des Handtuchs den Schweiß aus dem Gesicht. Verwundert beobachtete sie aus dem Augenwinkel ihre Freundin, die sich nicht wie üblich sofort hinlegte, sondern mit gebeugten Beinen auf der obersten Bank saß und ihr Gesicht in die verschränkten Arme auf den Knien vergrub.

»Ist dir nicht gut? Irgendwie wirkst du noch so angespannt.«

Aus dem Körperknäuel drang ein gequältes Stöhnen. Dann blickte Ute auf. »Da tut man und macht man, dass es allen schmeckt, und was ist der Dank? Ich koche ihm seit Neuestem zu fett. Und die Portionen wären zu groß«, zeterte Ute und wackelte dabei mit dem Kopf hin und her.

»Seit wann meckert Jörg an deinem Essen rum?«

»Quatsch! Ich meine nicht Jörg. Cäsar. Der tauchte kurz vor Feierabend in der Kantine auf und nahm mich dezent zur Seite. Du weißt schon, so wie er es immer macht, wenn er sich von mir noch eine klitzekleine Portion Kassler mit Knödeln für zu Hause einpacken lässt.«

»Vielleicht hat er ja was am Magen«, überlegte Mona laut.

»Der hat was am Kopf, seitdem er mit dieser aufgeblasenen Fitness-Tussi zusammen ist, wenn du mich fragst.« Ute kletterte zu Mona auf die unterste Stufe hinunter. Bevor sie weiter ihrem Zorn Luft machte, platschte sie sich mit der feuchten Hand vor die Stirn. »Und weißt du, was er für die nächste Vorstandssitzung bestellt hat? Von wegen Käse- und Mettbrötchen. Einen Obstteller will er haben.« Sie rollte genervt die Augäpfel zur Saunadecke. »Der hat doch nicht mehr alle Gläser im Schrank!«

Mona nickte nur. »Den Eindruck habe ich seit heute Nachmittag auch. Komm, irgendwie hab ich heute nicht die richtige Ruhe zum Schwitzen.«

Wie auf Kommando erhoben sich die beiden Frauen und verließen den Saunaraum. Obwohl sie heftig unter der eiskalten Schwalldusche prusteten, waren sie sich auch ohne Worte einig: Genau das brauchten sie jetzt. Für ihre erhitzten Gemüter war die Abkühlung gerade richtig. Wenig später machten sie es sich auf den Liegen im Außenbereich gemütlich. Warm eingekuschelt in ihre Bademäntel verfolgten sie die Schwalben am wolkenfreien Abendhimmel.

»Irgendwie habe ich das Gefühl, dass sich in der Firma gerade Einiges verändert«, griff Mona erneut das Thema auf. »Und nicht unbedingt zum Besseren.« In einer knappen Zusammenfassung berichtete sie, was sie und Dennis bei Cäsars

Nachmittagsbesprechung zu hören bekommen hatten.

Ute nickte. »Ja, wir sollten wachsam sein. Es ist psychologisch erwiesen, dass menschliche Krisen sich oft in einer Änderung der Lebensgewohnheiten andeuten. Mit einem neuen Haarschnitt und ungewöhnlicher Kleidung zum Beispiel.«

»Und Obst statt Mettbrötchen«, ergänzte Mona die wissenschaftliche Analyse ihrer Freundin.

Für ihr flapsiges Beispiel strafte Ute sie augenblicklich mit einem vorwurfsvollen Blick. »Du solltest das ernst nehmen. Essen ist etwas Elementares. Wenn Cäsar da ansetzt, dann steht noch mehr auf seiner Agenda«, prophezeite Ute mit besorgter Miene.

»Aber erklär mir doch mal, wieso der in einer Krise stecken soll. Der hat weder einen runden Geburtstag vor sich noch eine Scheidung hinter sich. Und die Beerdigung seiner Frau hat ihn ja auch nicht gerade umgehauen. In meinen Augen ist sein aktueller hormoneller Höhenflug für die Veränderungssucht verantwortlich.«

Bei dem Gedanken an die vorher genannten Lebens-Eckdaten schreckte Mona augenblicklich zusammen. Irgendwie hatte sie einen Termin bis jetzt erfolgreich verdrängt: In eineinhalb Wochen war ihr 50. Geburtstag. Und das war in ihren Augen viel eher ein Grund für eine handfeste Krise.

Kapitel 8

»Komm, in zehn Minuten beginnt die Show«, warb Dennis von seinem Bürostuhl aus für ein anscheinend ganz besonderes Meeting.

Schon am frühen Morgen verkündete Cäsar über das firmeninterne Netz, er habe eine Mitteilung über eine bahnbrechende Verbesserung für die gesamte Belegschaft zu machen.

»Mach nicht so einen Stress! Es wird wohl kaum um eine außergewöhnliche Einmalzahlung oder eine spürbare Gehaltserhöhung gehen. Alles andere hat in meinen Augen nichts mit Verbesserung zu tun«, kommentierte Mona die Aufforderung. Seit der Sache mit Cäsars albernen Marschierstöcken beeindruckten sie derartige Ankündigungen nicht mehr besonders. Sie schaltete ihren Rechner aus und machte noch einen kurzen Kontrollgang am Spiegel vorbei. Dann rannte sie neben Dennis zum Konferenzraum im zweiten Stock. Für einen seiner ausladenden Schritte brauchte sie drei, um mithalten zu können.

»Vielleicht will er ja mit Adidas fusionieren«, ulkte Dennis noch auf dem Flur vor dem Besprechungsraum. In seiner ersten Kaffeepause hatte er von den Kollegen schon die unterschiedlichsten Vermutungen über die bevorstehende Ankündigung gehört. Es fielen Begriffe wie Heuschrecken und Sabbatical. Andere befürchteten Aufforderungen zu Sprachkursen in Russisch oder Chinesisch. Sogar mit einer Produktionsausgliederung in den Kaukasus rechnete man. Aber an eine wirkliche Verbesserung ihrer Arbeitsbedingungen glaubte keiner von ihnen.

Zur wirkungsvollen Inszenierung seines Vortrags griff Cäsar, noch bevor er alle begrüßte, zum Filzstift und schrieb in großen Lettern Gesundheitsmanagement auf das Flipchart neben ihm.

»Meine Damen und Herren, der Anlass dieser Zusammenkunft ist ein sehr erfreulicher. Ich habe mir in der Vergangenheit viele Gedanken über Ihr Wohlbefinden gemacht.«

Ein aufgeheitertes Gemurmel ließ Cäsar kurz in seinem Redefluss innehalten. »Ja, Sie haben richtig gehört. Ich möchte, dass Sie sich in meiner Firma wohlfühlen. Und damit das in Zukunft in zunehmendem Maße gewährleistet ist, biete ich allen Mitarbeitern die Möglichkeit an, mit Unterstützung der Firma sportlich aktiv zu werden.« Mit seinem zum Zeigestock ausgefahrenen Kugelschreiber wies er auf den Schriftzug neben sich. »Gesundheitsmanagement gehört heutzutage zum Leistungs-Portfolio jedes modernen Unternehmens. Um Ihnen genauer zu erläutern, was man darunter versteht, habe ich die Ehre, Ihnen eine qualifizierte Gesundheits-Fachfrau vorzustellen. Frau Tanja Bindig wird Sie, meine sehr verehrten Damen und Herren, ab jetzt in unserer Firma zu einem gesünderen Miteinander animieren und Ihnen auf diesem Weg mit Rat und Tat zur Seite stehen.«

Unter verhaltenem Applaus erhob sich die Angesprochene von ihrem Stuhl in der ersten Reihe und ließ sich von Cäsar begeistert die Hand schütteln.

»Frau Bindig wird sich Ihnen nun kurz vorstellen und erklären, was sie in Zukunft speziell für Sie geplant hat.« Mit einer hofierenden Armbewegung übergab Cäsar das Wort.

Frau Bindigs Blick wanderte hastig über das Blatt in ihrer rechten Hand, bevor sie ihre rostrote Lockenpracht nach hinten schüttelte und das Publikum begrüßte. Nicht nur ihr aufgesetztes Werbelächeln und das enganliegende dunkelblaue Kostüm, alles an ihr schien zu rufen: »Folgt mir! Es gibt nur einen einzigen Weg, um sich wirklich wohlzufühlen. Das Leben lohnt sich erst, wenn ihr alle so fit seid wie ich.«

Mona betrachtete die neue Freundin des Chefs besonders kritisch. Dem Bild, das sie sich durch Dennis' einseitig gefärbte Beschreibung von ihr gemacht hatte, entsprach diese Frau jedenfalls nicht. Zugegeben, sie war eher schlank und mehr als topp aufgebrezelt, aber sie gehörte länger schon nicht mehr zu der Sektion »Jung und Knackig«. Ihr Alter bewegte sich nach Monas Schätzung irgendwo zwischen achtunddreißig und fünfundvierzig. Und dabei hatte sie den Loyalitätsbonus unter

Frauen schon großzügig eingerechnet.

Ein Blatt des Redeskripts rutschte plötzlich aus Frau Bindigs nervösen Fingern und segelte zu Boden. Bevor jemand aus dem Zuschauerraum helfen konnte, beugte sie sich bereits hinab und hob das Blatt auf. Sofort ging ein Raunen durch den Raum, denn das Hinunterbücken hatte den Männern in der ersten Reihe eine überraschend tiefe Einsicht in Frau Bindigs Oberbekleidung verschafft. Anerkennende Blicke wurden ausgetauscht. Die Kollegin aus der Lohnbuchhaltung, die ebenfalls dort Platz genommen hatte, schien von beidem nicht begeistert. Sie sah kurz angewidert zur Seite, dann demonstrativ auf die Uhr an ihrem Handgelenk.

Mona lehnte sich zu Dennis. »Das ist nun der besagte Fesselballon? Eigentlich habe ich mir darunter etwas Abgehobeneres vorgestellt.«

Dennis nickte leicht enttäuscht. »Im Gegensatz zu letztens sieht die heute aus, als ob sie zu Kaffee und Kuchen bei ihrer zukünftigen Schwiegermutter eingeladen ist.« Und um Mona ein bisschen zu provozieren, setzte er noch schnell hinzu: »Bis auf den Ausschnitt vielleicht.«

»Man muss sich manchmal auch mit kleinen Dingen zufrieden geben«, belehrte sie ihren Sitznachbarn. Hatte er etwa erwartet, sie würde hier in Strapsen und Tigerstretch auftauchen.

»So klein sind die Dinge aber nicht«, kam es prompt von ihm zurück. Sein mühsam unterdrücktes Losprusten ließ Mona schmunzelnd den Kopf schütteln. Eigentlich wollte sie ihm noch unterjubeln, dass diese Frau vom Alter her seine Mutter sein könnte, aber das behielt sie doch lieber für sich.

»Tja, mein Name ist Tanja Bindig. Ich bin ab heute Ihre Gesundheitsmanagerin. Ich habe Sport studiert und danach in Gesundheitszentren und in der Rehabilitation gearbeitet. Mein Ziel ist es, Sie für mehr Bewegung zu begeistern. Sicherlich gibt es manche unter Ihnen, für die das nichts Neues ist, die sowieso in ihrer Freizeit Sport treiben. Für alle anderen bin ich nun zuständig. Das heißt, Herr Kaiser und ich haben ein Konzept erarbeitet, wie wir der Belastung am Arbeitsplatz sinnvoll entgegenwirken können.« Hastig blätterte sie auf die nächste Seite, dann auf die übernächste und wieder zurück. Dort fand sie den verlorenen Faden wieder. »Ja, viele von Ihnen sind gezwungen, mehr als acht Stunden am Tag zu sitzen. Laut Daten der Agentur für Arbeitsmedizin verbringt der normale deutsche Arbeitnehmer achtzigtausend Stunden auf seinem Hinterteil. Zählt man dann noch die Zeit dazu, die man in seiner Freizeit vor dem Computer oder Fernseher sitzt, kommt man schnell auf vierzehn Stunden am Tag. Die Folge sind schmerzhafte Verspannungen im Nacken und anhaltende Rückenbeschwerden. Jeder von Ihnen wird das kennen.«

Einige jüngere Frauen strahlten begeistert und nickten heftig. Die männlichen Zuhörer hielten sich mit ihren Äußerungen sehr zurück und verfolgten Frau Bindigs Rede eher misstrauisch. Viele von ihnen ahnten bereits, wie der Haken an der Sache hieß: Zusätzliche, unbezahlte Zeit am Arbeitsplatz, Ärger mit der Familie, Terminschwierigkeiten beim Arzt und in der Autowerkstatt und Hetzerei im Baumarkt.

Nun kam Frau Bindig richtig in Fahrt. »Was können wir gegen diese unangenehmen Auswirkungen tun? Die Antwort heißt: Mehr Bewegung und gesunde Ernährung. Und genau hier setzt meine Arbeit an. Sie müssen nicht Angst haben, dass wir jetzt jedes Büro mit Stepper, Hanteln und Hopsball ausstatten und den Kaffeeautomaten durch eine Saftpresse ersetzen. Nein, es geht viel einfacher. Wir treffen uns zum gemeinsamen Spaziergang, genauer gesagt zum Nordic Walking. Für alle, die nicht wissen, was man darunter versteht: Nordic Walking ist strammes Gehen unter Zuhilfenahme von Stöcken. Und hier komme ich nun auch zu dem eindeutigen Vorteil, den unsere Firma zu bieten hat. Wir produzieren nicht nur Walkingstöcke, wir demonstrieren ab jetzt auch, welchen gesundheitlichen Nutzen sie haben.«

»Ich sehe den Nutzen hauptsächlich ganz woanders. Du auch?«, flüsterte Dennis in Monas Ohr.

Mit hochgezogenen Mundwinkeln stimmte Mona zu. Das Ganze lief eindeutig auf eine ausgeklügelte Werbekampagne für das neue Produkt hinaus. Wohlwollend konnte man es für alle Beteiligten als Win-win-Situation bezeichnen. Aber das musste sich erst noch herausstellen. Sie war sich jedenfalls ziemlich sicher, dass am Ende hauptsächlich einer davon profitierte, und das war Cäsar.

»Und mit dem ewigen Wir geht die mir auch ganz schön auf den Senkel. Wir produzieren, *wir* wollen zusammen fit werden, *wir* demonstrieren die perfekte Arbeitswelt«, äffte Dennis Frau Bindigs Sätze leise nach und überraschte Mona damit. Sie hatte schon Sorge, er würde sich auf die Seite dieses dynamikversprühenden Knallkörpers stellen. »Ob die überhaupt schon mal zehn Stunden am Stück an einem Arbeitstisch verbracht hat?«

»Ich vermute, eher auf der Behandlungsliege im Kosmetikstudio. Aber so ganz Unrecht hat sie ja nicht. Ein bisschen Sport ist schon nicht schlecht«, gab Mona unter dem Druck ihres schlechten Gewissens zu. Es war schon lange her, dass sie durch freiwillige körperliche Betätigung ins Schwitzen gekommen war. Und Sauna zählte in diesem Zusammenhang eher nicht mit. Sie wollte noch hinzufügen, dass ein Anreiz von außen für manche Menschen bestimmt ganz nützlich sei, aber Frau Bindig kam nun zum Kern ihres Vortrags.

Bevor sie erneut losprudelte, schrieb sie in zusammenhängender Kinderschrift 1. Bewegung und 2. Ernährung auf das Flipchart. »Unser neues Konzept sieht folgendes Angebot vor: Zweimal in der Woche, jeweils montags und donnerstags um siebzehn Uhr, treffen wir uns auf dem Firmenparkplatz zum Nordic Walking. Dort wird das Teilnehmerfeld in zwei Gruppen eingeteilt. Die Anfängergruppe übernehme ich, die Fortgeschrittenen Herr Kaiser persönlich.«

Ein unverständliches Raunen und Gemurmel unterbrach den weiteren Redefluss. »Flott gehen kann ja wohl jeder hier. Das muss einem doch nicht erst beigebracht werden«, tönte es nach vorn.

Mona sah sich vorsichtig um. In den Gesichtern ihrer Kollegen suchte sie vergeblich nach Begeisterung. Kopfschüttelnd und leicht empört diskutierten sie über das soeben Gehörte.

Ein Mitarbeiter aus der Fertigung meldete sich zu Wort. »Aber ich spiele schon seit Jahren zweimal in der Woche bei uns im Verein Fußball. Muss ich dann trotzdem da mitmachen?«

Frau Bindig schüttelte entschlossen ihren Lockenkopf. »Nein, nein, selbstverständlich nicht. Unser Angebot richtet sich hauptsächlich an diejenigen unter Ihnen, die bisher wenig oder gar keinen Sport getrieben haben. Natürlich sind alle anderen auch herzlich willkommen.«

Cäsar bestätigte ihre Worte mit einem wohlwollenden Nicken. Von seinem Platz an der Fensterfront hatte er alles gut im Blick.

»Ich hab mir vor drei Monaten die großen Zehen operieren lassen«, teilte eine ältere Vertriebsmitarbeiterin mit sorgenvollem Gesicht mit. »Mein Arzt hat mir gesagt, ich soll ganz langsam die Gehstrecke steigern. Von Sport hat er mir vorerst abgeraten.«

Cäsar hielt es nun doch nicht mehr auf seinem Stuhl. Er stellte sich mit einer weit ausladenden Armbewegung vor Frau Bindig. »Seien Sie unbesorgt. Das, was wir Ihnen anbieten, ist lediglich eine Option. Diejenigen, die sowieso Sport machen oder aus gesundheitlichen Gründen verhindert sind, müssen sich natürlich nicht angesprochen fühlen. Aber alle anderen sollten sich überlegen, ob es nicht an der Zeit ist, etwas für die Gesundheit zu tun.«

»Und für das Unternehmen«, formulierte Mona leise den Satz in Dennis' Richtung zu Ende.

Herr Lüders vom Kundendienst, der bisher stumm an Monas linker Seite saß, neigte sich nun zu ihr hin. »Was glauben Sie, Frau Seitz? Ob mein Training mit Flocki in der Hundeschule auch zu Sport zählt? Das ist auch manchmal ganz schön anstrengend.«

Nachdem Mona seiner Auffassung großzügig zugestimmt hatte, lehnte sich Lüders zufrieden in seinen Stuhl zurück. Sie vermutete zwar, dass der Hund nach dem Training kaputter war als das Herrchen, aber so eng durfte man das nicht sehen. Für Lüders' Wohlbefinden war ein sportlich fitter Flocki mit Sicherheit besser als eine verfettete Couchrolle auf vier Beinen.

»Außerdem«, Frau Bindig tippte dabei mit der rot lackierten Zeigefingerspitze auf das Wort Ernährung, »werden wir den Speiseplan in der Kantine so abändern, dass Sie in Zukunft eine gesunde, ausgewogene Kost vorfinden.«

Das einsetzende Raunen klang schon bedrohlicher. Nun ging es ans Eingemachte und da verstand die Mehrheit der Zuhörer kein Pardon mehr.

»Aber, was die Ute bisher gekocht hat, war doch nicht schlecht. Gemüse und so war da auch oft dabei«, ging einer aus der Fertigung an die Front.

Sein Sitznachbar war dergleichen Meinung. »Und Fleisch war noch nie schädlich. Wenn man richtig arbeitet, braucht man doch auch was Anständiges zu beißen.«

Frau Bindig hörte den Rest des Satzes, den der Mann seinem Nachbarn zumurmelte, zum Glück nicht. Darin ging es überwiegend um halb verhungerte, zickige Frauenzimmer.

»Am besten, Sie lassen sich einfach überraschen. Ich bin sicher, auf dem zukünftigen Speiseplan ist für jeden von Ihnen etwas dabei.« Frau Bindigs Gesicht machte schon einen leicht angegriffenen Eindruck. Es war mittlerweile genauso rot wie das Rouge auf ihren Wangen. Ihr hilfesuchender Blick zu Cäsar war erbarmungswürdig.

Sofort sprang er von seinem Stuhl auf und übernahm gar nicht so undankbar das Zepter. »Ja, aller Anfang ist schwer. Das weiß ich. Aber glauben Sie mir, wissenschaftliche Untersuchungen haben gezeigt, dass die richtige Ernährung einen ungemeinen Einfluss auf unsere Schaffenskraft hat«, dozierte er und fügte mit jovialem Unterton hinzu: »Seien wir doch mal ehrlich, meine Damen und Herren. Wer von Ihnen kennt das nicht, dass man nach der Currywurst mit Bratkartoffeln am liebsten im Bürostuhl ein kleines Nickerchen machen könnte.«

Obwohl jeder im Raum dieses Phänomen kannte, stimmte niemand Cäsar zu. Die Falle war zu offensichtlich, um hineinzutappen.

»Frau Bindig wird Ihnen nun noch ein paar organisatorische Dinge zu unserem Bewegungsangebot mitteilen, und sie hat auch noch eine Überraschung für Sie parat«, kündigte Cäsar an und nahm wieder am Fenster Platz.

»Wenn wir uns also am kommenden Montag das erste Mal draußen um fünf treffen, sollten alle Teilnehmer luftige Sportkleidung und gutsitzende Laufschuhe tragen. Und«, sie blickte dabei mit einem geheimnisvollen Lächeln zu Cäsar hinüber, »Herr Kaiser und ich händigen Ihnen dann als Geschenk der Firma die ersten Stöcke unserer neuen Produktserie aus. Mit denen dürfen Sie ab dann trainieren.«

Der Applaus hielt nicht lange an.

»Die Stöcke werden genau auf Ihre Körperlänge eingestellt, und sie sollten natürlich immer mitgebracht werden. Tja, das wär's dann eigentlich«, beendete Frau Bindig ihren Beitrag.

»Ach ja, das hätte ich bald vergessen: Ich freue mich sehr auf unsere Zusammenarbeit.«

Die Belegschaft zollte brav verhaltenen Beifall.

»Tja, meine Herrschaften, bevor es nun wieder frisch ans Werk geht, haben Sie noch Fragen dazu?« Das war von Cäsar eigentlich rhetorisch gemeint. Umso überraschter reagierte er auf die Wortmeldungen, die nun wie Maschinengewehrsalven auf ihn niedergingen.

»Was ist, wenn's regnet?«

»Gibt es einen Zuschuss für Sportkleidung?«

»Für meine Einlagen brauche ich spezielle Laufschuhe und die sind ganz schön teuer. Übernimmt das die Firma?«

»Kann man das Training nicht auf andere Tage verlegen? Montags und donnerstags um fünf hole ich meine Frau von der Arbeit ab. Mit dem Bus muss sie sonst dreimal umsteigen.«

»Seit einem halben Jahr besuche ich nach dem Dienst einen Antiraucherkurs. Muss ich den dann aufgeben?«

Auch Mona hatte einen Einwand. »Was ist mit unseren Kollegen aus der Kantine? Die kommen doch vor sechs gar nicht aus der Küche?«

Da schmunzelte Cäsar süffisant. Seine Antwort ließ sämtliche Farbe aus Monas Gesicht entweichen. »Sie meinen damit unsere Ute, nicht wahr? Glauben Sie mir, die können wir getrost außen vor lassen. So schlank und sportlich wie sie ist, braucht sie unser Bewegungsangebot sicher nicht, finden sie nicht auch, Frau Seitz?«

Das saß. Deutlicher hätte er nicht mit dem Zaunpfahl winken müssen. Mona sackte frustriert in ihrem Stuhl zusammen. Eine Hitzewalze überrollte ihren Körper und zwang sie, tief durchzuatmen. Sie wusste selbst, dass sie nicht dieselben Modelmaße wie Ute vorzuweisen hatte. Das musste man ihr nicht so von hinten durch die Brust ins Auge unterjubeln, schon gar nicht vor allen Kollegen. Noch vor einem Monat hätte sie sich überhaupt nicht angesprochen gefühlt. Mit den Worten »Wer im Glashaus sitzt, sollte nicht mit Steinen werfen« hätte sie Cäsars Anspielungen an sich abprallen lassen. Aber seit der Beziehung zu dieser Miss Fitness hatte er mächtig an Gewicht verloren, und das verlieh ihm anscheinend das Recht, derartig unhöflich auszuteilen. Es erinnerte sie an Zeitgenossen, die es endlich geschafft hatten, mit dem Rauchen aufzuhören und nun alle Nikotinabhängige bis in die feinsten Lungenbläschen mit Vorwürfen traktierten.

Cäsar beendete die immer hitziger werdende Diskussion abrupt mit dem Verweis auf die erste Trainingsstunde am Montag, in der Frau Bindig alle noch offenen Fragen beantworten werde. Auf ihn warteten nun noch andere dringende Termine.

Zurück im Büro verschwand Mona sofort hinter dem Bildschirm ihres Laptops und gab sich alle Mühe, den Eindruck zu erwecken, sie hätte intensiv zu arbeiten.

Dennis checkte kurz die Lage und behielt die aufmunternden Worte, die er sich schon für Mona parat gelegt hatte, lieber für sich. Er rutschte auf dem Stuhl in seine gewohnte Arbeitshaltung und vertiefte sich in das baufällige Gerüst der Firmen-Homepage. Als das Telefon klingelte, hatte er gerade von einem äußerst widerspenstigen Schinkenbrötchen abgebissen. Beim dritten Klingelzeichen kaute er immer noch wie besessen. Hilfesuchend brummte er etwas Zootier-Ähnliches in Monas Richtung und zeigte dabei auf das Brötchen und sein Gesicht.

»Ja doch«, meckerte Mona nach dem fünften Klingeln ungeduldig in den Hörer.

»Auch wenn Ihnen das Telefonieren lästig ist, gehört es heute zu den üblichen Kommunikationsmitteln. Und hier gilt normalerweise ein gewisses Maß an Höflichkeit. Das scheint in ihrer Firma aber nicht üblich zu sein. Tannhäuser am Apparat.«

Mona schluckte. Schon wieder der Minnesänger mit der tüdeligen Mutter! »Ja, ähm. Entschuldigen Sie, Herr Tannhäuser. Das ist mir sehr unangenehm. Manchmal kommt man nicht so schnell ans Telefon. Jetzt bin ich aber ganz für Sie da.«

Der Blick, den Mona Dennis zuwarf, war eine Mischung aus süßlicher Schmeichelei und kaltblütiger Mordlust. Hoch amüsiert verfolgte er daraufhin den weiteren Gesprächsverlauf.

»Na, sehen Sie. So klingt das doch schon viel besser.«

Mona grinste giftig und säuselte mit gefletschten Zähnen: »Worum geht es denn bitte?«

»Dreimal dürfen Sie raten.«

»Ich nehme an, um Ihre Mutter. Hat sie denn immer noch Probleme mit ihrem Rollator?« Ganz gelang es ihr nicht, den genervten Unterton in ihrer Stimme zu unterdrücken.

»Wenn sie mit ihrem Friseur welche hätte, würde ich nicht bei Ihnen anrufen.«

»Verstehe. Aber Herr Lüders, unser Außendienstmitarbeiter, war doch letztens bei ihr. Er berichtete mir, es sei alles in Ordnung, jedenfalls mit dem Rollator.« Verdammt! Mona biss sich auf die Zunge. Warum hatte sie den Rest des Satzes nicht für sich behalten können.

»Scheinbar fehlt es in Ihrem Unternehmen nicht nur diesem Herrn Lüders an Einfühlungsvermögen.«

Jetzt wurde es Mona aber zu bunt. »Wie meinen Sie das denn, bitte schön?«

»Nun regen Sie sich wieder ab. Sie müssen ja wohl zugeben, dass Sie meiner Mutter nicht wesentlich geholfen haben, seit unserem letzten Gespräch. Genau genommen passierte gar nichts. Und diesen Herrn Lüders lassen Sie ab jetzt besser nicht mehr vor die Tür. Man kann doch eine alte Frau nicht auffordern, einfach mal loszulaufen, wenn sie vorher ausdrücklich betont hat, wie unsicher sie sich mit diesem wackeligen Ding fühlt.«

»Ja, aber Herr Lüders hatte den Eindruck, dass Ihre Mutter gar nicht so klapp...unsicher auf den Beinen sei.«

»So etwas mit der Methode »Kippt die alte Frau beim nächsten Versuch um, oder nicht?« herauszubekommen, ist aber ziemlich daneben, finden Sie nicht?«

»Herr Tannhäuser, wenn ich Herrn Lüders Worte richtig verstanden habe, war der Rollator einwandfrei. Aber vielleicht braucht Ihre Mutter einfach mehr Unterstützung.« Mona dachte dabei eigentlich an einen Rollstuhl.

Am anderen Ende der Leitung entstand eine kurze Pause. Gespannt wartete Mona darauf, welcher Gegenhieb nun folgen würde. Ein linker Leberhaken, oder holte dieser penetrante Typ gerade zum finalen Knock-out aus. Bei allem Ärger musste sie ihrem Telefonpartner allerdings zugutehalten, dass er bisher auf Schläge unter die Gürtellinie verzichtet hatte.

»Ja, Ihr Tipp mit der Unterstützung ist gut. Um die werde ich mich gleich kümmern und zwar bei meinem Anwalt.«

Mona zuckte zusammen. Diesmal hatte er ihre Magengrube getroffen. Sie versuchte, möglichst unauffällig durchzuatmen. Wenn sie eins bei dem derzeitig angespannten Verhältnis zu Cäsar nicht gebrauchen konnte, dann war das eine juristische Auseinandersetzung mit einem Kunden. »Aber Herr Tannhäuser. Vielleicht gibt es da noch eine einfachere Lösung. Ich werde veranlassen, dass Ihre Mutter die Gelegenheit bekommt, ein paar andere Rollator-Modelle von uns zu testen. Vielleicht fühlt sie sich mit einem davon sicherer.« Und als Mona am anderen Ende nur ein dunkles Brummen hörte, fuhr sie fort: »Sollten wir es nicht erst einmal damit versuchen, bevor ...«

»Einverstanden, aber eins muss klar sein: Sie ersparen meiner Mutter ab jetzt weitere dubiosen Testläufe und unzumutbare Außendienstler.«

Mona willigte mit einer Stimmlage ein, von der sich die Stewardessen in der First Class eine Scheibe abschneiden konnten. Am liebsten aber hätte sie dieses eingeschworene Mutter-Sohn-Duo zu einem Test für Antiblockiersysteme auf das ewige Eis der Arktis geschickt.

Aufgekratzt und erschöpft zugleich knallte sie den Hörer zurück auf die Basis. Als sie zu Dennis blickte und sah, wie er schmunzelte, zischte sie über die Schreibtische hinweg: »Ich warne dich! Sag jetzt nur nichts Falsches.«

»Keine Angst. Ich bin nur immer wieder verblüfft, was für eine gute Schauspielerin du bist. So wie das eben rüberkam, hättest du den doch am liebsten ermordet, oder?«

»Gar nicht. Höchstens klein gehackt und frittiert.« Bei diesem Gedanken spürte sie plötzlich das Loch in ihrem Magen. Ein Abstecher über die Kantine konnte da Abhilfe schaffen. Mona wählte die Dienstnummer ihrer Freundin.

Ute wischte ihre Hände flüchtig am Kittel ab und angelte ihr Handy aus der Jackentasche. Obwohl sie Monas Namen auf dem Display sah, bekam sie ihre üble Laune kaum in den Griff. »Sorry, kannst du in einer halben Stunde noch mal anrufen. Hier steppt gerade der Bär.« Und schon war die Verbindung wieder unterbrochen.

Mona schüttelte den Kopf und sah besorgt auf die Uhr. Ute machte zwar oft einen gehetzten Eindruck, das gehörte zu ihrem Naturell, aber wenn sie um halb sechs noch so unter Strom stand, dann stimmte etwas nicht.

»So, ich bin jetzt weg. Falls noch was ist, ich guck noch kurz bei Ute in der Kantine vorbei«, verabschiedete sie sich von Dennis, der immer noch amüsiert zu ihr hinübernickte. Irgendetwas musste er bei dem Telefonat mit diesem Herrn Tannhäuser falsch verstanden haben, vermutete Mona. Einen anderen Grund konnte sie sich für sein albernes Grinsen nicht vorstellen.

»Nein, keine Schnitzel mehr, sie haben richtig verstanden.

Die zweihundert Stück für nächste Woche bestelle ich wieder ab und die fünfzehn Kilo Schweinegulasch auch. Warum? Nein, das hat nichts mit der Fleischqualität zu tun. Ihre Schnitzel waren immer super. Wir haben eine Umstellung im Speiseplan, verstehen Sie?« Ute rannte mit dem Hörer am Ohr in ihrem Büro neben der Küche auf und ab und spaltete dabei mit ihrer freien Hand die Luft in Stücke. »Nein, keine Entlassungswelle, der Firma geht es gut. Wir wurden nur vom Chef angehalten, ab jetzt gesünder zu kochen. Ja doch. Fleisch ist auch gesund. Das müssen Sie mir nicht erklären, aber ...« Aus Utes Augen zuckten kleine Hochspannungsblitze.

Fünf Minuten später setzte sie sich vollkommen erschossen zu Mona an den Tisch im Speiseraum und stürzte ein Glas Wasser hinunter. »Du glaubst ja gar nicht, was hier los war, den ganzen Tag über. Alle Bestellungen musste ich abändern. Dann muss der Kühlraum umgebaut werden, weil wir da jetzt den ganzen Frischkram einlagern müssen, für das Salatbüfett. Und unser Hauptlieferant spinnt jetzt auch rum. Der glaubt, wir wollen ihm einen Gammelfleisch-Skandal anhängen. Wegen der Stornierungen.«

»Ich bin auch gespannt, wo das enden wird«, seufzte Mona. »Und? Hast du schon von der anderen großen Neuigkeit gehört?«

»Du meinst das mit dieser Betriebssportgruppe? Die Idee finde ich eigentlich gar nicht so schlecht. Viele haben doch Hemmungen, in einen Sportverein oder in ein Fitnessstudio zu gehen. So was zusammen mit anderen Arbeitskollegen anzufangen, ist da bestimmt einfacher. Und billiger ist es auch.«

Mona folgte dem vielsagenden Blick ihrer Freundin zu ihrer Körpermitte. »Und wenn Du mal ehrlich bist, täte dir das auch gut, so knapp vor der Jahrhundertmitte«, lachte Ute. Diese kleine Spitze loszuwerden, konnte sie sich wieder einmal nicht verkneifen.

Gesundheit hin, wohlgemeinte Fürsorge her. Wäre Ute nicht ihre beste Freundin, Mona hätte sie auf der Stelle erwürgt. »Okay, okay, mein Alter hab ich nicht vergessen. Aber fünfzig zu werden, ist für mich noch lange kein Grund, mit diesen jungen Modepüppchen aus der Buchhaltung oder den Kerlen aus der Fertigung durch den Wald zu staksen. Und dann auch noch hinter dieser Fitness-Tussi her. Ne du, das kannst du vergessen. Das würde höchstens mein Aggressionspotential steigern, aber nicht mein Wohlbefinden. Und zur Teilnahme zwingen kann Cäsar ja wohl niemanden.«

Kapitel 9

Das Sportgeschäft war an diesem Samstagnachmittag gut besucht. Es war das einzige in der Stadt, das nicht nur Fußball-Equipment in den Bundesligafarben, Jogginganzüge und Wanderbekleidung führte. Hier konnte man auch Zubehör für exotische Trendsportarten finden.

Dennis bahnte sich einen Weg zu den Regalen neben den Umkleidekabinen im hinteren Bereich des Ladens. Ratlos betrachtete er die Auslage. Leuchtendes Neongrün mit silbernem Stern oder doch besser Zitronengelb mit dunkelroter Mitte? Unschlüssig blickte er zwischen den beiden bratpfannengroßen Plastiktellern in seinen Händen hin und her. Für das Spiel am Nachmittag brauchte er unbedingt eine neue Frisbee-Scheibe. Seine letzte landete nach einem verunglückten Wurf auf dem Dach des Fuhrunternehmens neben dem Spielfeld. Und an diesem Wochenende ging es um die Wurst. Wenn seine Mannschaft gewann, stiegen sie in die höhere Liga auf.

»Ach, Guten Tag, Herr Krapp. Auch sportlich unterwegs?«

Dennis sah erschreckt auf. »Oh, Hallo, Herr Kaiser.« Er begrüßte seinen Chef artig und nickte Frau Bindig zu, die vom Gymnastikhosen-Ständer nebenan flüchtig herüberwinkte. Hoffentlich erkannte sie sein Gesicht nicht wieder, schoss es ihm durch den Kopf. Ihre kurze Begegnung am Eingangstresen des Dunkel-Restaurants lag zwar schon drei Wochen zurück und dauerte nur wenige Minuten. Aber es wäre trotzdem peinlich, wenn sie plötzlich fragen würde: »Kennen wir uns nicht? Sie standen doch neulich neben mir an der Kasse, in diesem Szene-Lokal.«

Beim Blick auf die Frisbee-Scheiben in Dennis' Händen strahlte Cäsar begeistert. »Na, das finde ich ja sehr verantwortungsbewusst, dass Sie sich um Bewegungsspiele für Ihre Kinder bemühen. Man kann nicht früh genug damit anfangen, die Kleinen von diesen Computerspieldingern wegzubekommen. Wie alt sind Ihre denn, wenn ich fragen darf?«

»Ich bin Single, und Kinder stehen eigentlich noch nicht auf meinem Plan.« Dennis legte die gelbe Scheibe wieder zurück in den Angebotskorb.

Cäsar grübelte kurz. »Ja, aber dann hätten Sie doch auch Zeit für unser Walking-Angebot. Spätestens in Ihrem Alter sollte man anfangen, regelmäßig Sport zu treiben.«

»Wem sagst du das«, dachte Dennis und wedelte mit der neongrünen Scheibe. »Ich glaube, Sport kommt bei mir nicht zu kurz. Ultimate ist ein ziemlich laufintensiver Sport. Da kommt man in einer Stunde schnell auf ein paar Kilometer«, erklärte Dennis, und weil er schon ahnte, worauf Cäsar anspielte, ergänzte er: »Und alles an der frischen Luft.«

»Sie meinen, dieses Hin- und Herwerfen mit dem Blumenuntersetzer da? Das spielen Kinder mit der Oma am Strand. Da kommt man doch nicht ins Schwitzen.«

Noch bevor Dennis zu einer umfassenden Spielbeschreibung ansetzen konnte, tippte Frau Bindig seinem Chef auf die Schulter und hielt ihm eine azurblaue, knielange Gymnastikhose mit orangefarbenem Seitenstreifen hin. »Wie findest du die? Mit einem weißen Laufshirt kombiniert, sieht das bestimmt super aus.«

Cäsar war es sichtlich unangenehm, vor einem Mitarbeiter seiner Firma private Bekleidungsentscheidungen zu treffen. »Ja, ja, ganz nett, aber können wir das gleich entscheiden, Tanja Liebes. Ich muss mit dem Herrn Krapp noch etwas Geschäftliches besprechen.« Entschlossen griff er nach Dennis' Ellenbogen und zog ihn aus Frau Bindigs Hörweite. »Verstehen Sie mich richtig, Herr Krapp. Leute wie Sie sind mir sehr wichtig bei dieser Aktion. Sie mit Ihrer jugendlich dynamischen Ausstrahlung haben durchaus Vorbildcharakter für die vielen, ich will nicht sagen sportunwilligen, aber doch noch sehr unschlüssigen Mitarbeiter unserer Firma.« Ohne auf Dennis' Antwort zu warten, setzte er fort: »Wen ich in dem Zusammenhang ja überhaupt nicht verstehe, ist unsere liebe Frau Seitz. Eine Abteilungsleiterin wie sie müsste sich eigentlich darüber klar sein, was für einen ungünstigen Eindruck ihr Fernbleiben vom Walken auf alle anderen macht. Wissen Sie Näheres, warum sie nicht mitmacht?«

Dennis nahm mehr Abstand zu Cäsar und schüttelte den Kopf. Was sollte er darauf antworten? Irgendwie hatte sein Chef ja Recht. Aber über solche Dinge hinter Monas Rücken zu sprechen, war absolut nicht sein Ding. Wenn er sich auf eins verlassen konnte, dann war es Monas Vertrauen. Und das wollte er auf keinen Fall aufs Spiel setzen.

»So oft sprechen wir bei der Arbeit nicht über unsere Freizeitaktivitäten, aber ich könnte mir vorstellen, dass Frau Seitz schon was an Sport macht«, versuchte er seine Kollegin und sich aus der Bredouille zu retten.

»Na, wenn Sie mich fragen, viel kann das nicht sein.«

Dennis zuckte mit den Schultern. Weder wusste er darauf etwas Passendes zu entgegnen noch hatte er Lust, sich weitere diffamierende Äußerungen über Mona anzuhören.

Frau Bindig rettete ihn endlich aus der Zwickmühle. »Kommst du, Rolf? Die machen gleich zu und dann musst du am Montag wieder mit deinem altmodischen Sportkram rumlaufen.«

Cäsar lächelte Dennis entschuldigend an. »Ich wette, es würden sich nur halb so viele Frauen sportlich betätigen, wenn es nicht die entsprechende Mode dafür gäbe.« Und in kumpelhafter Manier flüsterte er ihm dann noch zu: »In solchen Momenten beneide ich Sie um ihre Unabhängigkeit, Herr Krapp.«

Dann hatte es Dennis endlich überstanden, denn Frau Bindig fuchtelte ungeduldig mit der ausgesuchten Sporthose von den Umkleidekabinen herüber. »Was ist denn nun?«

Cäsar verabschiedete sich und hastete los.

An der Kasse nahm Dennis die Plastiktüte mit der giftgrünen Scheibe in Empfang und machte sich auf den Weg zu seinem Fahrrad am Anfang der Fußgängerzone. Beim Öffnen seines Kettenschlosses schreckte er zusammen. Er hatte seinen Sportrucksack neben dem Ständer mit den Frisbee-Scheiben vergessen. Auf dem Weg zurück zum Geschäft musste er sich beeilen. Sein Spiel wurde in einer knappen Stunde angepfiffen.

Gott sei Dank, der Rucksack stand noch zwischen dem Verkaufsständer und der Rückseite der Kabinen. Beim Herunterbücken hörte Dennis plötzlich Cäsars Stimme hinter der Stoffwand.

»Dieser Krapp macht gar nicht so einen trainierten Eindruck, aber anscheinend ist er doch sportlich ziemlich aktiv.«

»Und was ist nun mit dieser Frau Seitz? Hat er was dazu gesagt, warum sie nicht mitmacht beim Walken?«, hörte Dennis Frau Bindig fragen.

»Ne, angeblich macht sie in ihrer Freizeit schon genug in der Richtung.«

»Das glaubst du doch selbst nicht«, entrüstete sich Frau Bindig. »Jemand, der Sport macht, lässt sich doch figurmäßig nicht so gehen. Wenn du mich fragst, schadet es einem Sportartikelhersteller ganz gewaltig, wenn die Mitarbeiter mit Kundenkontakt so aussehen wie diese Frau. Oder hast du auf der Sportmesse in München irgendwelche Moppelchen an den Firmenständen gesehen?«

»Na ja, bei unseren bisherigen Produkten war das ja auch nicht relevant.«

»Aber wenn du jetzt Erfolg haben willst, solltest du solche Leute woanders einsetzen oder am besten ganz rausnehmen. Die geben den potenziellen Käufern die falschen Signale. Probier noch mal diese Hose hier!«

Dennis' Kopfhaut begann zu kribbeln, so aufgeregt war er mittlerweile vom Zuhören. Wie weit ging diese Frau noch mit ihrer subtilen Manipulation?

»So einfach ist das nicht mit einer Kündigung, Liebes. Sie ist immerhin schon einige Jahre da. Und mit ihrer Arbeit war ich bisher eigentlich zufrieden.«

Bei dem Wort Kündigung wurde es Dennis plötzlich ganz flau im Magen. Ob Mona sich je Gedanken darüber gemacht hat, dass sie entlassen werden könnte? Im Leben nicht.

»Ja, aber diese altmodischen Designvorschläge von ihr, die gehen gar nicht, finde ich. Woher sollte die auch wissen, was heute in ist, bei ihrem Alter. In meinen Augen kannst du in dieser Branche nur mit Leuten bestehen, die selbst Sport treiben und das auch nach außen repräsentieren.«

»Also ne, Tanja. Ich finde, in der sehe ich aus wie so ein ausgemergelter Marathonläufer. Hol doch noch mal die etwas weiter geschnittene von eben!«

Dennis vernahm ein leises Stöhnen. Schnell duckte er sich hinter den Ständer mit den Frisbee-Scheiben und verfolgte Frau Bindig von seinem Versteck aus, bis sie wieder mit einer anderen Hose im Umkleidetrakt verschwunden war. Dann verließ er eiligst den Laden. Auf dem Weg zu seinem Fahrrad konnte er an nichts anderes denken als an das unsichtbare Messer, auf das Mona nichtsahnend zulief.

An diesem Montag war er der erste im Büro. Um ganz ehrlich zu sein, war dieses Wochenende alles andere als erholsam für ihn gewesen. Seine körperliche Verfassung als gerädert zu bezeichnen, war stark untertrieben. Er fühlte sich wie von einer Dampfwalze überrollt, denn das Aufstiegsspiel war die Hölle gewesen. Es hatte keinen Wurf gegeben, der ihm richtig gelungen war und der Gegner war derartig lauf- und wurfstark gewesen, dass selbst die wenigen einigermaßen guten Würfe kurz vor dem Ziel in den falschen Händen gelandet waren. Beinahe hätten sie sogar zu Null verloren, aber der eine Punkt, den er kurz vor dem Ende noch holen konnte, hatte die schlimme Blamage kaum wettgemacht.

Aber diese Niederlage war am diesem Montagmorgen Kinderkram gegen das, was auf ihn zukam. Die letzten zwei Nächte hatte er damit verbracht, sich Varianten auszudenken, wie er Mona die unheilvolle Nachricht möglichst schnell und schonend beibringen konnte. Mehrmals hatte er am Sonntag versucht, sie zu erreichen, aber es war niemand ans Telefon gegangen. Von Stunde zu Stunde war es ihm mulmiger zumute geworden, denn sein Wissensvorsprung war der einzige Trumpf, den Mona zurzeit im Ärmel hatte. Nur, wenn sie schnell und klug eine Offensive startete, konnte sie dieser aufgetakelten Fitness-Tante Paroli bieten. Sie war schließlich von beiden die

Fachfrau. Sie kannte die klassischen Marketinginstrumente und -strategien wie kein anderer in der Firma und mit Sicherheit besser als jemand, der Sport studiert hatte. Und bei allen Fragen, die die moderne Informationstechnologie betraf, hatte Mona ja immer noch ihn. Was betriebliche Datenverarbeitung und Internetpräsens anging, konnte ihm so schnell keiner etwas vormachen. Zusammen waren sie ein eingespieltes, erfolgreiches Team. Und darauf kam es in seinen Augen an und nicht auf die paar Kilo und Jahre, die sie mehr hatte, als mancher andere in der Firma.

Dennis sah zu Monas leerem Arbeitsplatz hinüber. Ihm wurde ganz übel bei dem Gedanken, er müsste irgendwann mit diesem Fesselballon zusammenarbeiten. Wenn die Chemie zwischen ihnen nicht stimmte, und das war seit Samstag zunehmend der Fall, war er vielleicht das nächste Opfer, das sie auf diese ekelige Art abservierte.

Die Tür ging auf. Mona begrüßte Dennis gut gelaunt und setzte ihren Pappbecher mit dem Vormittagskaffee auf dem Schreibtisch ab.

»Na, wie ist euer Spiel gelaufen? Hab ihr den Aufstieg geschafft?«, fragte sie und suchte Dennis' Blickkontakt über den Rand ihres Bildschirms hinweg.

Mona stutzte. Die Antwort ließ eindeutig zu lange auf sich warten. Zu ihrer Überraschung wechselte Dennis von seiner lässigen Schreibtischposition in den aufrechten Sitz und knackte mit den Fingergelenken. Ein typisches Zeichen! Da war irgendetwas am Wochenende schiefgelaufen.

Dennis räusperte sich und sah Mona flüchtig an. »Um es kurz zu machen: Wir haben verloren und das nicht zu knapp.«

»Schade, Mensch. Ich wollte eigentlich vorbeikommen und mir euer Spiel anzusehen, aber dann hat mich eine alte Schulfreundin eingeladen, die ich ewig nicht gesehen habe. Es war so lustig bei der, dass ich erst gestern in der Nacht heimgekommen bin.«

»Das habe ich gemerkt. Ich wollte dich nämlich anrufen.«

Verwundert betrachtete Mona ihre Kollegen. »Wolltest du

ein paar tröstende Worte zu der Niederlage von mir hören oder brauchtest du einen Kochtipp fürs Wochenende? Da hättest du besser Ute angerufen.«

Dennis schürzte die Lippen. Vielleicht war es besser mit der Hiobsbotschaft bis zum Feierabend zu warten, damit nicht die Gefahr bestand, dass Mona ausrastete und dadurch ihren Vorsprung verspielt. Nein, es musste jetzt sein. Jede Minute eher konnte entscheidend sein. »Du, Mona, mir ist da am Wochenende durch Zufall etwas zu Ohren gekommen, was du unbedingt wissen solltest.«

Plötzlich rutschte ihre gute Laune vom Morgen langsam aber stetig einen Abhang hinab. Mit Sorge beobachtete sie, wie Dennis seine ellenlangen Finger beängstigend weit in alle Richtungen bog. Etwas Außerplanmäßiges musste geschehen sein, und es hatte mit ihr zu tun.

»Eigentlich wollte ich dir das erst übermorgen sagen, nach deinem Geburtstag, aber dann kann es schon zu spät sein.« Dennis' Gesicht war mit einem Mal erschreckend blass. »Mona, die wollen dich eventuell entlassen.«

Mona schluckte. Hatte sie richtig gehört? »Entlassen? Cäsar will mich entlassen? Ja, aber warum?«, stammelte sie fassungslos.

Dennis schüttelte bekümmert den Kopf. »Ich spreche nicht von Cäsar. Der Fesselballon will dich loswerden«, stellte er richtig. Dann erzählte er detailgetreu von seinem Erlebnis am Wochenende im Sportgeschäft.

Auch Monas Gesicht war nun käseweiß. »Und hat sie gesagt, warum ich ihr nicht passe? Die glaubt doch wohl nicht, dass ich ihr Cäsar ausspannen will?«

Dennis nuschelte etwas in sein Laptop.

»Ich hab dich nicht verstanden. Was ist der Grund?«

Er räusperte sich. »Sie meinte, jemand, der in der Werbeabteilung eines Sportartikel-Herstellers arbeitet, sollte auch etwas sportlicher aussehen. Wegen der Signalwirkung auf die Kunden und so.«

Mona nickte und sah durch das weit offenstehende Fenster

in die Ferne. »Die stört also mein Aussehen«, resümierte sie frustriert.

»Das würde ich so nicht sagen. Sie meinte, glaube ich, eher deine Figur und dein ...«

»Und mein was?«

»Alter.« Dennis zuckte zur Entschuldigung mit den Schultern.

Ganz langsam verstand Mona. Tanjas Bindigs Schlachtruf hieß Mobbing. Sie passte nicht mehr zu dem neuen, jugendlich dynamischen Wind, der seit Kurzem auch durch Cäsars Gehirn wehte. Sie war zu alt und zu fett für seine dämlichen Walking-Stöcke. Pah! Jetzt konnte sie auch endlich dieses Schlechtreden ihrer Designvorschläge einordnen. »Und ich dachte, die hätte es nur auf Cäsar abgesehen«, murmelte sie enttäuscht zu Dennis hinüber.

»Ne, wenn du mich fragst, ist die vor allem scharf auf deinen Arbeitsplatz. So dumm ist die nicht zu hoffen, dass Cäsar sie irgendwann heiratet und mit Geld überschüttet. Die spekuliert auf etwas viel Gefährlicheres. Auf Macht.«

Mona lehnte sich in die Rückenlehne ihres Bürostuhls zurück. Ihre Arme baumelten zwischen den Armlehnen und der Sitzfläche. Ihr war heiß und schlecht und schwindelig zugleich. Mit einer solchen Nachricht hatte sie weiß Gott nicht gerechnet. Und das am Tag vor ihrem fünfzigsten Geburtstag. »Gut, dass ich morgen frei habe«, sagte sie mit brüchiger Stimme. »Sonst würde ich bei dem üblichen Gratulationsgetue von Cäsar noch zum Mörder werden.«

»Der warme Händedruck von ihm bleibt Dir wohl nicht erspart. Allerdings hast du noch Schonfrist. Bis übermorgen ist er auf Geschäftsreise, und bei der kleinen Feierrunde in seinem Büro wird er dir wohl kaum diese Neuigkeit präsentieren.« Dennis streckte erneut seinen Rücken. »Und bis dahin solltest du alles daransetzen, dir zu überlegen, womit du am besten kontern kannst.«

Mona blickte niedergeschlagen zu ihrem Kollegen hinüber und kaute auf der Unterlippe. »Im Grunde hab ich doch gar keine Chance. Guck dir doch den Arbeitsmarkt an! In den meisten Unternehmen lassen die einem ab fünfundvierzig ganz diskret die Luft aus den Reifen. Und wenn du dann mit fünfzig bei der Arbeitsagentur nachfragst, gucken sie dich an, als suchtest du eine Stelle als Kindermädchen in einem Kloster.«

»Ja, aber willst du einfach kampflos aufgeben? Fachlich steckst du diese Bindig doch dreimal in die Tasche und was das Alter angeht, ist der Unterschied in meinen Augen gar nicht so riesig.«

Mona zog einen Mundwinkel in die Höhe und nickte bekennend. »Aber bei der Figur.« Dabei sah sie an sich hinab und murmelte leise: »Das geht eben nicht mehr so einfach mit dem Abnehmen wie bei euch jungen Leuten.« Damit Dennis die Tränen nicht sah, die ihr mit einem Mal in die Augen schossen, stand sie auf und stellte sich vor das offene Fenster zum Durchatmen. Langsam bekam sie sich wieder unter Kontrolle. Der Schweißausbruch verebbte und der Krampf in ihrer Magengegend ließ auch nach.

Auch wenn es ihr im Moment äußerst schwerfiel, beschloss sie, sich nichts anmerken zu lassen. Die Arbeit des Tages leistete sie ohne Unterbrechung ab. Nicht einmal zu einer Kaffeepause konnte sie Dennis überreden. Selbst den Besuch bei Ute ließ sie ausfallen. Ihre Freundin hätte sofort gemerkt, dass etwas nicht stimmte, und dann wäre es mit ihrer mühsam aufrechterhaltenen Beherrschung wahrscheinlich vorbei gewesen.

Erst nachdem sie ihre Wohnungstür ins Schloss fallen hörte, spürte Mona, wie verkrampft sie war. Ihr Nacken schmerzte und der restliche Körper fühlte sich wie eine unförmige Masse an, die nicht mehr richtig zu ihr gehörte. Noch mit dem Schlüssel in der Hand setzte sie sich auf die Couch und starrte eine ganze Weile wie in Trance durch den Raum. In ihrem Innern war nur noch Leere, wie damals, als Henning feige lächelnd seine Möbel abholte. Die Wohnung erschien ihr danach schmutzig und verlassen. Nicht viel anders fühlte sie sich jetzt. Wieder betrat jemand mit Dreck an den Schuhen ihre Wohnung und nahm heimlich alles mit, was sie sorgfältig ausgesucht und hineingestellt hatte.

Mona fiel danach von einem Heulkrampf in den nächsten. Die Couch verließ sie nur noch einmal, um Taschentücher zu holen. Irgendwann schlief sie vollkommen erschöpft ein.

Gegen halb zehn schreckte sie hoch, als das Telefon klingelte. Im ersten Augenblick wollte sie es einfach ignorieren, aber dann meldete sich ihr Mutterinstinkt. Vielleicht war es ja Rico. Wegen der Zeitverschiebung rief er meistens erst spät abends an. Irgendwie hatte sie Sehnsucht nach der Stimme ihres Sohnes. Seit mehr als sechs Wochen hatte er nichts mehr von sich hören lassen.

Aber es war Ute, die herb wie immer in den Hörer schmetterte: »Na, du hast dich ja heute nach Feierabend schnell vom Acker gemacht. Wenn du bei mir vorbeigeschaut hättest, hätte ich dich noch mit Chicoreeblättchen und Gurkenscheiben an Magerquark verwöhnen können.«

Trotz ihres elenden Zustands entging Mona der sarkastische Unterton in Utes Stimme nicht. »Danke. Das hättest du mir zur Verjüngung aufs Gesicht schmieren können? Aber gerettet hätte das auch nicht mehr viel.«

»Wie bist du denn drauf? Jetzt mach mal halblang! Du bist zwar in ein zwei Stunden fünfzig, aber da muss man ja nicht gleich das Besteck hinschmeißen.«

»Wenn du wüsstest. Noch schlimmer als jetzt kann es nicht kommen.«

»Es gibt Leute, die ab diesem Geburtstag noch mal was ganz Neues anfangen. Noch mal richtig durchstarten.«

»Und es gibt Leute mit meinem Jahrgang und meiner Kleidergröße, die würden alles dafür geben, wenn sie beim Alten bleiben könnten«, konterte Mona kleinlaut.

»Wie jetzt? Wovon sprichst du eigentlich?«, fragte Ute irritiert.

»Die wollen mich wahrscheinlich rausschmeißen aus der Firma.«

Am anderen Ende des Hörers blieb es gespenstisch still. Dann meldete sich Ute und ihre Stimme klang nun leise und erschüttert. »Was erzählst du da? Rausschmeißen? Aber warum? Du hast Dir doch nichts zu Schulden kommen lassen.«

Mona schrie nun fast hysterisch in den Hörer: »Ich habe mich erdreistet, älter zu werden und ein paar Pfündchen zu viel auf den Rippen zu haben. Damit wird man ab jetzt bei der Firma Kaiser ganz schnell ausgemustert.«

Dann hörte Ute nur noch haltloses Schluchzen.

Es brauchte keine Viertelstunde, dann saß Ute neben Mona im Wohnzimmer. Bis kurz vor Mitternacht streichelte sie ihrer Freundin den Rücken und reichte in regelmäßigen Abständen ein frisches Taschentuch. Nach einem Blick auf die Uhr zählte sie schließlich: »Drei ... zwei ... eins ... tata«, entkorkte die mitgebrachte Flasche Sekt und füllte zwei Gläser randvoll.

»So, nun komm, Mädchen! Jetzt wollen wir der Tatsache einfach mal ins hässliche Auge sehen und ihr dann eins draufgeben.«

Sie nahm Mona in beide Arme und drückte sie ganz fest. »Herzlichen Glückwunsch, Mona. Das, was wirklich zählt, ist doch unsere Freundschaft. Ob wir nun dreißig sind oder siebzig. Gemeinsam haben wir doch bisher alle Probleme in den Griff gekriegt, oder? Irgendwas wird uns dazu schon einfallen.«

Mona zog müde lächelnd die Nase hoch und nickte dankbar. »Und was sollte das mit dem Magerquark?«

»Damit wollte ich dir nur demonstrieren, wie weit das Genussniveau unserer Mahlzeiten mittlerweile gesunken ist. Ich hab ja nichts gegen gesundes Essen, aber Cäsar übertreibt es allmählich. Das Reformhaus ist bald eine Schlemmermeile gegen unsere Kantine.«

Kapitel 10

Mona schlug die Augen auf und verschränkte die Arme unter ihrem Kopf. Ihr Gesicht fühlte sich verquollen an und der restliche Körper ermattet wie nach einem Fieberschub.
Nun war sie also fünfzig. Ein sogenannter Best Ager. Ein kraftloses Lächeln huschte bei diesem Gedanken über ihr Gesicht. Bei all dem, was jetzt auf sie zukam, fragte sie sich, was an diesem Alter schon als Best bezeichnet werden konnte. Bisher hatten sie die zunehmenden Zeichen der Hautalterung und das Erschlaffen sämtlicher Gewebearten nicht in Panik versetzt wie viele ihrer gleichaltrigen Bekannten, die regelmäßig zur Kosmetikbehandlung liefen und die genau wussten, wo man im Internet die besten Kliniken für Plastische Chirurgie fand. Mindestens einmal im Monat war bei ihnen ein Wellness-Wochenende angesagt und den Rest der Zeit entspannten sie sich, was das Zeug hielt, mit Joga, Jacobson oder Zen-Meditation. Und am Ende stöhnten sie alle, dass sie kaum noch Zeit fürs Einkaufen fänden.
Zu dieser Gruppe hatte sie sich noch nie gezählt und würde es auch nie tun. Sie hatte weder das Geld für diesen Zauber noch die Lust, dass eins dieser Make-Up-Püppchen stundenlang an ihr herumbesserte. Vor zwei Jahren hatte Henning sie mit einem Geschenkgutschein gewissermaßen zu einer Kosmetikbehandlung gezwungen. Sie sah danach zwar wie eine Film-Diva aus, aber dafür bekam sie das schlechte Gewissen, viel zu wenig und fataler weise das vollkommen Falsche für ihre »reife« Haut getan zu haben, für lange Zeit nicht in den Griff. Das musste sie nicht mehr haben. Die Anti-Age-Pröbchen aus der Apotheke verschenkte sie an ihre achtzigjährige Nachbarin und die Haare selbst zu färben war eine ihrer leichtesten Übungen.
Monas eigentliches Problem lag viel tiefer. Es waren die mehr als 70 Kilo vom Kopf abwärts. Wie auf Kommando knurrte ihr Magen los. Als sie kurz auf den Wecker sah, klingelte es an der Tür. Schnell schlüpfte sie in ihren Morgenmantel und

öffnete.

»Morgen, Frau Seitz. Das soll ich Ihnen von Ute bringen, mit einem schönen Gruß.«

Der junge Mitarbeiter aus der Kantine reichte Mona den Henkel eines riesigen Weidenkorbs, dessen Inhalt mit einem frischen Küchentuch überspannt war. Obenauf lagen ein kleiner Strauß rosafarbener Beetrosen und ein weißer Briefumschlag.

»Tschüss und gute Besserung«, wünschte ihr der Bote zum Abschied. Verwundert bedankte sich Mona. Sie galt also heute als krankgeschrieben. »Gar nicht schlecht überlegt von Ute«, musste sie zugeben, denn was sie im Moment überhaupt nicht gebraucht hätte, waren überschwängliche Glückwünsche von Kollegen zu ihrem runden Geburtstag.

Sie stellte den Korb auf den Küchentisch und nahm das Tuch weg. Während sie die vielen unterschiedlichen Leckereien bewunderte, zog sie eine Karte aus dem Kuvert.

»Prost, Geburtstagskind! Stärke Dich noch einmal, bevor Du in den Kampf ziehst! Nach Feierabend stelle ich Dir meinen Plan vor. Bis dahin, Kopf hoch und lass es Dir schmecken, Ute.«

Nacheinander hob Mona eine Tüte Brötchen, jeweils einen Teller mit Lachs, Forellenfilets und verschiedenen Käsesorten, drei gekochte Eier in einem Serviettenbündel, Butter, Marmelade und Honig heraus. Selbstverständlich hatte Ute auch an einen Piccolo gedacht.

Mona musste sich setzen. Schon wieder liefen ihr die Tränen an den Wangen hinab. Diese Ute! Beim Anblick all der Köstlichkeiten verzieh Mona ihrer Freundin gern die kritischen Worte über ihre überschüssigen Pfunde. Doch als sie an Dennis dachte und an das, was er im Sportgeschäft zufällig aufgeschnappt hatte, sackte ihre Laune sofort wieder in den Keller. Heute war ihr fünfzigster Geburtstag, den sie ganz entspannt mit ihren engsten Freunden beim Italiener feiern wollte, und wenn sie Pech hatte, bat man sie morgen schon zum Entlassungsgespräch ins Chefbüro.

Irgendwie kam Mona das Ganze so unwirklich vor. Theoretisch rechnete sie immer schon mit einer Kündigungswelle in der Firma, aber dass es sie selbst einmal treffen könnte, daran hatte sie nie gedacht. Und wenn, dann höchstens aus Einsparungsgründen und nicht, weil ihre Erscheinung nicht zum neuen Image der Firma passte.

Nun stand sie da, mit einem halben Jahrhundert auf dem Buckel, einer zerbrochenen Ehe und sehr überschaubarem Vermögen und wusste nicht, wie es weitergehen sollte. Es war zwecklos auf Kündigungsschutz zu hoffen, weil man doch schon so viele Jahre dabei war. Der viel gepriesene Erfahrungsvorsprung, den sie in die Waagschale werfen könnte, machte aus alt auch nicht neu. Das sah sie ganz realistisch, und sie wusste auch, wie leicht es war, jemanden loszuwerden. Ein passender Kündigungsgrund ließ sich mit etwas Fantasie immer finden. Sie könnte natürlich mit dem Arbeitsgericht drohen, aber erstens konnte sie sich das nicht leisten und zweitens konnte es dann sogar zu einer sofortigen Freistellung kommen, sodass sie ihr Büro noch am selben Tag räumen durfte. Cäsar kannte sich mit den amerikanischen Hire-and-Fire-Gepflogenheiten nicht aus, aber der Fesselballon würde ihm schon beibringen, wie man es machte. Da war sich Mona ganz sicher.

Während sie hin- und herüberlegte, futterte sie ein belegtes Lachs-Brötchen, dann ein Camembert-Brötchen und zu guter Letzt noch eins mit geräucherter Forelle in sich hinein. Nach einer knappen Stunde Grübeln und dem letzten Schluck Kaffee stellte sie erschreckt fest, dass sie den ganzen Korb leergegessen hatte. Egal, es war schließlich ihr Geburtstag. Auf ein Kilo mehr oder weniger kam es jetzt sowieso nicht mehr an.

Bis Ute und Jörg am Abend auftauchten, musste sie mindestens zehn Pflichtanrufe über sich ergehen lassen, sich brav für die Glückwünsche bedanken und die typischen Allgemeinplätze zu der nun beginnenden »heißen« Lebenshälfte abgeben. Der Anruf von Dennis war ihr von allen noch der liebste.

»Mach dir keine Sorgen. Wir kriegen das schon hin, dass du bleibst. Und wenn nicht, dann gehe ich auch«, kündigte er verschwörerisch an.

Diese Lösung half ihr zwar nicht weiter, aber die tröstenden Worte des jungen Mannes rührten sie tief, denn sie zweifelte nicht im Geringsten daran, dass er es ernst meinte. Es war halt das Privileg der Jugend, so leichtfertig mit dem Arbeitsplatz pokern zu können. Auf viele Dinge der vergangenen Jahrzehnte konnte Mona gut verzichten, aber die Freiheit und den Optimismus, einfach sagen zu können: »Ich gehe und suche mir woanders einen Job«, hätte sie gerne noch einmal.

Am Nachmittag wurde es ruhiger. Nachdem sie aufgeräumt und geduscht hatte, machte sie es sich mit der Tageszeitung auf dem Sofa gemütlich. Einem inneren Zwang folgend übersprang sie Obama und Putin, den Lokalteil und die Todesanzeigen und schlug die Seiten mit den Stellenangeboten auf. Klar war das albern. Dennis hätte mit den Augen gerollt, und auch sie wusste, dass man heutzutage nach vakanten Stellen nur noch im Internet suchte. Die Lokalzeitung war eher etwas für diejenigen, die vorhatten, Treppenhäuser zu reinigen, Hunde auszuführen oder exotische Massagedienste anzubieten. Aber irgendetwas reizte sie trotzdem, sich die aktuellen Stellenanzeigen anzusehen. Monas Augen weiteten sich beim Lesen der einzelnen Anzeigen immer mehr. In den großflächigen Angeboten auf der ersten Seite suchte man anscheinend den Superstar der Arbeitswelt. Er sollte nicht nur umsatzorientiert, produktkompetent, mehrsprachig und flexibel sein, sondern auch routiniert, ehrgeizig, eigenmotivationsfähig, organisationstalentiert und überzeugungskräftig. Mona schüttelte genervt den Kopf. Was, bitte schön, verstand man unter einem Denkstil auf Fachhochschulniveau und der Fähigkeit sich crossmedial auseinanderzusetzen. Und wozu brauchte man beim Vertrieb von Tiernahrung Pioniergeist? Verärgert pfefferte sie die Zeitschrift zurück auf den Tisch und gönnte sich zum Ausgleich einen Riegel ihrer Lieblingsnougatschokolade.

Wieder klingelte das Telefon. Endlich. Es war Rico. Er gratulierte brav und entschuldigte sich, dass er so lange nichts von sich hören ließ. Ein Bekannter habe ihn auf einen Survival-Trip durch einen Nationalpark in den Rockies mitgenommen.

»Total abgefahren war das«, berichtete Rico begeistert und erzählte von selbstgefangenem Lachs und Bären, die bis ans Zelt kamen.

Die Begeisterung bei Mona hielt sich in Grenzen. »Und das mitten im Semester?«, konnte sie sich trotz der Freude über seinen Anruf nicht verkneifen zu fragen.

»Keep cool, Mama. Das war ein supergeiles Angebot von meinem Kumpel. So eine Chance bekommt man nicht alle Tage«, antwortete er ohne den leisesten Anflug eines schlechten Gewissens.

Die obligatorische Zusatzfrage nach dem Fortschritt seiner Abschlussarbeit behielt sie diesmal lieber für sich. Genauso wenig erkundigte sie sich, wann er denn vorhabe, mal wieder nach Deutschland zu kommen. Das hätte die kleine, familiäre Geburtstagsidylle ganz zerstört. Mona kannte schließlich ihren Sohn. Rico hätte nur vorwurfsvoll auf die teuren Flugpreise hingewiesen und wie immer damit argumentiert, dass er in der nächsten Zeit richtig reinklotzen müsse. Das wollte sich Mona ersparen. Sie vermied es auch, ihn über ihre düstere berufliche Zukunft in Kenntnis zu setzen. Mit seiner oberflächlichen, zuweilen noch sehr unreifen Sichtweise hätte er ihr nur geraten, nicht so schwarz zu sehen und das ganze Problem mit einem »Take it easy, mom!« für sich aus der Welt geschafft.

Nach dem Gespräch überkroch sie wieder dieser erdrückende, ambivalente Gefühlsnebel, den jede Rabenmutter kannte. Einerseits würde sie ihren Sohn liebend gern wieder einmal in die Arme schließen und mit Reibekuchen und Apfelmus beglücken, andererseits war sie froh, dass er sein lockeres Leben nicht im selben Stadtteil führte.

Als es um kurz nach sechs an der Tür klingelte, stand Ute allein vor ihr und entschuldigte Jörg. Er würde immer noch auf einen Handwerker warten, der eigentlich schon um vier Uhr im Studio sein wollte. An einer der Kraftmaschinen habe sich ein Haltebügel gelockert und Jörg sei aus sicherheitstechnischen Gründen verpflichtet, den ganzen Geräteturm zu sperren. »Und gleich meckern natürlich ein paar von den Muckiprotzen rum, sie hätten nicht fürs Rumstehen und Warten bezahlt«, ergänzte Ute und zog die Augenbrauen genervt in die Höhe. »Wenn die Reparatur nicht zu lange braucht, kommt Jörg später nach.«

Mona bedankte sich überschwänglich für die Überraschung mit dem Frühstückskorb und holte aus dem Kühlschrank in der Küche die halbvolle Sektflasche vom Vorabend. »Na, wie wär's mit einem Gläschen?«

»Ne, lass mal. Wenn Jörg nicht kommt, muss ich ja noch Autofahren und außerdem habe ich noch was Wichtiges mit dir zu besprechen.«

Monas Neugierde wurde vom ernsten Gesicht ihrer Freundin gedämpft. Wusste sie durch den engen Draht zu Cäsar etwa schon mehr über ihre bevorstehende Entlassung? Notdürftig versuchte sie, ihre Sorge mit betont guter Laune zu überspielen. Wenigstens die letzten Stunden ihres Geburtstages wollte sie froh gelaunt verbringen, bevor alles um sie herum zusammenbrach. »Schieß los mit deinem geheimnisvollen Plan! Willst du ganz auf Catering umstellen oder mit Jörg nach Teneriffa auswandern?«

Ute stutzte. »Gar nicht so schlecht, die Idee. Aber im Moment steckt dein Karren im Dreck und nicht meiner, oder sehe ich das falsch?«

Mona nickte und sah frustriert zu Boden. Ute hatte ja Recht. Um ihr den Vogel Strauß vorzuspielen, war die Situation deutlich zu kritisch, auch wenn an diesem Tag ihr fünfzigster Geburtstag war. Beruflich stand ihr das Wasser bis zum Hals und wenn sie ehrlich sein sollte, war ihr ganz und gar nicht lustig zumute. Hätte Ute nicht in der vergangenen Nacht schon aufopfernd ihre Tränen getrocknet, hätte sie auf der Stelle erneut losheulen können.

Ute rutschte geschäftig an den vorderen Rand des Sofas und schickte Mona los, Papier und Stift zu besorgen. Dann wies sie ihre Freundin an, sich neben sie zu setzen. »Schriftlich ist so was immer besser«, sagte sie, während sie feierlich ein langes Wort oben auf das Blatt schrieb.

»Arbeitsplatz-Rettungsplan«, las Mona mit der Lesebrille

auf der Nase. »Und was stellst du dir darunter vor?«

»Wir müssen deine momentane Situation systematisch nach Schwachstellen abklopfen, und da haken wir ein.« Ute schien sich ihrer Sache vollkommen sicher zu sein. Sie setzte den Punkt 1 unter die Überschrift. »Als Erstes klappern wir jetzt Punkt für Punkt die gegebenen Fakten ab. Was hat Dennis genau im Sportgeschäft gehört?«

Mona schürzte die Lippen. »Dass ich für das Marketing eines Sportartikels zu alt und zu moppelig bin. Diese Bindig meinte wohl zu Cäsar, mit meiner Figur könne ich nicht so richtig den sportlichen Charakter des neuen Produkts rüberbringen«, hängte sie betont gestelzt an.

»Na ja, aufgrund deines Aussehens kann er dich jedenfalls nicht entlassen. Das wäre Personalpolitik aus dem vorigen Jahrhundert und mittlerweile strafbar, das weißt du selbst. Das können wir getrost ignorieren. Was hat Dennis denn noch gehört?«

»Ach ja, Cäsar beschwerte sich außerdem, dass ich nicht beim Walken mitmache. Ich sei dadurch ein schlechtes Vorbild für die anderen.« Mona rollte mit den Augen und verstand gar nicht, warum Ute sie mit einem Mal so vorwurfsvoll anblickte.

»Und? Hat er Recht damit?«

Mona wand sich, als ob man ihr einen kratzigen Pullover über die nackte Haut gezogen hätte. »Ja, okay. Aber macht das denn wirklich so viel her, wenn ich auch noch mit dieser Stöckchentruppe mitzockele? So was kann man doch gar nicht richtig als Sport bezeichnen. Das weißt du doch am besten.«

»Glaubst du«, murmelte Ute und schrieb unter Punkt 1: Ausschlagen des Bewegungsangebots, kein Vorbild für die Kollegen. Und unter den zweiten Punkt schrieb sie: Figur repräsentiert nicht das sportliche Firmenmotto. »Das sind also die beiden Dinge, die er bemängelt. Da werden wir ansetzen. Zu Punkt 1: Warum machst du eigentlich nicht mit?«

»Mein Gott, Ute! Ich hab seit Jahren keinen Sport mehr gemacht. Meinst du, ich bin scharf darauf, vor allen Kollegen das Nilpferd auf dem Trockenen zu geben? Außerdem habe ich keine Lust, mich dieser Bindig zum Fraß vorzuwerfen. Die reibt sich doch die Hände, wenn ich da auftauche.«

Utes boshaftes Nicken reizte Mona schon ein bisschen. Sie hatte eigentlich mit mehr Verständnis gerechnet. Stattdessen musste sie nun diese derbe Gardinenpredigt über sich ergehen lassen.

»Hör mal! Du bist doch vernünftig genug einzusehen, dass es mit deinem Gewicht in diese Richtung sowieso nicht weitergehen kann.«

Mona stimmte murrend zu. »Aber eigentlich ...«

»Eigentlich ist jetzt der beste Zeitpunkt etwas zu ändern. In meinen Augen hast du nur noch diese eine Chance. Wenn du Cäsar beweist, dass du sportlich aktiv bist und in der kommenden Zeit wirklich abnimmst, laufen seine ganzen Argumente ins Leere. Oder siehst du das anders?«

Mona schüttelte beleidigt den Kopf. »Ja, ja, stimmt schon. Aber was ist, wenn der ganze Aktionismus dieser Frau Bindig nur ein Vorwand ist?«

»Ein Vorwand? Wofür?« Ute sah sie irritiert an.

»Dennis meint, dass das Einzige, was diese Fitness-Tussi wirklich will, mein Arbeitsplatz sei, denn heiraten würde Cäsar die sowieso nicht.«

»So einfach geht das nicht, tausche A gegen B. Da hat schließlich auch der Betriebsrat noch ein Wörtchen mitzureden. Außerdem kann ich mir nicht vorstellen, dass Cäsar mit einem Mal vergessen hat, was du bisher für sein Unternehmen geleistet hast. Der ist halt momentan ein bisschen fehlgesteuert, hormonell meine ich.«

»Mein Verständnis für ihn hält sich in Grenzen. Wenn der seine rosarote Phase nicht bald überstanden hat, dann kann ich in der Wartezone der Arbeitsagentur schon mal eine Nummer ziehen.«

Ute ließ sich nicht beirren. »Was will diese Bindig denn mit deinem Arbeitsplatz. Die hat doch Sport studiert. Und wer weiß, wie lange oder kurz. Die kann vielleicht das Sportabzeichen abnehmen, aber selbst bei uns im Studio könnten wir die nicht gebrauchen. Da kann die Klappe und der Busen noch so groß sein.«

»Hast du schon mal was von Quereinsteigern gehört? Die arbeiten sich in null Komma nichts in alles ein«, konterte Mona.

Ute brummte etwas und kaute auf dem Stift, während sie nachdenklich in Monas Wohnzimmer herumblickte. »Ich finde, das Schlimmste wäre jetzt, wie eine Maus im Käfig einfach nur abzuwarten. Du musst in die Offensive gehen. Nur so änderst du was.«

Wie ein zu Unrecht gescholtenes Kind schmollte Mona den Teppich vor ihren Füßen an.

Ute lehnte sich resigniert zurück. In ihrem Gesicht spiegelte sich der Ärger über die kindische Uneinsichtigkeit ihrer engsten Freundin. »Willst du nun, dass ich dir helfe, oder nicht?«, setzte sie endgültig einen Punkt unter die fruchtlose Diskussion.

Mona war ganz bleich geworden. Sie konnte sich noch so sehr anstrengen. Den Hoffnungsschimmer, den Ute so klar am Horizont leuchten sah, war für sie immer noch eine Gewitterfront. »Versuchen kann ich es ja mal.«

Das kam für Ute viel zu kleinlaut rüber. Mit einem entschiedenen Ruck drehte sie sich zu Mona und sah ihr eindringlich in die Augen. »Jetzt oder nie. Entscheide dich, Mona Seitz!«

Mona sah Ute erschreckt an. Sie wusste ja, wie knallhart ihre Freundin sein konnte, aber jetzt schien eindeutig ihre Geduld am Ende zu sein. »Und wie sieht dein Rettungspaket aus?«, beeilte sie sich zu fragen.

Ute stand auf und holte aus dem Flur eine knapp ein Meter lange Rolle in der Breite eines Ofenrohrs, die sorgfältig in Geschenkpapier eingewickelt war. Am oberen Ende baumelte ein Briefumschlag. Die überreichte sie feierlich ihrer Freundin. »Unser Rettungsplan. Von Jörg und mir.«

Mona zog eine Karte aus dem Umschlag und las laut vor: »Geschenkgutschein für eine Kurseinheit »Nordic Walking« als Einzeltraining im Fitnessstudio sports-life. Kursdauer: 6 Wochen. Frequenz: 3 x wöchentlich 1,5 Stunden.« Sie räusperte sich und sah Ute dann mit großen Augen an. »Wie jetzt? Ich soll bei euch trainieren und das auch noch dreimal in der Woche?«

»Nicht direkt. Das Walken findet ja nun mal draußen statt. Aber du kannst dich natürlich im Studio umziehen und duschen.« Ute zeigte auf die Rolle in Geschenkpapier, die vor ihnen auf dem Tisch lag. »So und nun kommen wir zu Punkt zwei unseres Plans. Pack das mal aus!«

Nachdem Mona vorsichtig die Klebestreifen gelöst hatte, rollten drei übereinander gestapelte Büchsen aus dem Papier. In jede davon hätten spielend zwölf Münchner Weißwürste gepasst. Überrascht studierte Mona das Etikett. »Eiweißpulver 70% mit Mineralien- und Vitaminzusatz.« Sie sah Ute fragend an. »Und was soll ich damit?«

»Das ist ab jetzt deine Hauptnahrungsquelle. Da ist alles drin, was dein Körper braucht, um beim Abnehmen fit zu bleiben. Nur kein Fett und keine Kohlehydrate. Das Einzige, was du noch besorgen musst, ist Mineralwasser. Am besten gleich mehrere Kästen. Und dann kann es losgehen.«

Ein bisschen überrumpelt kam sich Mona schon vor. Sie wusste gar nicht recht, wie sie sich nun verhalten sollte. Überschwängliche Freude zu zeigen, wäre verlogen gewesen, denn eine Aufforderung zum Hungern war nicht gerade das, was sie unter einem tollen Geburtstagsgeschenk verstand. Auch der Gutschein für den Walking-Kurs hatte eher etwas von einer Zwangsbelustigung. So wie der silberne Sahnelöffel und die Bettwäsche mit Monogramm zu ihrer Konfirmation vor 35 Jahren. Aber es zeigte ihr auch, dass Ute ihre Sorgen ernst nahm und bemüht war zu helfen.

Mona sah ernsthaft in das erwartungsvolle Gesicht ihrer Freundin und nickte. »Okay, auch wenn es schwerfällt. Ich werde es versuchen.«

Ute atmete erleichtert durch und griff erneut zu Papier und Stift. »Ich schreibe dir jetzt deinen Diätplan für die nächste Zeit auf.«

Im Nu hatte sie die ganze Seite vollgeschrieben. Den letzten Satz unterstrich sie dreimal eindrücklich. Dann schob sie Mona das Blatt zu. »So, unterschreibe!«

»Ich verspreche, in den nächsten sechs Wochen weder Pizza noch Süßes zu essen und keinen Alkohol mehr zu trinken und regelmäßig zu walken«, las Mona leise vor und blickte ihrer Freundin dann eingeschüchtert in die Augen. Doch Ute blieb hartherzig. Mit stockernster Miene tippte sie solange auf das Blatt, bis Mona den Stift nahm und ihre Unterschrift daruntersetzte. »Und was mache ich, wenn es nicht klappt?«

»Weiter«, antwortete Ute streng. »Was sonst?«

Dann machte sie sich auf in Richtung Eingangstür. Kurz vor der Tür fiel Ute noch etwas Wichtiges ein. »Du solltest Cäsar mal ganz beiläufig stecken, dass du bei uns im Fitnessstudio trainierst. Er muss ja nicht wissen, dass du gerade damit anfängst. Gut wäre es auch, wenn du ihm mal ganz zufällig in Sportkleidung über den Weg läufst. Bei der Gelegenheit kannst du ihm ja auch mitteilen, dass du am Firmensport teilnehmen wirst, sobald dein Kurs bei uns zu Ende ist.«

»Will ich doch gar nicht«, lag Mona auf der Zunge, aber das schluckte sie runter. Dann nahm sie ihre Freundin in den Arm und bedankte sich. »Aber du musst Geduld mit mir haben. Das wird dauern, bis aus einem Bewegungsmuffel ein Dauerläufer geworden ist.« Und dann fragte sie ganz vorsichtig: »Und was ist jetzt mit unserem Essen bei Luigi?«

Ute schüttelte entschieden den Kopf.

»Keine Chance?«, versuchte es Mona noch einmal zaghaft.

»Keine Chance.«

Kapitel 11

Am nächsten Morgen knurrte Monas Magen schon beim Betreten des Büros bedrohlich laut. Mit viel Überwindung hatte sie auf ihr übliches Frühstück verzichtet und stattdessen das erste Glas Wasser mit fünf Esslöffeln Diätpulver hinuntergewürgt. Den staubigen Geschmack im Mund versuchte sie mit einem weiteren Glas Wasser wegzuspülen. Obwohl sie sich sofort danach gründlich die Zähne putzte, stieß sie mit ihrer Zunge immer wieder auf Pulverreste in den Nischen ihres Mundes. Grauenhaft. So ähnlich musste aufgelöster Wüstenboden oder Maurermörtel schmecken. Bereits nach dieser ersten Diätportion zweifelte sie stark daran, bis zum gewünschten Ende durchhalten zu können.

Noch am Vorabend hatte Mona ihren beliebten Kirschkuchen mit Puddingcreme für die engsten Kollegen gebacken. Danach war sie schon ein bisschen stolz. Erstens war ihr der Kuchen besonders gut gelungen und zweitens hatte sie es zum ersten Mal geschafft, dass die kompletten hundert Prozent des Teiges und der traumhaft sahnigen Creme im Backofen landeten und nicht löffelweise in ihrem Mund.

Aber heute im Büro war ihr nach allem Möglichen, nur nicht mehr nach feiern. Sie blickte teilnahmslos auf den Kuchen, den sie auf dem Beistelltisch neben der Garderobe abgestellt hatte. Selbst als Dennis mit zwei dampfenden Tassen Kaffee erschien, stellte sich bei ihr nichts ein, was annähernd als Appetit bezeichnet werden konnte. Und Mona wusste genau, woran das lag. Tausendmal hatte sie zu Hause den kommenden Tag in Gedanken durchgespielt. Dabei ging es nicht um den Moment, in dem sie das übliche Kollektivgeschenk der Abteilung überreicht bekam, sondern um die Sekunden, in denen das Telefon klingelte und man sie ins Vorstandsbüro rief. Für die Szene, in der Cäsar offiziell ihre Kündigung aussprach, hatte sie in der Geborgenheit ihres Wohnzimmers -zig Reaktionsvarianten geprobt. Ihr Repertoire reichte von totaler Fassungslosigkeit bis zu souveräner Gelassenheit. Aber all das spiegelte in keiner Weise ihre eigentliche Verfassung wider. Im Grunde hatte sie furchtbare Angst, vor versammelter Mannschaft einen Heulkrampf zu bekommen.

Kaum hatte sie ihre ersten Arbeitsgänge am Rechner hinter sich gebracht, klopfte es auch schon an der Bürotür und ein Trupp von zehn Personen erschien, versteckt hinter einem riesigen Blumenstrauß und einem nicht weniger großen Paket.

Nun galt es Haltung zu bewahren. Mona sprang überrascht auf, nahm Blumen und Geschenk in Empfang, ließ alle erdenklichen Beglückwünschungen und humoristischen Überlebenstipps über sich ergehen. Dann forderte sie alle auf, sich von dem bereitgestellten Kuchen zu nehmen, während sie einen riesigen Karton aus dem Geschenkpapier pellte. Ein elektrischer Speiseeis-Bereiter für zwölf Personen kam zum Vorschein. Mona gab sich alle Mühe, ihre Begeisterung für dieses überflüssige Utensil so echt zu inszenieren, dass am Ende alle Kollegen zufrieden nickend glaubten, genau das passende Geschenk für sie gefunden zu haben.

»So ein richtiger Kuchen ist schon was Feines«, bekundete Lüders verzückt und schob sich eine Gabel voll Kirschkuchen mit Puddingcreme in den Mund. Leicht zu Mona geneigt flüsterte er: »Den Kuchen, den man neuerdings in der Kantine bekommt, kann man vergessen. So einen hat meine Mutter immer gebacken. Mit ohne Zucker, weil sie doch Diabetikerin war. Schmecken tat der jedenfalls nach gar nichts.«

Mona stutzte. Wieso sollte Utes Kuchen mit einem Mal nicht mehr schmecken? Sie war doch der Spezialist für die tollsten Blechkuchen aller Art. Viele Kollegen aßen ihren Aprikosenstreusel lieber als den üblichen Becher Fruchtjoghurt zum Nachtisch. »Vielleicht hat sie ja nur ein neues Rezept ausprobiert«, versuchte Mona die Backkünste ihrer Freundin in Schutz zu nehmen.

»Ne, ne. Das sind die neuen Vorgaben vom Chef. Wenig Zucker und keine Soße mehr und so. Wenn Sie mich fragen, Frau Seitz, die Ute kann ja nichts dafür. Aber wenn das Essen nicht schmeckt, kann man doch auch nicht richtig arbeiten, oder wie sehen sie das? Außerdem wäre ich gestern beinahe an so einem drögen Stück Fleisch erstickt. Das Putenvieh steckte hier fest.« Lüders reckte dabei sein Kinn in die Höhe und wies mit der Kuchengabel auf den stark faltigen Bereich unter seinem Kehlkopf. »Ohne Soße rutscht so was Trockenes doch nicht runter. Unverantwortlich ist das.« Merklich zufriedener deutete er auf den Rest seines Kuchenstücks und meinte lächelnd zu Mona. »Da ist das ein richtiger Segen gegen.«

»Danke, Herr Lüders. Schön, dass er Ihnen so gut schmeckt«, antwortete Mona und mühte sich ab, einigermaßen zufrieden zu wirken. Dann nahm sie einen Schluck Kaffee und betrachtete angewidert die schwarze Flüssigkeit in ihrer Tasse. »Kaffee ohne Milch und Zucker? Schmeckt wie eingeschlafene Füße«, resümierte sie frustriert.

»Na, wie fühlt man sich so mit Fünfzig?«, fragte die zierliche Mittdreißigerin vom Vertrieb aus dem Büro nebenan arglos.

»Mal abwarten. Kann ich nach einem Tag noch nicht so sagen«, antwortete Mona und lachte pflichtgemäß. Doch das Lachen verging ihr sofort wieder, denn in der nächsten Sekunde klingelte das Telefon. Dennis und Mona sahen sich erschreckt an. Obwohl er dichter am Apparat stand, lief sie mit einer abwinkenden Handbewegung selbst zum Telefon. »Lass nur. Das ist bestimmt für mich.«

Dann beobachtete Dennis nur noch, wie sie ein paar Mal ehrfürchtig »Ja, ja« und »Selbstverständlich« sagte und nickte. Danach legte sie den Hörer langsam zurück auf die Basis.

»Ich muss mal kurz zum Chef. Esst bloß den Kuchen auf! Wenn ich wiederkomme, will ich nichts mehr davon sehen«, rief sie aufgekratzt in die Runde und an Dennis gewandt setzte sie leise hinzu: »Das war's dann wohl.«

Dennis folgte ihr zur Tür und gab sich Mühe, so unauffällig wie möglich zu flüstern. »Komm, Mona. Lass dich nicht unterkriegen! Stell dir einfach vor, Cäsar schwebt in einem Korb am rosaroten Himmel und stellt plötzlich fest, dass dem Fesselballon allmählich die Luft ausgeht. Das hilft.«

Mona seufzte leise, als sie sich für den ungewöhnlichen Tipp bedankte. Dann machte sie sich auf den Weg zur Chefetage.

Kaum hatte sie Cäsars Bürotür hinter sich geschlossen, kam er auch schon mit weit ausgebreiteten Armen auf sie zu. »Meine liebe Frau Seitz! Meinen allerherzlichsten Glückwunsch zum Geburtstag. Ich hoffe, Sie hatten gestern eine schöne Feier im Kreise Ihrer Lieben?«

»Danke. Wie man's nimmt«, murmelte sie und versuchte ihre Hand aus dem Schraubstock seines Griffs zu befreien. Aber solange Cäsar mehr oder weniger passende Worte zu ihrem runden Geburtstag zusammenschusterte, schüttelte er ununterbrochen weiter. Mona hörte gar nicht mehr richtig hin. Sie kannte diese hohlen Phrasen zur Genüge. Allmählich sollte er zum Punkt kommen. Dann hätte sie es hinter sich, dachte sie und nickte ihm eisig lächelnd weiter zu.

Endlich ließ er los und holte aus der Ecke am Waschbecken ein längliches Geschenkpaket.

»Mit diesem Geschenk, werte Frau Seitz, möchte ich ihren nun schon mehrere Jahre andauernden fleißigen und erfolgreichen Einsatz für unsere Firma würdigen. Sozusagen als Symbol für ihr Engagement. Immer am Ball, immer im Einsatz. Gleichzeitig soll es als Anreiz dienen, dem eigenen Körper etwas Gutes zu tun. Als Ausgleich zu der täglichen Belastung am Arbeitsplatz gewissermaßen. Ab einem gewissen Alter sollte man die sogenannte Work-Life-Balance gut im Auge behalten, wenn man weiterhin mithalten möchte. Die moderne Welt von heute verändert ihr Gesicht ja immer schneller und vielfältiger. Wer da weiterhin vorn mitmischen will, muss schon ein bisschen an sich arbeiten. Sie wissen schon, was ich meine.«

Mona nickte verunsichert und packte ein Paar silbern glänzende Walkingstöcke aus. Knapp unterhalb des rechten Griffs entdeckte sie ihren Namenszug, der in akkurater Kursivschrift quer um den Schaft graviert war. Mit viel Anstrengung gelang es ihr, den erwünschten Begeisterungsausdruck auf ihr Gesicht zu zaubern. »Vielen Dank. Das mit den Stöcken und meinem

Namen drauf ist ja eine tolle Idee von Ihnen.«

War das nun alles oder brauchte er nur Anlauf für den finalen Vernichtungsschlag, fragte sie sich, während sie die Stöcke einsatzbereit neben sich auf den Teppichboden setzte.

»So etwas Sportliches steht Ihnen richtig gut, Frau Seitz. Ab wann dürfen wir sie denn nun bei unserem Walking-Training erwarten?«

Da lief also der Hase. Mona schluckte kurz und wunderte sich, wie selbstverständlich ihr Utes Notlüge aus dem Mund sprudelte. »Oh, das tut mir leid, Herr Kaiser, aber ich gehe zurzeit mehrmals wöchentlich zu einem Fitnesskurs ins Sportstudio. Der läuft noch ungefähr sechs Wochen. Dann könnte ich mir aber gut vorstellen, zu unserer Betriebssportgruppe zu wechseln.«

»Oh, davon wusste ich gar nichts.« Cäsar wirkte durch ihre Antwort sichtlich irritiert. »Ähm, ich meine, das hätte ich Ihnen gar nicht zugetraut.« Aber genauso schnell fing er sich wieder. »Na, dann haben Sie bestimmt schon festgestellt, wie gut es tut, wenn man wieder mehr in Form kommt.«

Mona wusste genau, auf welche Form er anspielte und das ärgerte sie maßlos. Auch wenn ihr Arbeitsplatz dadurch noch mehr in Gefahr geriet, musste sie ihrem gekränkten Ehrgefühl Genugtuung verschaffen. »Im Gegensatz zu anderen habe ich mich eigentlich immer sportlich verhalten«, entgegnete sie mit einem geradezu bühnenreifen Lächeln. Viel riskierte sie mit dieser Zweideutigkeit nicht, denn Cäsar beherrschte die Interpretation ironischer Bemerkungen so perfekt wie ein Grundschulkind.

»Ach! Da sehen Sie mal, wie man sich täuschen kann. Manchen Mitmenschen sieht man das Sportliche nicht so direkt an«, lachte er arglos auf. »Weiter so, Frau Seitz! Sportlich ambitionierte Mitarbeiter braucht unsere Firma nämlich jetzt mehr denn je. Sie wissen selbst, wie erbarmungslos der Markt ist. Da können wir es uns nicht leisten, Chancen durch unkluge Personalpolitik zu verspielen. Gerade beim Kundenkontakt ist es heutzutage elementar wichtig, dass man das Credo des Unternehmens widerspiegelt. Ideell und physisch, wenn Sie wissen, was ich meine.«

Ja, ja. Mona nickte genervt in sich hinein. Sie wusste, was er meinte. Mehr als einmal hatte er nun deutlich mitgeteilt, dass ihr fülliges Körperformat nicht mehr zum Unternehmen passte. Auch wenn sie nicht ganz freiwillig beschlossen hatte, sich auf den langen, steinigen Weg zu einer besseren Figur zu machen, dann bestimmt nicht nur, um damit dem Firmenimage zu dienen. Vor allem tat sie es für sich, auch wenn sie noch ein bisschen an dieser Überzeugung arbeiten musste. Und natürlich tat sie es auch ein bisschen Ute zuliebe. Das gab sie offen zu. Doch als sie von Cäsars selbstgefälligem Gesichtsausdruck zu den Stöcken in ihren Händen sah, wusste sie ganz genau, wer der Letzte war, für den sie sich abquälen würde.

Mit dem eisigsten Lächeln, dass ihr Gesicht je zustande brachte, bedankte sie sich noch einmal. »So, ich muss wieder ran. Die Arbeit ruft.«

Cäsar nickte verständnisvoll und seine Rechte schüttelte Mona ein weiteres Mal kräftig durch. Dann konnte sie endlich die Tür hinter sich schließen. Mit demselben Unmut, mit dem man dem Zahnarzt eine entzündete Zahnwurzel präsentierte, lief sie mit den beiden Walkingstöcken den Flur entlang zu ihrem Büro zurück. Am liebsten hätte sie Cäsar die Metallpinne in die zwei Auspuffrohre seines neuen Sportflitzers gestopft.

Doch kurz vor ihrer Bürotür blieb sie abrupt stehen. Hatte er nicht etwas vergessen? Was war denn nun mit ihrer Kündigung? Mona drückte entschlossen die Klinke. Klar, er wollte sie nur schonen, weil sie Geburtstag hatte. Ein kleiner Aufschub aus Höflichkeit sozusagen. Oder verfolgte Cäsar zusammen mit dieser Miss Fitness eine ganz andere Strategie? Wollte man sie vielleicht langsam aber stetig mit indirekten Spitzen über ihr Alter und ihre Figur mürbe machen? Passte seine Kritik an ihren Designvorschlägen da nicht haargenau ins Bild? Vielleicht wollte man sie so weit bringen, dass sie von selbst kündigte, weil sie es in dieser Firma nicht länger aushielt? Immerhin wäre das für das Unternehmen der billigste Weg. Alles andere liefe auf einen arbeitsrechtlichen Vergleich oder eine angemessene Abfindung hinaus, also auf eine Menge Kosten. Da käme ein subtiles, beharrliches Mobbing mit dem Ziel, dass sie selbst über kurz oder lang kündigte, doch wesentlich billiger.

Mona stand gedankenversunken am Waschtisch in der Ecke ihres Büros. Dennis schien bereits zur Mittagspause gegangen zu sein. Sie blickte zu dem Karton mit der unförmigen Speiseeismaschine, dann zu der Kuchenplatte daneben. Ein einziges abgebröckeltes Anstandsstück lag verloren inmitten von Krümeln und zwei abgelutschten Kirschkernen. Monas Magen meldete laut knurrend Besitzansprüche an und ihre rechte Hand fuhr wie von selbst in Richtung Kuchenstück. Doch mitten in der Bewegung hielt Mona inne, atmete tief durch und schluckte die Spuckepfütze in ihrem Mund hinunter.

»Das wollen die doch nur, dass du so weitermachst und immer dicker wirst«, mahnte ihre innere Stimme vorwurfsvoll. »Mach es ihnen doch nicht so leicht!«

Mona nickte ganz langsam. Nein, soweit durfte es auf keinen Fall kommen. So weiterzumachen wäre wirklich Dummheit. Wie Ute es schon richtig sagte: Es gab für sie vielleicht nur diese eine Chance, den Arbeitsplatz zu behalten. Also galt es, sie auch zu nutzen.

Entschlossen hob sie die Kuchenplatte hoch und schob alles, was sich darauf befand mit der Handkante in den Mülleimer neben ihrem Schreibtisch. Dann erfrischte sie ihr verschwitztes Gesicht mit einigen Händen voll kaltem Wasser. Bevor sie sich an den Schreibtisch setzte und den Rechner startete, angelte sie rasch nach der winzigen, roten Vorratsdose in ihrer Tasche mit ihrem Mittagessen. Fünf gehäufte Löffel Diätpulver. Sie schüttete den Inhalt in ihre Kaffeetasse, vermengte das Ganze mit Leitungswasser und stürzte die milchige Flüssigkeit hinunter. Brrr! Statt Schnitzel mit Spätzle und Buttergemüse gab es aufgelöstes Papier in verdünnter Innenwandfarbe. Missmutig sah sie auf die Uhr und begann zu arbeiten. Durch die Feierei am Vormittag hatte sie bereits viel Zeit verloren und gerade heute war es wichtig, dass sie pünktlich fertig wurde. Um sechs Uhr musste sie sich nämlich bei Jörg im Fitnessstudio einfinden, zu ihrer ersten Trainingsstunde.

Die Sonne schien jetzt am frühen Abend nur noch angenehm mild über die Dächer der Fabrikhallen, als Mona ihren Wagen auf dem Parkplatz des Studios verließ. Eigentlich wollte sie früher da sein, aber es brauchte Zeit, bis sie sich für eins der drei einigermaßen sportlichen T-Shirts entschieden hatte, die schon seit etlichen Jahren im untersten Fach ihres Kleiderschranks schlummerten. Bei der Hose war das leichter. Sie besaß nur diese eine knielange, dunkelblaue Baumwoll-Bermuda, die durch den weiten Schnitt ihre Oberschenkel auf wunderbare Weise verschwinden ließ. Beim Oberteil war ihre Wahl letztendlich auf ein hellblaues Polohemd gefallen, dass salopp über den Bund der Hose fiel.

Mona sah an sich herab und war zufrieden. Keine Spur von Bauch war mehr zu sehen. Und außerdem. Was sollte es auch? Sie wollte in diesem Outfit trainieren und nicht heiraten. Ein bisschen stolz war sie auf ihre neuen Sportschuhe. Sie waren dezent dunkelblau und lagen im Preis überraschend niedrig. So etwas schätzte sie sehr. Auf keinen Fall wollte sie in einem dieser hypermodernen Modelle in Neongrün mit gelber Sohle antreten, die teurer als ein Kurzurlaub auf Mallorca waren. Auch wenn diese Hightech-Schuhe auf dem neusten ergometrischen Stand waren, hinterließen sie schnell den Eindruck von »gewollt, aber nicht gekonnt«, und das war nicht ihr Stil. Außerdem war sie nun fünfzig und da passte es in ihren Augen einfach nicht mehr, so flippig herumzulaufen.

Mit einem Handtuch um den Hals gelegt und den verhassten silbernen Geburtstagsstöcken in den Händen, legte sie die wenigen Schritte bis zum Studio probeweise betont dynamisch mit weit ausgreifendem Stockeinsatz zurück. Ein wenig albern kam sie sich zwar schon dabei vor, aber wen störte das hier auf dem Parkplatz. Mona freute sich sogar auf das Training mit Jörg. Komisch war es schon, so gute Laune zu haben, stellte sie überrascht fest, als sie die Tür zum Studio öffnete. Seit Beginn des Tages hatte sie nichts anderes als zwei Gläser aufgelösten Gipskarton und Wasser zu sich genommen. Früher wäre sie mit dieser schmalen Ration total unruhig geworden. Allein der Gedanke ans Hungern hätte sie schon mürrisch gestimmt. Aber seltsamerweise verspürte sie im Moment absolut keinen Appetit.

Jörg stand gebückt hinter dem Anmeldetresen und blickte angestrengt in den Monitor vor seinem Gesicht, während er mit einem Finger in die Tastatur hämmerte.

»Hallo, Jörg. Da bin ich.«

Er blickte nur kurz in Monas erwartungsvolles Gesicht. Dann setzte er sich auf den Schreibtischstuhl nieder und antwortete ihr, ohne vom Bildschirm aufzublicken. »Hei, Mona! Ein schöner Mist ist das mit dieser neuen Stammdatenerfassung. Alles haben die an dem Programm verändert. Das kann dauern, bis man da wieder richtig drin ist.«

Mona kannte die Probleme mit neu eingerichteter Software, aber warum musste Jörg das unbedingt jetzt erledigen? »Soll ich mich draußen schon mal ein bisschen warm machen?«

Jörg sah überrascht auf und lachte. »Das kannst du gern machen, aber ich glaube, der Joe hat da sein eigenes Aufwärmprogramm, speziell für seine Walking-Schüler.«

Noch bevor Mona empört fragen konnte: »Wieso Joe?«, rief Jörg zur gegenüberliegenden Seite des Studios hinüber: »Joe, kannst du mal rüberkommen? Dein Trainingskandidat für sechs Uhr ist hier.«

Irritiert sah Mona dem hochgewachsenen Mann in eng anliegender, azurblauer Gymnastikhose mit einem ebenso eng anliegenden, ärmelfreien, gelben Sport-Top entgegen. Seine wirren Locken wurden durch ein neongrünes Stirnband im Zaum gehalten. Rechts und links an einem elastischen Gürtel trug er weiße Plastikflaschen. Weiter unten stachen Mona zum wiederholten Mal, und dafür umso unangenehmer, seine orangefarbenen Schuhe ins Auge. Papagei, war das Erste, was ihr zu diesem Anblick einfiel. Oder vielleicht besser Gockel. Aber das kam so ziemlich auf dasselbe heraus und war umso peinlicher, wenn man das Alter dieses Mannes dagegen hielt.

»Sieh an. Man trifft sich immer zweimal im Leben«, begrüßte Joe sie schon von Weitem.

»Zweimal zu viel«, wäre Mona beinahe herausgerutscht, und sein dämliches Grinsen hielt sie auch für überflüssig. Hastig neigte sie sich zu Jörg über den Tresen und flüsterte: »Bist du sicher, dass ich nicht mit dir trainiere? Vielleicht hat mich das neue Programm mit jemandem verwechselt?«

»Nein, das geht schon in Ordnung so. Der Joe ist bei uns für das Nordic Walking zuständig. Ich kenn mich damit sowieso nicht so gut aus. Außerdem muss immer jemand im Studio sein, wegen der Anmeldung und der Sicherheit an den Kraftmaschinen.«

Weiter kam Mona nicht, denn Joe hielt bereits die Eingangstür für sie auf. »Was ist jetzt? Kann's losgehen oder geht's diesmal doch lieber in die Pizzeria?«

Eine Frechheit war das! Mit dem sollte sie jetzt sechs Wochen lang trainieren? Ne, unvorstellbar! Eher ging sie allein den Jakobsweg mit einem 10-Kilo-Rucksack auf dem Rücken als nach Anleitung dieses arroganten Paradiesvogels durch den Wald. Die Geschenk-Stöcke waren da wirklich das kleinere Übel.

Weil ihr jedoch vor lauter Zorn nichts einfiel, womit sie dem Zauber ein glaubhaftes Ende setzen konnte, warf sie den Kopf in den Nacken und zwängte sich mit dem größtmöglichen Abstand an Joe vorbei nach draußen. Ein Hauch von Zedernholz und Menthol drang in ihre Nase. Auf dem Sektor hatte sie schon Schlimmeres kennengelernt, musste sie zugeben.

»So, ich bin der Joe und du bist die...?« Brav reichte er Mona die Hand.

»Seitz!«, schoss es aus ihr heraus. Verwirrt schüttelte sie erst seine Hand, dann ihren Kopf, nachdem sie endlich begriffen hatte, dass sie hier nicht im Büro, sondern beim Sport war. »Mona«, ergänzte sie leise und lachte verlegen. Beim besten Willen konnte sie sich nicht erinnern, wann sie zuletzt von einem wildfremden Mann geduzt wurde.

»Gut, Mona. Zuerst gehen wir mal die Kleidung durch. Da kann man nämlich Einiges falsch machen. Und das rächt sich spätestens nach dem zweiten Kilometer.« Als ob er seinem bisherigen Verhalten noch eins draufsetzen wollte, sah er ungeniert an Mona auf und ab.

»Wenn Sie glauben, ich meine, du. Wenn du glaubst, dass ich mir auch so was Geschma… ähm, Heiteres, Farbenfrohes anziehe, hast du dich getäuscht«, gab sie ihm ganz klar zu verstehen. »Wenn du das schön findest, okay. Ich bin halt mehr für das Dezente.«

Joe neigte den Kopf leicht zur Seite und nickte. »Und mit siebzig fährt man dich auf der Straße aus Versehen über den Haufen, weil du in deinen dezenten Grau- und Beigetönen kaum vom Asphalt zu unterscheiden bist.«

Monas Mund ging lautlos auf und zu.

Als er ihr verärgertes Gesicht sah, versuchte er einzulenken. »Die Farben sind eigentlich nebensächlich, aber beim nächsten Mal solltest du etwas Engeres anziehen. Zuviel Stoff kann bei diesem Sport sehr hinderlich werden.«

Das auch noch. Der Herr brauchte anscheinend etwas Ansprechendes fürs Auge. Sie schüttelte abwehrend den Kopf. »Da kannst du lange warten. Wir sind doch hier nicht bei Olympia.« Was stellte dieser Kerl sich eigentlich vor? Dass sie demnächst im knappen Sprint-Zweiteiler auftauchte, vielleicht noch mit einem goldenen Fußkettchen und einem Tattoo im Ausschnitt. Konnte er sich nicht denken, weshalb sie sich so luftig gekleidet hatte? Typisch Mann! Empathie war ja für viele eine heimtückische Krankheit mit acht Buchstaben. Mona hatte allmählich die Nase voll. Noch so ein Satz, und sie bekam umgehend einen Migräneanfall oder unerklärlichen Brechreiz.

»Na, das werden wir dann ja sehen«, brummte Joe und betrachtete ihre Schuhe. »Die sind neu?«

Stolz nickte Mona. »Ja, meine alten hatten kaum noch Profil. Und irgendwie fühlt man sich in neuen Sportschuhen auch gleich viel motivierter. Geht dir das nicht auch so?«

Joe sah Mona mitleidig an und schüttelte den Kopf. »Du

hast die bis jetzt noch nie getragen?«

»Nein. Komplett neu«, strahlte Mona zurück. Wenigstens die Schuhe waren etwas, was er mit seiner Kritik nicht gleich in Grund und Boden stampfte. »Sie fühlen sich übrigens himmlisch weich an. Eine richtige Erholung für Bürofüße, die den ganzen Tag in Pumps stecken.«

»Na, das kann heiter werden. Darf ich mal?« Mit hochgezogenen Augenbrauen griff er nach ihren Walking-Stöcken. »Die müssen erstmal eingestellt werden. Wie groß bist du?«

»Ich glaube, so um die einsfünfundsechzig, aber mittlerweile ist es bestimmt schon etwas weniger geworden«, ergänzte sie scherzhaft und ärgerte sich sofort darüber. Was ritt sie da bloß, sich diesem wildfremden Mann als schrumpfendes, altes Weib darzustellen? Das interessierte hier doch gar nicht. Oder vielleicht doch? Womöglich musste er für das präzise Einstellen der Stöcke auch noch wissen, wie alt und schwer sie war? Mona schwitzte schon, bevor sie auch nur einen Schritt gewalkt war. Was war das für ein Theater, bis man endlich das erste überflüssige Pfund in Angriff nahm?

Aufmerksam verfolgte sie, wie Joes dunkel behaarte Riesenhände die beiden Schafthälften in die richtige Länge zogen und festdrehten. Danach reichte er ihr einen der Stöcke und zeigte am anderen, wie man die Handschlaufen einstellte. »Bevor wir uns jetzt auf den Weg machen, dehnen wir uns kurz.« Er begann damit, ein Bein weit zurückzusetzen und die Ferse langsam zum Boden abzusenken.

Mona versuchte, die nun folgende Litanei an Biegungen und Verrenkungen so gut es ging nachzumachen. Einigermaßen klappte es auch. Immerhin gab sie sich redlich Mühe. Aber alles, was bei diesem vermutlich gleichaltrigen Mann geschmeidig und elegant wirkte, fühlte sich bei ihr steif und unkoordiniert an. Halt irgendwie lächerlich. Sie wartete förmlich auf ein heimliches Grinsen oder einen ironischen Kommentar, aber Joes Gesicht blieb bei seinen Ratschlägen und Korrekturen regungslos.

»So, dann wollen wir mal. Die Schrittlänge beim Walken

sollte nur wenig größer sein als ein normaler Schritt. Die Stöcke werden jeweils diagonal zum Bein aufgesetzt, und zwar auf der Hälfte der Schrittlänge. Etwa so.«

Er ging zügig einige Schritte vor ihr auf und ab. Die Hand, die jeweils nach hinten ging, öffnete sich am Ende, so dass der Stock für einen kurzen Moment nur noch an der Handschlaufe hing, bevor er wieder zugriff und den Stock nach vorn durchschwang und aufsetzte. »Auf keinen Fall darf der Stock dabei über den Boden schleifen. Man hebt ihn immer hoch genug an«, verkündete er so laut und eindringlich, dass Mona ehrfurchtsvoll zusammenfuhr. War das jetzt so eine Art ehernes Stock-Gesetz? Zuwiderhandelnde machte er unterwegs bestimmt zur Schnecke oder vielleicht eher zum Borkenkäfer, stichelte Mona in Gedanken. Immerhin würden sie ja hauptsächlich im Wald unterwegs sein. Aber eigentlich war ihr nicht mehr lustig zumute. Es war schon bald sieben, und sie waren noch keinen Meter vorangekommen. Und bei all dem wurden sie von den vorbeikommenden Studiobesuchern auch noch mit einem erheiterten Grinsen bedacht. Irgendwie hatte der Bewegungsablauf des Nordic Walkings ja auch etwas Albernes und Gehetztes, empfand sie. Und dann dieses permanente Klickern der Stockspitzen! Das Geräusch traktierte jetzt schon ihre Hörnerven.

»Bist du startklar, oder gibt es noch Fragen?«, wollte Joe wissen.

»Nein, alles klar so weit. Wir können.« Und schon war Mona unterwegs in Richtung Tannenwäldchen. Endlich. Die gleichmäßige Vorwärtsbewegung milderte sofort ihren aufgestauten Groll. Aber das sollte nicht lange so bleiben. Beim ersten Kommando von hinten knickten Mona vor Schreck die Knie ein.

»Den Oberkörper mehr vorneigen! Deine Füße sind keine Bügeleisen. Setz zuerst die Ferse auf und roll den Fuß ab! Den Arm vorn etwas höher heben!« Ein Bundeswehrbefehl war ein Schlaflied gegen Joes Stimme.

Mit weit aufgerissenen Augen und äußerster Konzentration

verfolgte Mona die Reifenspur vor ihr auf dem Waldweg. Ihre Beine stapften stereotyp vorwärts, während sie unablässig an ihren Bewegungen feilte. Wie war das jetzt? Einen Arm vorneigen? Den Oberkörper über die Fersen abrollen? Das Bügeleisen vorn etwas höher heben?

Ihr Kopf glühte wie ein Feuermelder. Nach zehn Minuten permanenter Fehleranalyse und einem einzigen zurückgelegten Kilometer wusste Mona allmählich gar nichts mehr. Und Seitenstiche hatte sie auch. Sie stoppte abrupt, beugte sich über ihre Stöcke und keuchte. »Wer diesen Sport erfunden hat, gehört erschossen.« Mit der rechten Hand kniff sie sich ein paar Mal kräftig in die Seite.

»Was ist? Willst du hier auf den Bus warten? Weiter geht's!«

Mona hob den Kopf und funkelte ihren Trainer giftig an. »Sehr witzig. Ich hab mal gehört, vom Ausdauersport bekommt man gute Laune. Und warum spür ich gerade genau das Gegenteil?«

»Ganz einfach. Weil du keine Ausdauer hast. Woher soll da die gute Laune kommen?«

Jetzt grinste er auch noch hämisch. Mona hatte es genau gesehen. Bestimmt war er heilfroh, wenn er sie auf dem Platz vor dem Studio wieder loswurde. Aber gleiches Recht für alle. Auch sie wünschte sich nichts sehnlicher, als endlich in Ruhe unter der Dusche zu stehen.

»Hier. Du solltest etwas trinken.« Joe reichte Mona eine der Plastikflaschen aus der Halterung an seinem Gürtel.

»Ich habe alles andere, nur keinen Durst«, maulte sie. Fast unmerklich trat sie auf der Stelle. Dabei spürte sie plötzlich mit Entsetzen, wie schwer sich ihre Beine anfühlten. Ein Sack Zement war ein Daunenkissen dagegen. Da konnte sie auf jeden Milliliter Flüssigkeit verzichten, den sie ebenfalls zurück zum Studio schleppen musste.

»Trotzdem.« Er blickte sie eindringlich an, als er ihr erneut die Flasche hinhielt. »Trink was! Dein Körper dehydriert sonst zu sehr. Und ich habe keine Lust, dich gleich mit einem Kreislaufkollaps vom Wegesrand aufzulesen.«

»Dehydriert«, äffte Mona in Gedanken nach. Wenn Männern die Argumente ausgingen, dann wurde die Wissenschaft bemüht. Das kannte man ja. Sie griff genervt nach der Flasche und nuckelte sie halb leer. Ekelig süß schmeckte das Zeug. Zum Abnehmen bestimmt genau das Richtige!

»Tja, ich glaube, für heute hast du genug«, stellte Joe fest und machte kehrt. »Beim nächsten Mal werden wir die Strecke ein bisschen verlängern, wenn du bis dahin wieder fit bist.«

»Na, so schlimm war es nun auch wieder nicht«, trumpfte Mona auf. Zum Beweis erhöhte sie ordentlich ihre Geschwindigkeit. Nach der kurzen Trinkpause fühlte sie sich sowieso wie ausgewechselt und plötzlich ungemein fit. Joes Aufforderung, das Tempo wieder zu drosseln, überhörte sie einfach. So unsportlich war sie ja nun auch wieder nicht. Dieser blasierte Fitnessguru sollte ruhig mitbekommen, dass mehr als eine gut gefütterte Büromaus in ihr steckte. Ihr erklärtes Ziel war es schließlich, schlank und sportlich zu werden und nicht selbstvergessen im Wald herumzubummeln. Wenn sich an ihrem Gewicht etwas verändern sollte, dann doch nur durch die Arbeit am Limit. Die letzten Meter bis zum Studio legte sie noch einen kleinen Endspurt drauf. Entzückt verfolgte sie dabei ihre Beine, die seit der Pause wie von selbst marschierten. Kurz vor dem Studioeingang drehte sich Mona zu Joe um und flötete: »Ich hätte noch ein paar Kilometer so weiterlaufen können.«

»Klar«, nickte er ihr mit Kennermiene zu. »Das meinen alle beim ersten Mal.«

Trotz eines heftigen inneren Widerspruchs bedankte sie sich bei ihm und verschwand im Umkleidebereich. Als endlich das kühle Wasser der Dusche über ihren Körper lief, atmete sie befreit durch. So gut hatte sie sich schon lange nicht mehr gefühlt.

Kapitel 12

Ute mittags in der Kantine ansprechen zu wollen, war ein heikler, mitunter auch aussichtsloser Plan. Normalerweise flatterte sie zu dieser Zeit wie ein wild gewordenes Geschirrtuch zwischen der Essensausgabe und der Küche hin und her und verteilte knappe, harsche Anweisungen an ihr Personal. Jedem Störenfried drohte in dieser Zeit ein rüder Verweis nach draußen oder wenigstens ein schroffes »Später!«.

Trotzdem musste Mona ihr die große Neuigkeit mitteilen. Immerhin hatte Ute einen Bärenanteil daran. Außerdem brauchte sie unbedingt eine Gelegenheit, um sich ein bisschen die Füße zu vertreten, denn das Stillsitzen vor dem Computer ließ sie in kürzester Zeit zu einem steinernen Arbeiterdenkmal erstarren. Der Grund war nicht nur der elende Muskelkater, der sich wie eine Seuche über ihren gesamten Körper hermachte. Seit den ersten Walking-Kilometern glichen ihre Beine vom großen Zeh bis zur Hüfte einem Schlachtfeld. An ihren Fersen hatten sich Blasen gebildet, die bereits in der Umkleide die Ausmaße von wassergefüllten Airbags annahmen, und als die Innenseiten ihrer Oberschenkel unter der Dusche mit Wasser und Duschgel in Kontakt kamen, hätte sie beinahe aufgeschrien. Die Handteller großen wundgescheuerten Hautstellen erinnerten Mona an ihren letzten Einkauf beim Metzger. Allmählich begriff sie, dass neue Sportschuhe auch Nachteile hatten und dass Joes Hinweis auf enganliegende Sportkleidung lediglich der Zweckmäßigkeit diente und nicht die sonderbare Blüte eines erotischen Wunschprogramms war.

Dennis hatte es mittlerweile aufgegeben, ständig »Du Ärmste« zu rufen, wenn sie sich in regelmäßigen Abständen von ihrem Bürostuhl hochquälte, um ein paar vorsichtige Dehnübungen einzuschieben. Mittlerweile rollte er nur noch mitleidig seufzend mit den Augen.

»Werd' du erstmal so alt wie ich, dann kommst du nach einer Stunde Sport auch nicht mehr so ungeschoren davon«, prophezeite Mona ihm am Anfang. Später stöhnte sie bei ihren Übungen nur noch leise in sich hinein und ertränkte anschließend ihre Pein mit einem Glas Wasser.

Doch heute war etwas passiert, das die ganze Schinderei in einem anderen Licht erscheinen ließ, und das musste sie Ute unbedingt mitteilen.

»Mahlzeit«, grüßte jemand vollmundig zu ihr hinüber, als sie den Betriebshof überquerte. Eine Gruppe von Mitarbeitern aus der Fertigung hatte auf den Bänken vor der Kantine Platz genommen und arbeitete sich durch die aufgeschlagenen Butterbrotpakete auf ihren Oberschenkeln. Beim genauen Hinsehen erkannte Mona sogar einen Henkeltopf wieder, dessen Inhalt der Arbeiter emsig in sich hineinlöffelte. »Hm! Bestimmt Erbseneintopf mit Würstchen.« Diese Vorstellung drängte sich Mona förmlich auf. Voller Neid verfolgte sie den Sitznachbarn des Löfflers. Er schaufelte aus einer Plastikdose goldgelben Kartoffelsalat in seinen Mund.

»Guten Appetit!«, wünschte Mona und linste beim Vorbeigehen sehnsüchtig in den noch halbvollen Behälter. Kurz darauf schlüpfte sie in der Kantine hinter die Theke der Essensausgabe zu Ute und wunderte sich. Übermäßigen Betrieb konnte man das nun wirklich nicht nennen. Lediglich zwei Mann ließen sich von einer Auszubildenden Reis mit Gemüsegratin auf ihre Teller häufeln und Ute stand mit verschränkten Armen am Durchgang zur Küche.

Mona sah kurz auf ihre Uhr. Es war halb eins. »Was ist denn hier los?«

»Nichts. Das siehst du ja wohl«, antwortete Ute mürrisch. »Und das geht schon seit der letzten Woche so. Es kommen nur noch Vegetarier und ein paar, die es am Magen haben, hierher. Alle anderen essen in der Seitenstraße beim Wurst-Heini oder lassen sich Pizza ins Büro liefern. Und das Schärfste ist, dass Cäsar neuerdings selbst dauernd Arbeitsessen außerhalb hat.« Ute neigte sich dicht zu Mona. »Und weißt du, wo diese Arbeitsessen stattfinden? In diesem teuren Steakschuppen am Park. Da hat man ihn nämlich schon öfters mittags reingehen sehen. Natürlich ohne seine neue Freundin. Die darf davon wahrscheinlich nichts wissen.« Ute lachte höhnisch auf. »Das zum Thema gesunde Ernährung in unserer Firma.«

Mona war ebenfalls empört. »Und uns schickt er zu Küchenmeister Schmalhans.«

»Na, so schlimm ist es ja nun auch nicht. Hast du schon mein Ratatouille probiert? Das ist schön leicht und lecker gewürzt. Da kann man ruhig die doppelte Portion essen ohne gleich zu platzen.« Schon eilte Ute los, um einen Teller für Mona zu holen.

»Ne, du. Lass mal. Das ist lieb von dir, aber ich hab eigentlich gar nicht so großen Hunger.«

Ute legte den Kopf schief. »Bist du krank?« Besorgt musterte sie ihre Freundin von oben bis unten. »Vielleicht übertrainiert. Dann sperrt sich der Körper automatisch gegen die Nahrungszufuhr.«

Doch zu Utes Erstaunen strahlte Mona sie auf einmal wie ein Honigkuchenpferd an.

»Ne, ganz im Gegenteil. Du wirst es nicht glauben. Ich hab schon drei Kilo abgenommen. Heute Morgen auf der Waage konnte ich es selbst kaum fassen. Erst dachte ich, die Batterien sind leer. Aber dann hab ich zur Sicherheit noch dreimal nachgemessen. Immer das gleiche Ergebnis. Wow, hab ich gedacht. Endlich.« Mona nahm die überraschte Ute kurz in den Arm und drückte sie. »Und weißt du? Es fällt mir überhaupt nicht schwer, auf Essen zu verzichten. Aber dieses trockene Eiweißpappzeug schmeckt immer noch eklig.« Mona untermalte ihre Feststellung mit einer entsprechenden Grimasse. Wie in einem glückseligen Taumel setzte sie fort: »Und das Beste ist: Ich fühle mich richtig toll. Keine Spur von schlechter Laune. Allerdings...« Abrupt verdüsterte sich ihr Gesicht. »Dieser Walking-Trainer von euch kostet mich schon ganz schön Nerven. Irgendwann komme ich mal allein vom Training zurück, und er liegt ermordet über einem Ameisenhaufen im Wald. Das garantiere ich dir.«

»Warum? Versucht er dich anzumachen?«

Mona blickte ihre Freundin entsetzt an. »So ein Quatsch. Der wäre auch der Allerletzte, von dem ich was wollte.« Wie kam Ute überhaupt auf diese Idee? In der Schinderei dieses Kerls lag eher etwas von perversem Sadismus. Auf einen amourösen Hintergedanken kam dabei mit Sicherheit kein weibliches Wesen. Selbst dann nicht, wenn es jahrelang auf einer einsamen Insel gelebt hätte. »Der verwechselt mich wahrscheinlich mit seiner Exfrau, die mit ihrem Golftrainer durchgebrannt ist. Oder mit dem Gerichtsvollzieher, der seine Pokalsammlung konfisziert hat.« Warum schaute Ute denn nun so nachdenklich drein? Prompt meldete sich Monas schlechtes Gewissen. Hatte sie den Bogen überspannt? Immerhin war dieser Mann ja Utes Geburtstagsgeschenk an sie. Ein geschenkter Gaul sozusagen. »Vielleicht nehme ich das Ganze auch zu ernst«, versuchte sie einzulenken. Verlegen fuhr sie fort: »Wahrscheinlich bin ich es einfach nicht mehr gewohnt, dass mir ein Mann sagt, was ich zu tun habe. Auch wenn es nur um richtiges Nordic Walking geht.«

Ute nickte. »Ja, der Joe ist schon irgendwie speziell, aber ein guter Trainer. Immerhin war er mal Dozent an der Sporthochschule und eine Zeit lang Lehrer an einer Schule.«

Weiter kam Ute nicht, denn sie musste sich einem Lieferanten widmen, der nicht wusste, wo er seine Ware abladen sollte. So bekam sie auch Monas schnippisches »Ach, daher der Oberlehrerton« nicht mehr mit. »Also dann bis heute Abend im Studio«, ergänzte sie schnell und machte sich unauffällig auf den Weg zur Tür.

Doch Ute war bereits mit dem Lieferanten fertig. »Ja, okay. Aber ich komme heute etwas später zum Sport. Ich muss noch schnell zur Seniorenresidenz und Emmi abholen. Sie hat einen Zahnarzttermin und schafft es sonst nicht, bevor die Praxis schließt.«

Mona stutzte kurz. »Du meinst nicht zufällig die Fürstenberg-Residenz?«

»Ja, klar. Emmi arbeitet doch schon immer dort.«

Mona wusste zwar, dass Emmi in einem Altenheim arbeitete, aber dass es ausgerechnet das war, mit dem sie in der letzten Zeit so viel Ärger hatte, war bisher nicht bei ihr angekommen.

»Du meinst, Emmi arbeitet in diesem feudalen Seniorenzentrum am Stadtpark neben dem neuen Kulturzentrum? Mir gegenüber nannte sie ihre Arbeitsstelle immer den Palast.«

»Ja, ja, so heißt dieser Nobelschuppen bei den Angestellten«, lachte Ute. »Aber ich bin mir sicher, dass ich dir davon erzählt habe. Cäsar hat ihr doch den Ausbildungsplatz dort besorgt. Seine Mutter Lydia wohnt übrigens auch da.«

»Entschuldige, das habe ich bisher gar nicht richtig registriert.«

»Und warum interessierst du dich so dafür? Nur, weil du jetzt fünfzig bist, musst du dich doch nicht schon um deine letzte Bleibe kümmern. Und außerdem: Das Ding ist definitiv eine Nummer zu teuer für unsereins. Auf Mallorca lässt es sich da dreimal billiger alt werden. Wusstest du, dass die Bewohner dort ihre Abendpillen auf einem Silbertablett gereicht bekommen? Das hat mir Emmi mal erzählt. Und zum wöchentlichen Aufhübschen beim Frisör fährt sie der Chauffeur in einem Maybach. Dekadenter geht's ja wohl nicht mehr, wenn du mich fragst. Wenn die irgendwo sparen, dann höchstens am Trinkgeld.«

Das passte haargenau zu Monas aktuellen Erfahrungen mit dieser Einrichtung. Sie konnte sich bestens vorstellen, wie sich die Bewohner als Herren und Damen von Welt inszenierten, die Pflegekräfte herumkommandierten und sich über jede unwichtige Kleinigkeit beschwerten. Und das wahrscheinlich nur, damit der Alltag etwas mehr Pep bekam.

Mona wurde bei dieser Vorstellung immer ungehaltener vor Wut. Ganz klar, die noblen Herrschaften führten dort ihr Leben so vornehm weiter, wie sie es gewohnt waren, und die armen Pflegekräfte hatten darunter zu leiden. Sie nahmen unweigerlich die Stelle des ehemaligen Hauspersonals ein, das man wie üblich von oben herab behandelte und mit dem Trinkgeld knapp hielt. Und ihre Kundin, diese Madam Tannhäuser mit ihrem angeblich klappernden Rollator passte eins zu eins in dieses Bild. Kein Wunder, dass die einen derartig arroganten Schnösel als Sohn hatte.

»Ich könnte mir so eine Art WG gut vorstellen für später«, träumte Ute laut vor sich her, während sie die Kühltheke mit den Magerquarkspeisen auffüllte.

»Dem werd ich's zeigen. Von wegen Rechtsanwalt, mein lieber Scholli!«, murmelte Mona mit grimmiger Miene.

Nach dieser Antwort sah Ute ihre Freundin erneut besorgt an. »Hör mal, geht's dir nicht gut? Das können die ersten Anzeichen einer beginnenden Unterzuckerung sein. Die Konzentration lässt nach und man kann den Gesprächen nicht mehr richtig folgen.« Sie nahm aus dem üppig beladenen Obstkorb am Rand der Theke eine Banane und reichte sie Mona.

»Ach, Unsinn. Ich bin okay. Aber mir ist gerade klar geworden, dass ich mich in dieser vornehmen Residenz dringend einmal umschauen muss«, erwiderte Mona plötzlich sehr entschlossen und war schon auf dem Weg zur Kantinentür.

Ute schüttelte nur noch verständnislos den Kopf über das seltsame Verhalten ihrer Freundin. Vielleicht übertrieb Mona es mit dem Abnehmen. Bei manchen Menschen konnte sich das zu einer krankhaften Sucht entwickeln. Ihr waren Fälle bekannt, die landeten nach einiger Zeit am lebenserhaltenden Tropf im Krankenhaus. So weit durfte es Mona auf keinen Fall treiben. Und Joe wollte sie bitten, ihre Freundin nicht zu hart ranzunehmen.

Kaum hatte Mona die Bürotür geöffnet, winkte Dennis sie schon eindringlich zu sich ans Telefon. Es schien um etwas sehr Wichtiges zu gehen. Das erkannte sie sofort an seiner kerzengeraden Haltung und dem übertrieben förmlichen Redestil.

»Ja natürlich, gar keine Frage. Aber ich versichere Ihnen, dass für Frau Seitz die Kundenzufriedenheit immer an erster Stelle steht.« Er nickte immer wieder heftig und blickte dann hilflos zu Mona hinüber.

Ihre Augen weiteten sich. Die wenigen aufgeschnappten Worte steigerten die Blutzufuhr zu ihrem Kopf sekundenschnell auf das Doppelte. Sie streckte ihren Zeigefinger zur Decke und nickte fragend zu Dennis hinüber.

Der nickte abermals, ohne sie dabei anzusehen und setzte das Gespräch konzentriert fort. »Ach, Sie haben Glück. Frau Seitz kommt gerade zur Tür herein. Am besten Sie besprechen das direkt mit ihr selbst. Ich reich Sie mal weiter.« Dennis umschloss die Sprechmuschel und flüsterte beim Weitergeben des Hörers: »Dein spezieller Freund ist dran.« Danach sackte er mit einem Stoßseufzer in seinen Bürostuhl zurück.

Mona blies eine Haarsträhne aus ihrem geröteten Gesicht. Sie war auf alles gefasst. »Hallo, Herr Kaiser. Sie wollten mich sprechen?«

»Wieso Kaiser? Hier ist Tannhäuser.«

Jetzt war Mona vollkommen durcheinander. »Oh, mit Ihnen hab ich jetzt gar nicht ...«, stotterte sie in den Hörer.

»Sollten Sie aber, denn allmählich reicht mir dieses ewige Theater mit Ihrer Firma. Ich bin nicht mehr gewillt, die fragwürdigen Eskapaden ihrer Kundenbetreuung länger mitzumachen. Am besten, Sie sagen mir auf der Stelle, dass ihre Angebotspalette hiermit ausgeschöpft ist. Dann kann ich meinen Auftrag zurückziehen und meiner Mutter und mir viel Zeit und Ärger ersparen.«

»Ja, aber wieso ausgeschöpft. Vor zwei Tagen war doch noch mal jemand von uns mit ein paar anderen Rollator-Modellen bei ihr?«

»Ja, endlich. Wie mir meine Mutter berichtet hat, führte dieser junge Mann ihr so ein dunkelbraunes Monstrum vor. Was glaubte der denn, wen er da vor sich hatte. Mutter Courage vielleicht?«

Mona wusste mit der Pause nach diesem Satz nichts anzufangen. »Ja, aber so war es doch vereinbart? Sie baten darum, dass wir Ihrer Mutter ein robusteres Modell vorstellen. So hab ich Sie verstanden. Und ich habe den Mitarbeiter auch auf die besondere Problematik bei Ihrer Mutter hingewiesen.«

»Mit Verlaub, wenn eine hilfsbedürftige Fünfundachtzigjährige für Sie einen Problemfall darstellt, ist das ein ziemliches

Armutszeugnis für Ihre Kundenbetreuung. Vereinbart war übrigens, dass Sie ihr einige Modelle zum Ausprobieren anbieten wollten, wenn ich mich recht erinnere. Die Betonung liegt hier auf *einige* und nicht auf *einen einzelnen Rollator*. Und was soll das, einer zierlichen älteren Dame so ein unförmiges Panzerfahrzeug zu präsentieren, das Sie kaum von der Stelle bekommt?«

Mona war inzwischen aufgestanden und wanderte mit dem Hörer unruhig im Büro auf und ab. Zwischendurch sah sie immer wieder kurz zu Dennis hinüber. Er hielt die untere Hälfte seines Gesichts hinter den Händen verborgen. So wirkte es, als ob er entsetzt zuhören würde. Oder versuchte er etwa nur sein Grinsen zu verbergen?

»Herr Tannhäuser. Es handelt sich da bestimmt um ein Missverständnis. Natürlich haben wir noch andere Modelle. Aber ich bin davon ausgegangen, dass es Ihrer Mutter vor allem auf zusätzliche Sicherheit ankommt. Deshalb haben wir ihr das Modell Serval vorgestellt. Der Serval ist etwas ausladender gebaut und an den Gelenken zusätzlich verstärkt um mehr Kippstabilität zu gewährleisten. Nur in savannengelb können wir ihn leider nicht liefern.«

»Meine Güte! Ob türkis oder schweinchenrosa, das ist mir so was von egal. Es kann doch nicht so schwierig sein, die bescheidenen Wünsche einer alten Frau zu erfüllen.«

Mona spürte, dass es mit der Geduld ihres Gesprächspartners nicht mehr gut bestellt war. Kein Wunder auch. Ständig die Sonderwünsche einer verwöhnten, wahrscheinlich schon etwas debilen Mutter erfüllen zu müssen, brächte auch sie irgendwann an ihre Toleranzgrenze. Allerdings versiegte das aufkeimende Mitleid augenblicklich. So arrogant und selbstherrlich, wie sich dieser fürsorgliche Herr Sohn hier am Telefon aufführte, hatte er alles andere verdient, nur nicht ihr Mitgefühl.

»Herr Tannhäuser. Ich werde mich ab jetzt persönlich um diese Sache kümmern. Ich verspreche Ihnen, dass wir eine Lösung finden werden, mit der alle zufrieden sind.«

Am anderen Ende entstand eine kurze Pause. »Versprechen Sie lieber nicht zu viel. Sie kennen meine Mutter nicht.«

»Aber ich kenne Sie«, rutschte es Mona heraus und auf der Stelle wünschte sie sich, diese vier Worte nur gedacht zu haben. Und nicht einmal das, denn der Inhalt stimmte hinten und vorne nicht. Was sollte er jetzt bloß von ihr denken, und wieso glaubte sie eigentlich, diesen Mann zu kennen? So ein hirnverbrannter Bockmist!

»So, meinen Sie«, war zum Glück sein einziger Kommentar dazu.

Mona versuchte so schnell es ging das Gespräch in andere Bahnen zu lenken. »Darf ich Sie anrufen, sobald wir das passende Hilfsmittel für Ihre Mutter gefunden haben?«

»Nein. Es geht ja letztendlich nicht um mich. Sehen Sie lieber zu, dass meine Mutter mit irgendeinem Rollator von Ihnen zurechtkommt. Ich hab nämlich ehrlich gesagt keine Lust, dieses ganze Prozedere noch einmal mit Ihrer Konkurrenz durchzumachen.«

Nun war Mona wieder auf der sicheren Seite. »Dazu besteht auch kein Anlass. Ich werde mich umgehend darum kümmern, dass Ihre Mutter alle zur Verfügung stehenden Modelle kennenlernt. Dann findet sich bestimmt etwas Passendes.«

Die kurzen Worte zum Abschied registrierte Mona nicht mehr. Sie legte den Hörer zurück und setzte sich erschöpft hinter ihren Schreibtisch. »Allmählich reicht es mir aber mit diesem Kerl und seiner komischen Mutter. Irgendwie hab ich das Gefühl, dass da viel mehr dahintersteckt als nur ein unpassender Rollator.«

Dennis machte ein ernstes Gesicht. »Manchmal fühlen sich diese alten Leutchen auch einfach nur alleingelassen und versuchen, mit den verrücktesten Mitteln die Verwandtschaft herbeizulocken, hab ich mal gelesen. Gegen Einsamkeit nutzt nämlich auch der ganze Mammon nichts«, beendete Dennis seinen philosophischen Diskurs.

Mona blickte ihn erstaunt an. Diese einfühlsame Sichtweise hatte sie dem jungen Kollegen mit seiner eher flapsigen Weltanschauung gar nicht zugetraut. Möglicherweise hatte er damit sogar Recht. Aber um das herauszufinden, wollte sich Mona lieber selbst ein Bild machen. Außerdem gab es da noch einen Punkt, der Mona veranlasste, sich bei ihrer Kundschaft genauer umzusehen. Schon seit Längerem hatte sie rückläufige Zahlen bei den Bestellungen bemerkt. Normalerweise waren es gerade die Senioren, die gern bereit waren, mal etwas Neues auszuprobieren, vor allem, wenn es im Bekanntenkreis genug Vorreiter dafür gab. Aber im Moment stagnierte der Absatz und ging seltsamerweise besonders bei den zahlreichen Heimbewohnern zurück, und das machte sie nicht nur stutzig. Im Hinblick auf ihre angeschlagene berufliche Situation machte ihr das regelrecht Angst.

»Du hast Recht. Man sollte nicht alles glauben, was einem irgendwelche arroganten Söhne über ihre anstrengenden Mütter erzählen. Ich werde mir jetzt dieses Nobelheim und seine Bewohner mal aus der Nähe ansehen.«

In Dennis' Augen blitzte es abenteuerlich auf, als er Mona dabei zusah, wie sie ihre Handtasche schnappte und dem Gesicht im Spiegel entschlossen zunickte. »Bleib am besten inkognito, so wie es die Ermittler in den Fernsehkrimis immer machen. Dadurch erfährt man am ehesten, was da so abgeht.«

»Verwechselst du da vielleicht was? Ich besuche weder das Gefängnis noch ein Bordell. In einem Altenheim geht nichts ab«, erwiderte sie und betonte dabei die letzten drei Worte besonders deutlich. »Schon gar nicht die Post.«

Auf dem Weg zum Heim, das am Stadtrand in eine große Parkanlage eingebettet war, dachte Mona über Dennis' Vorschlag nach. Sollte sie vielleicht wirklich so tun, als ob sie jemanden besuchen wollte? Sie verwarf den Gedanken sofort wieder. Sozusagen mit versteckter Kamera Leute auszuspionieren, war nicht ihr Ding. Das hatte für sie schon in den entsprechenden Fernsehsendungen den schalen Beigeschmack eines kleinen, hässlichen Betrugs. Nein, sie nahm sich vor, offen auf die Bewohner zuzugehen, um mit ihnen über die Hilfsmittel, die sie täglich benutzten, zu reden.

Während Mona in die Zielstraße einbog und nach einem Parkplatz Ausschau hielt, ertappte sie sich bei dem Gedanken, vielleicht doch erst einmal nach Emmi zu fragen, bevor sie mit dem offiziellen Teil ihres Besuchs loslegte. Es konnte ja nicht schaden, wenn die Heimleitung mitbekam, dass sie eine der Pflegekräfte näher kannte. Schließlich war sie ja Emmis Patentante.

Auf dem Weg zum Eingangsportal, das mit dem eines französischen Palais' durchaus mithalten konnte, stellte Mona begeistert fest, wie gepflegt hier alles war. Die Rabatten am Wegesrand waren üppig bepflanzt. Unkraut hatte in dem sorgfältig gelockerten und bewässerten Boden zwischen dem Meer aus Begonien und Fuchsien nicht die geringste Chance. Parkbänke reihten sich in regelmäßigen Abständen aneinander. So hatte sie sich das vorgestellt. In ihrem Kopf gehörten Parkbänke und alte Leute genauso zusammen wie Spielplätze und Kinder, aber komischerweise saß hier draußen niemand. Natürlich, es war Mittagszeit und die Sonne schien jetzt im August noch ziemlich heiß.

Zusätzlich zu den Stufen am Eingang schlängelte sich eine sanft ansteigende Rampe mit Geländer nach oben. Schon bevor Mona ihren Fuß auf die letzte Stufe setzte, surrten die zwei Flügel der aufwendig verglasten Pforte automatisch auseinander. Mona betrat den weitläufigen Eingangsbereich, der wie das Foyer eines First-Class-Hotels anmutete. Sie staunte über den hell glänzenden Marmorboden, in dessen Mitte das Wasser eines goldfarbenen Kaskadenbrunnens plätscherte. Beeindruckt drehte sie sich um ihre eigene Achse und bewunderte die hohen bunten Kirchenglasfenster, die kurz vor einer mit üppig genährten Putten bemalten Kuppel endeten. Ringsum an den Wänden wechselten sich blumige Ölgemälde in Goldrahmen mit kleineren Gobelin-Teppichen ab. Dazwischen mündeten Gänge in die Eingangshalle, über denen auf goldumrandeten Schildern Königsallee und Fürstenwall stand.

»Kann ich Ihnen helfen? Wen suchen Sie denn?« Eine helle

Stimme riss Mona aus dem Staunen. Sie gehörte einer jungen Pflegerin, die gerade mit einem Rollwagen voller weißer Handtücher aus dem Gang Bellevue auf sie zugefahren kam.

»Ja, ich möchte gern eine Kollegin von Ihnen besuchen. Emmi heißt sie. Ich bin ihre Patentante und wollte mir einfach mal ihren Arbeitsplatz ansehen. Sie hat mich schon so oft gebeten vorbeizuschauen. Aber bitte nur, wenn ich sie nicht störe.« Das war zwar nun doch nicht der eigentliche Anlass ihres Besuches, aber gelogen war es auch nicht.

Die Angestellte lachte freundlich auf. »Nein, sie stören uns doch nicht. Nur Emmi hat heute leider Spätdienst. Sie kommt erst so gegen fünf. Das tut mir leid. Aber sie können sich trotzdem gern mal umsehen. Nicht in den Zimmern der Bewohner, aber in den Gesellschaftsräumen. Unsere Bewohner freuen sich immer über ein neues Gesicht. Oder sie besuchen uns noch einmal, wenn Emmi da ist.«

»Oh, danke. Das ist sehr nett. Ich werfe einfach mal einen Blick in ihre hübschen Räume. Dann kann ich mir besser vorstellen, wie und wo Emmi arbeitet.«

Die junge Pflegekraft wies zum Gang rechts neben ihr. »Ja, dann gehen Sie am besten hier den Kurfürstendamm entlang, am Ende ist die Lounge mit der Terrasse. Daneben finden sie auch unser Fernsehzimmer und den Speiseraum. Da wird allerdings gerade noch das Geschirr vom Mittagessen abgeräumt«, entschuldigte sie sich und verschwand mit ihrem Wagen hinter der automatisch schließenden Tür zum Haushaltstrakt.

Mona wunderte sich, dass sie bisher noch keinen Bewohner zu Gesicht bekommen hatte. Plötzlich jedoch hastete eine gedrungene Gestalt mit adrett frisierter, lilaweißer Dauerwelle hinter ihrem Rollator her an ihr vorbei. Im Schlepptau, eine Wolke Tosca.

Dieses Parfüm kannte Mona zu gut von ihrer betagten Nachbarin, die damit nicht knauserte. »Oh, ihr Parfüm riecht aber ... markant«, hatte Mona einmal kurz nach ihrem Einzug beiläufig fallengelassen, um auf seine aufdringliche Wirkung hinzuweisen. Verschmitzt hatte ihr die alte Frau daraufhin zugeflüstert, dass sie zeitlebens schon auf die umwerfende Wirkung dieses Dufts schwor. Damit habe sie angeblich schon ihren Herbert betört, vor mehr als sechzig Jahren.

Mona stutzte, denn begrüßt wurde sie von der alten Dame nicht. Dafür war keine Zeit. Sie schien etwas Wichtiges vorzuhaben, schloss Mona aus der Geschwindigkeit, mit der sie an ihr vorbeitrippelte. Zu gern hätte sie gewusst, was der Grund für die Eile war. »Hallo, wo geht es denn hier zur Terrasse?«, rief sie der Seniorin hinterher.

Wie ein Derwisch wirbelte der kleine Körper herum und ein Arm mit schlaff hinabhängenden Muskelbeuteln deutete den Gang hinunter. Ihrem erbosten Gesicht konnte Mona entnehmen, dass ihr die Unterbrechung gerade ziemlich ungelegen kam. »Hier immer geradeaus, kann man nicht verfehlen! So, und jetzt stören Sie mich nicht weiter, sonst verpasse ich, wer der Mörder ist. Ich tippe ja auf den unscheinbaren Kassenwart und nicht auf den Masseur. Das wäre ja viel zu offensichtlich«, wurde Mona noch kurz unterrichtet, dann war die alte Dame im angrenzenden Raum verschwunden, aus dem markerschütternde Schreie und Schüsse drangen.

Bevor die Tür von selbst zuging, schlüpfte Mona mit hinein und stellte sich unauffällig hinter das Blätterwerk eines riesigen Gummibaums am hinteren Ende des Raums, direkt neben drei geparkte Rollatoren. Bemerkt hatte sie niemand der ungefähr zehn Anwesenden, denn der Fernsehkrimi hatte alle fest im Griff.

Ein älterer Herr, der den zentralen Sessel in der ersten Reihe einnahm, fuchtelte nach einem Schuss mit seinem Gehstock bedrohlich nah vor dem Bildschirm herum. »Hab ich's nicht gesagt? Hab ich's nicht gesagt? Es war nicht der Masseur«, wetterte er unablässig und gab erst Ruhe, als seine Nachbarin ihm den Stock wegriss und resolut »Schluss damit, Wilhelm!« schimpfte. »Du zerschlägst uns noch den Fernseher, bevor der Kommissar am Tatort eingetroffen ist.«

Mona nutzte die spannende Szene und die begrenzte Drehfreudigkeit älterer Halswirbel, um die Gehwagen neben ihr zu inspizieren. Der olivgrüne Panther und der blaue Luchs waren einwandfrei. Auch der savannengelbe Gepard machte einen intakten Eindruck. Nach einem kurzen Blick über die weißen Köpfe hinweg, drückte sie nacheinander die drei Bremsenpaare und schob kurz an. Sie blockierten alle in der richtigen Stellung. Schnell prüfte sie noch bei allen Wägelchen den Reifendruck. Dann schlich sie sich wieder zur Tür heraus. Technisch war hier alles in bester Ordnung.

In der Lounge saß eine ältere Dame mit dem Rücken zu ihr auf dem Sofa und las in einem Buch. Ihre Haarpracht war bereits so spärlich, dass Mona an manchen Stellen die Kopfhaut durchschimmern sah. Sie wusste, dass es mit der Hörleistung der Senioren oft schlecht bestellt war. Also näherte sie sich ohne größere Vorsicht und linste über die knochige Schulter der Seniorin auf die aufgeschlagene Seite. Mona rechnete mit einem Heimatroman in Großschrift oder den Memoiren eines ehemaligen Filmstars, aber nicht mit verschiedenfarbigen Kurven in komplizierten Diagrammen und Tabellen mit einer Unmenge an Zahlenwerten. Vorsichtig schlich sie sich noch dichter heran. Bevor sie erschreckt zurückwich, weil die alte Dame geräuschvoll durchatmete, konnte sie einige Worte aus den Überschriften erfassen. Hui! Ihre Augen weiteten sich erstaunt. Es ging dort um Jahresumsätze und Kostenentwicklung.

Plötzlich hörte sie Stimmen auf dem Flur. Ehe die aufgeregt diskutierenden Krimigucker mit ihren Gehwagen die Lounge erreichten, war Mona bereits unbemerkt durch die Terrassentür nach draußen geschlüpft. »Na, hier lebt ja ein merkwürdiges Völkchen«, resümierte sie, bevor sie nun ganz offiziell wieder hereinkam und die alten Herrschaften mit einem unschuldigen »Guten Tag allerseits« begrüßte.

»Suchen Sie wen?«, fragte die Wirtschaftsexpertin und reckte mit forschem Blick das faltige Kinn in die Höhe.

Nun musste sich Mona wohl doch zu erkennen geben, denn die Geschichte mit dem Besuch ihres Patenkindes Emmi würden ihr diese kriminaltechnisch geschulten Alten bestimmt nicht abnehmen. »Ja, ich suche eine Frau Tannhäuser.« Erwartungsvoll sah sie von einem Gesicht zum anderen.

»So, und warum kommen Sie dann durch die Terrassentür herein?« Die Frau vom Sofa musterte Mona argwöhnisch.

»Nun sei doch nicht gleich so unfreundlich zu meinem Gast.« Aus dem gegenüberliegenden Sessel sprang eine schlanke Frau in rosafarbener Rüschenbluse auf und marschierte erwartungsvoll auf sie zu.

Mona stutzte. Sowohl Frau Tannhäuser, wie auch die Frau auf dem Sofa kamen ihr irgendwie bekannt vor. Sie versuchte sich zu erinnern, wo ihr diese Frauen zuletzt begegnet waren.

»Annegret, ein bisschen Vorsicht hat noch nie geschadet. Es ist schon vorgekommen, dass nach solchen Besuchen die Schmuckkassetten auf den Zimmern leer waren.«

»Ach, papperlapapp! Du liest zu viele Räuberpistolen. Außerdem kennen wir den Grund ihres Besuches doch noch gar nicht«, verteidigte Frau Tannhäuser ihren Gast und fragte Mona dann charmant lächelnd: »Weshalb wollen Sie denn zu mir? Kommen Sie von der Krankenkasse?«

»Nein, ich komme von der Firma Kaiser, um mir Ihren Rollator anzusehen.«

»Ach, wegen des Rollators«, stieß sie plötzlich heiser hervor. Dann hüstelte sie nervös und humpelte so schwankend zu ihrem Sessel zurück, dass Mona erschreckt nach dem Unterarm der alten Frau griff, um zu verhindern, dass sie stürzte.

Auch durch die übrigen Zuhörer ging ein Ruck. Die Wirtschafsexpertin saß kerzengerade auf der vorderen Kante des Sofas, und die kleine, etwas rundliche Frau mit den lilaweißen Haaren im Sessel zu ihrer Linken, wiederholte aufgeregt: »Habt Ihr gehört, von der Firma Kaiser kommt sie?«

Mona sah sich überrascht um. Ihr Auftritt schien bei allen auf besonderes Interesse zu stoßen. Mit einem Mal erinnerte sie sich wieder an Dennis' tiefsinnige Worte, kurz bevor sie zu dem Altenheimbesuch aufbrach. Es machte sie fast ein wenig traurig zu erkennen, wie Recht ihr junger Kollege hatte. Die Bewohner hier waren einfach dankbar für jede Abwechslung.

Sie schüttelte Frau Tannhäusers schlanke, weiche Hand, die sie ihr zögerlich entgegengestreckt hatte. »Mein Name ist Mona Seitz. Ich habe von unseren Kundendienstlern gehört, dass Sie immer noch Probleme mit Ihrem Rollator haben? Darf ich ihn mir mal kurz ansehen?« Ohne die Reaktion der alten Frau abzuwarten, machte sie sich daran, den hellen Gepard neben dem Sessel zu untersuchen.

»Ja, ich weiß nicht«, stotterte Frau Tannhäuser und blickte verunsichert zum Sofa. »Was meinst du dazu, Lydia?«

Monas Augen weiteten sich verwundert. Musste sie dazu erst ihre Freundin um Erlaubnis fragen? Und hatte sie den Namen gerade richtig gehört? Lydia? Mona sah unauffällig zum Sofa hinüber. Ja, natürlich. Die Frau auf dem Sofa, mit dem Wirtschaftsfachbuch auf den Knien, war Lydia Kaiser, die Seniorchefin ihrer Firma. Vor der Begegnung auf dem Friedhof hatte Mona sie vielleicht zweimal flüchtig gesehen. Durch das ganze Theater mit den Frau Tannhäusers Beschwerden über ihren Rollator hatte sie vollkommen vergessen, dass sie ja auch hier wohnte. Beim näheren Hinsehen machte die Neunzigjährige gar nicht so einen tüdeligen Eindruck wie damals, bei der Beerdigung ihrer Schwiegertochter. Jemanden, der sich in komplizierte Wirtschaftslektüre vertiefte, konnte man doch nicht als dement bezeichnen. Mona versuchte sich an Details in der Friedhofskapelle zu erinnern, und plötzlich wusste sie wieder, woher sie die kurze, aschgraue und die lilaweiße Frisur kannte. Mona blickte von einem Gesicht der Dreierrunde vor ihr zum nächsten. Es gab keinen Zweifel. Frau Tannhäuser und die Frau im Sessel gegenüber waren die zwei Kirchenchorsängerinnen, die bei Brigitte Kaisers Beerdigung neben ihr gesessen und ihr das Liederblättchen zugesteckt hatten. Und dort in der Mitte auf dem Sofa saß ihre vergötterte Zimmernachbarin Lydia, Cäsars Mutter.

Mona atmete unmerklich durch. Anscheinend hatte sie keine der drei Frauen wiedererkannt. Auch wenn ihr Altersdurchschnitt weit über achtzig lag, war sie sich über eins vollkommen sicher: Diese drei in ihren pastellfarbenen Rüschenblusen und

Twinset-Jäckchen mit Taschentuch im Ärmel waren alles andere als harmlos.

Kapitel 13

Die vergangenen zwei Wochen hatte Mona in einem unwirklichen Gefühlstaumel verlebt. Jeden Morgen schoss sie förmlich aus ihrem Bett unter die Dusche, um dann nach dem Abtrocknen den wichtigsten Schritt des Tages zu machen. Den auf die Waage. Der Motivationsschub, den die regelmäßige Gewichtsdifferenz zum Vortag auslöste, war wie ein kleines Wunder für sie. Noch nie hatte sie sich in den vergangenen Jahren so wohlgefühlt. Und das mit lediglich zwei Tassen Gemüse-Boullion am Tag und etwas Obst, zusätzlich zu Utes Zaubertrank. An den flüssigen Pappkarton-Geschmack hatte sie sich mittlerweile gewöhnt und zum Neutralisieren des Geschmacks gab es hinterher einen Pfefferminz-Bonbon.

Immerhin waren schon sechs Kilo weg und allmählich merkte Mona, dass ihre Garderobe an manchen Stellen bereits richtig luftig saß. Das lästige Einschnüren des Hosenbunds in der Bauchgegend war verschwunden und die Auswahl der tragbaren Stücke aus ihrem Kleiderschrank wurde von Tag zu Tag größer. Vor Kurzem hatte sie sich sogar ein neues, ziemlich gewagtes Oberteil gegönnt. In einer Größe kleiner als bisher und in Rot. Noch vor einem Monat war das undenkbar gewesen. Der einzige Wehmutstropfen bei der ganzen Fett-weg-Aktion war die Feststellung, dass sie auch an Stellen abnahm, die eigentlich nichts dafür konnten. Ihre Brüste, die sie früher durch unattraktive Minimizer-BHs bändigen musste, ruhten seit einiger Zeit reichlich leger in ihren Körbchen. Auch die betagte Nachbarin hatte Monas Gesicht beim letzten Zusammentreffen am Briefkasten schon besorgt durch die Lesebrille betrachtet und gefragt, ob sie es vielleicht am Magen habe. Das sähe man nämlich zuerst an den eingefallenen Bäckchen, die sie daraufhin ein paar Mal wohlmeinend getätschelt hatte. »Kindchen, mit Lebertran und Wermuttee kommt da schnell wieder was dran«, war ihr weiser Rat, dem sie noch kichernd hinzugefügt hatte: »Die Mannsbilder mögen das ja gar nicht, wenn man so ausgehungert daherkommt.«

Was dieses Thema anging, hatte Mona auch den ernüchternden Eindruck, dass das Abnehmen sie selbst mehr verzauberte als irgendwelche Vertreter des anderen Geschlechts. Allerdings war das ja auch nicht der primäre Grund für ihre Gewichtsreduktion. Und dennoch. Gegen eine männliche Begleiterscheinung ihrer Hungeraktion hätte sie seit einiger Zeit gar nicht mehr so viel einzuwenden. Aber wo sollte sich eine Gelegenheit dazu ergeben? An ihrem Arbeitsplatz ging das Angebot gegen null, wenn man einmal von Cäsar absah. Und nach Feierabend hatte sie nichts Besseres zu tun, als vor einem bunt gemusterten Sklaventreiber durch den Stadtwald zu klickern.

Ihr verändertes Gewicht war in der Firma bisher lediglich Dennis aufgefallen, der es nicht leid wurde, sie für jedes abgenommene Pfund zu loben und zum Durchhalten anzuspornen.

»Du siehst wirklich schon ganz anders aus. Viel dynamischer irgendwie. Richtig topp«, stellte er letztens sogar fest. Dieses Kompliment klang in keiner Weise künstlich. Es tat Mona so gut, dass sie vor Rührung fast geheult hätte.

Das Einzige, was nicht so gut lief, war das Training. Und das lag nicht an ihr. Bei dem Gedanken an ihre letzte Trainingsstunde begann sie innerlich zu kochen. Sie konnte sich mit dem Bewegungsablauf noch so viel Mühe geben, sie konnte noch so wenig Pausen benötigen oder überhaupt etwas sagen. Nie war es gut genug. Immer hatte dieser brummige Typ etwas an ihr auszusetzen. Und jedes Mal erhöhte er mit einem gönnerhaften Grinsen das Pensum. Mittlerweile waren sie schon bei sieben Kilometern angekommen und das in derselben Zeit, die sie vor einer Woche für fünf brauchte. Auf die kleinen Witzchen, mit denen sie am Anfang die angespannte Atmosphäre zu lockern versuchte, verzichtete sie längst. Witzig blieb am ganzen Training höchstens das Outfit ihres Trainers. Aber selbst darüber konnte sie schon nicht mehr lachen. Nie würde sie es begreifen, warum ein ausgewachsener Mittfünfziger so albern angezogen herumlaufen musste. Mit Sicherheit sollte es von seiner eingeschränkten, militanten Geisteshaltung ablenken. Eigentlich war es ihr auch egal. Aber solange sie mit ihm durch den Wald stöckelte, litt sie jedes Mal dreifach. Erstens unter seiner geschmacklosen Kleiderwahl, zweitens unter dem ständigen Herumkommandieren und drittens, weil jeder Jogger oder Spaziergänger, der ihnen begegnete, erheitert schmunzelte. Mona hatte sogar beobachtet, dass selbst Hunde mit aufgestellten Nackenhaaren reagierten und einen großen Bogen um Joe machten. Das Wort Fremdschämen bekam in Begleitung dieses Mannes eine ganz neue Dimension. Na ja, drei Wochen noch. Dann hatte sie die Quälerei überstanden.

Auf dem beruflichen Gebiet war etwas mehr Ruhe eingekehrt, vor allem, nachdem Mona ihrem Chef einmal vollkommen zufällig auf dem Firmenparkplatz in Sportkleidung über den Weg gelaufen war. Utes Tipp folgend hatte sie sich nach Dienstschluss schon im Büro umgezogen und den richtigen Zeitpunkt für ein Zusammentreffen mit Cäsar abgewartet.

»Oh, Frau Seitz! Auf dem Weg zum Sport? Alle Achtung!«
An seinem anerkennenden Nicken merkte sie, dass dieser kleine Schachzug tatsächlich wirkte. Der Gedanke an eine mögliche Entlassung verblasste zusehends. Mona war sich mittlerweile fast sicher, dass Dennis aus den heimlich aufgeschnappten Wortfetzen im Sportgeschäft falsche Schlüsse gezogen hatte, denn nichts deutete auf eine Veränderung in der Belegschaft hin. Oder Cäsar war es mittlerweile leid, sich von dieser Fitnessexpertin in unternehmenspolitische Dinge hineinreden zu lassen. Beide Möglichkeiten erschienen Mona immer plausibler.

Auch das Problem mit Frau Tannhäusers klapperndem Rollator hatte sie im weiteren Verlauf ihres Altenheimbesuchs entschärfen können.

Nachdem sie ebenfalls von Dennis' Theorie überzeugt war, dass die alten Herrschaften sich nur beklagten, weil sie Zuwendung suchten, hatte sie ihre anfängliche Strategie geändert und daraufhin eine Überraschung erlebt.

»Wissen Sie, Frau Tannhäuser, in Ihrem Alter sitzen andere schon längst im Rollstuhl. Ich bewundere es, wie agil und jugendlich Sie noch sind. Bestimmt haben Sie in Ihrem Leben viel mitgemacht«, hatte Mona sie zum Plaudern animiert.

Nach anfänglichem Zögern war es dann aus der alten Dame herausgesprudelt, sie habe sich zeitlebens mit ganzem Einsatz um die Familie gekümmert und nach dem Tod ihres Mannes vor zehn Jahren sei ihr jetzt nur noch ihr Sohn geblieben. »Der kümmert sich zwar um mich, aber er hat immer so viel anderes zu tun«, hatte sie sich beklagt und mit trauriger Miene die Rockfalten auf ihren Knien glattgestrichen. »Er ist ein lieber Junge, wissen Sie. Er arbeitet nur zu viel. Kein Wunder, dass er keine Frau mehr findet. Seitdem er geschieden ist, kennt er nur noch seine Arbeit.« Frau Tannhäuser hatte sich dichter zu Mona geneigt, um ihr etwas zuflüstern zu können. »So jung ist er ja auch nicht mehr. Und dann diese Sache mit der Herzoperation, die er vor sich herschiebt. Da wäre mir schon viel wohler, wenn er jemanden hätte, der sich um ihn kümmert.« Der Blick der alten Frau in Monas Augen war so mitleiderregend gewesen, dass sie sich sofort veranlasst sah, ihr beruhigend über den Unterarm zu streichen. »Sie kennen ihn ja nicht, aber er ist wirklich ein guter Junge«, waren ihre letzten Worte gewesen.

Weshalb hatte ihr die alte Frau dabei nur so geheimnisvoll zugezwinkert? Tausend Gegenargumente zum Thema »Guter Junge« waren ihr in diesem Moment eingefallen, aber beim Anblick des traurigen Gesichts der alten Frau hatte sie keine Lust mehr zu kontern. »Ja, ich hab schon ein paar Mal am Telefon mit Ihrem Sohn gesprochen.« Das war das neutralste, zu dem sie fähig war, denn ihr Gesicht hatte bei dem Gedanken an ihn längst Alarmfarbe angenommen. Hätte sie Frau Tannhäuser sagen sollen, dass sie ihr fürsorgliches Söhnchen schon mehrmals am Telefon ermorden wollte? Herzschwäche hin oder her. Nein, natürlich nicht. Obwohl? Beim Anblick dieser wachen, dynamischen Frau hatte sie den dringenden Wunsch verspürt, zum Hörer zu greifen und diesem arroganten Schnösel ein paar passende Worte zu stecken. Es war ja wohl total daneben, diese vitale Seniorin als wackelig und gebrechlich zu bezeichnen. Mit einem Mal waren ihr auch wieder Lüders' skeptische Worte in den Sinn gekommen, mit denen er sich damals in ihrem Büro darüber beklagt hatte, wie sicher die alte Frau nach der Verabschiedung die Stufen hinaufgestiegen war.

Natürlich hatte es Mona verstanden, dass sich Helmi als beste Freundin von Frau Tannhäuser ebenfalls gemüßigt fühlte, über die Firma Kaiser im Allgemeinen und ihren unzuverlässigen Rollator im Besonderen zu schimpfen. Dauernd habe er einen Plattfuß. Das ginge ja wohl nicht.

Aber als dann auch noch Lydia in reichlich herber Weise ihre Freundin Annegret zurechtgewiesen hatte, sie solle doch mal bei den Fakten bleiben, war Mona schon ziemlich irritiert und ratlos gewesen.

»Es ist eine Frechheit, uns so einen Schrott zu liefern. Aber auf die Alten hört man ja sowieso nicht mehr«, hatte sie sich in Monas Beisein unbedingt beschweren müssen. »Früher hat man in dieser Firma noch anständiges Zeug produziert, aber diese orthopädischen Hilfsmittel…das ist das Letzte!«, hatte die Neunzigjährige gezetert und mit einem abschätzigen »Tze!« zu dem Rollator ihrer Freundin hinübergezeigt.

Ein bisschen komisch war das Ganze schon gewesen. Erstens hatte die Seniorchefin selbst gar keinen Gehwagen und zweitens war es schon sehr sonderbar gewesen, dass sie die Produkte ihrer eigenen Firma in aller Öffentlichkeit schlecht redete. Irgendetwas stimmte da nicht. Vielleicht lag es aber auch nur daran, dass in ihrem Oberstübchen doch nicht mehr alles in geordneten Bahnen lief?

Bevor Mona sich wieder auf den Heimweg machen wollte, hatte sie Frau Tannhäuser noch gebeten, ein paar Schritte mit ihrer Gehhilfe zu gehen. Nur so könne sie feststellen, was an dem Wagen nicht stimmte. Zur Sicherheit hatte sie ihr angeboten, einen Arm um ihre Schultern zu legen.

Mit einem dankbaren Lächeln hatte sich die alte Frau dann aufgerichtet, nach den Griffen des Rollators gelangt und die Bremsen zurückschnappen lassen.

»Denk daran, was wir besprochen haben!«, wurde sie mit harschem Ton von Lydia zurechtgewiesen. Nachdem Frau Tannhäuser müde zum Sofa hinübergenickt hatte, waren Mona und sie zur Tür hinausgegangen. Einen kurzen Moment hatte sich Mona überwinden müssen. Aber dann hatte sie sich bemüht, die schmalen Schultern der alten Frau fest genug, aber trotzdem behutsam zu umfassen. Seltsamerweise war ihr die ungewohnte Nähe zu dieser fremden Person nicht unangenehm gewesen. Während sie dann den Korridor zum Eingangsrondell entlangliefen, hatte Mona ganz zaghaft durch die Nase ein- und ausgeatmet. Wie richtig und normal sich das alles anfühlte, hatte sie sich gewundert. Die Wärme dieses fremden, alten Körpers in ihren Armen und auch der Geruch nach Haaren und Seife. Nichts war ihr daran fremd oder abstoßend vorgekommen.

»Sie machen das ganz toll, Frau Tannhäuser«, hatte Mona die alte Frau gelobt. Doch dann war da nur noch ein warmes Staunen in ihr, als die alte Frau plötzlich stehenblieb und ihr zuflüsterte: »Wissen Sie, das tut so gut, wenn man mal wieder von jemandem in den Arm genommen wird, Frau Seitz. Und nehmen Sie es mir und meinen Freundinnen nicht übel, dieses Gemeckere über die Gehwagen der Firma Kaiser. Das hat mit Ihnen nichts zu tun und auch nicht mit meinen alten Beinen.«

Mona hatte sie überrascht angesehen. »Womit denn dann?«

Frau Tannhäusers Augen waren plötzlich ganz ängstlich geweitet. »Darüber darf ich nicht sprechen. Lydia kennt da keinen Spaß.«

Mona hatte zwar genickt, aber begriffen hatte sie davon nichts.

Das Gesicht der alten Frau war mit einem Mal wieder zuversichtlicher geworden. »Tun Sie mir den Gefallen und besuchen Sie mich wieder einmal?«

Erst hatte Mona erstaunt gestutzt. Doch dann hatte sie ohne zu zögern ein weiteres Mal ihre Arme um Frau Tannhäuser gelegt und sie gedrückt. »Natürlich besuche Sie wieder, versprochen.«

Als sie heute auf dem Weg zum Fitnessstudio war, musste sie unentwegt an die Begegnung mit den alten Leuten im Seniorenheim denken. Wie konnte sie sich nur durch die üblichen, abgenutzten Klischees so beeinflussen lassen! Zufriedene Senioren, die auf Parkbänken saßen und am liebsten den ganzen Tag Tauben fütterten, die ständig von den süßen Enkeln erzählten und den sonntäglichen Kirchenbesuch als ein absolutes Muss empfanden. »Alles blanker Blödsinn«, musste Mona zugeben. Diese Alten dort waren einfach nur einsam. Sie fühlten sich nicht mehr dazugehörig. Weit entfernt abgestellt, damit sie das normale Leben nicht störten. Kein Wunder, dass sie auf die absonderlichsten Ideen kamen, um auf sich aufmerksam zu machen.

Ein ganz besonders schlechtes Gewissen hatte Mona dieser Frau Tannhäuser gegenüber. Sie empfand es als beschämend, dass sie sich mit ihren fünfzig Jahren immer noch von anderen verleiten ließ, Mitmenschen in Schubladen zu stecken. Wenn sie an die fast liebevolle, mütterliche Begegnung mit dieser alten Frau dachte, versetzte es ihr einen regelrechten Stich. Die Erinnerungen an ihre eigene Mutter waren nie sehr gut. Sie war zeitlebens eine dominante und unnahbare Frau gewesen und starb überraschend, noch bevor Mona ihr Studium beendet hatte. Ihren Vater kannte sie so gut wie gar nicht. Er ging weg, als sie zwei Jahre alt war.

Umso mehr war ihr diese alte Frau mit ihrer feinen, liebevollen Art ans Herz gewachsen. Mona ertappte sich, dass ihr schon zum wiederholten Mal bei dem Gedanken an diesen kurzen, intensiven Kontakt die Tränen in die Augen stiegen. Seit dem Tag in der Seniorenresidenz hatte sich ihr Gefühlsleben sowieso merkwürdig verändert. Bei der kleinsten Gelegenheit bekam sie neuerdings einen Kloß im Hals und feuchte Augen. Als ihr vor ein paar Tagen der Briefträger vor dem Haus begegnet war und bedauerte, leider keine Post für sie zu haben, war sie ganz schnell hinter ihre Wohnungstür geflüchtet, damit niemand sehen konnte, wie sie losheulte. Noch schlimmer war es, als Ute sie kurz darauf überraschend zum Eis-Essen einladen wollte. Erst hatte sie die Arme angeblafft: »Willst du mich auf den Arm nehmen? Wofür hungere ich denn die ganze

Zeit?« Danach war ihr so elend zumute, dass sie ihre Freundin schluchzend um Verzeihung gebeten hatte. »Ich weiß auch nicht, was zurzeit mit mir los ist.«

Als mögliche Erklärung dafür kam ihr nur eine Sache in den Sinn: Die Abnehmerei und das Training, das sie in letzter Zeit ohnehin immer gereizter stimmte.

Als sie endlich auf dem Parkplatz des Fitnessstudios ankam und sich aus dem Auto quälte, hätte sie schon wieder heulen können. Alle Gelenke taten ihr weh. Außerdem spürte sie seit zwei Tagen eine ungewohnte Lahmheit, die es ihr schwermachte, morgens wie bisher mit Schwung aus dem Bett zu kommen. Alltägliche Dinge wie Aufräumen und Wäschewaschen gingen ihr nur schleppend von der Hand. Die Arbeit in der Firma machte keinen Spaß, und abends reichte ihr Elan gerade noch dazu, im Fernseher einer einfältigen Familienserie zu folgen. Neuerdings schlief sie dabei nach wenigen Minuten ein.

Bei dem Gedanken an das anstrengende Training und Joes fordernde, gefühlsarme Art wäre sie am liebsten wieder zurück auf den Fahrersitz gesunken und umgekehrt. Ihr Blick wanderte wehmütig zu der goldenen Spätsommersonne, die langsam zwischen den Tannenspitzen über dem Dach des Studios unterging. In diesem Moment hätte sie alles dafür gegeben, in einem netten Straßencafé zu sitzen und eine Tasse Cappuccino zu genießen, anstatt gleich schweißtriefend durch den Wald zu hecheln. Aber es half ja nichts? Durchhalten lautete schließlich die Devise.

Beim Verlassen des Umkleideraums glitt Mona unbeabsichtigt die Klinke aus der Hand und die Tür knallte mit voller Wucht ins Schloss.

»Hoppla! Zu Hause wohl Säcke vor den Türen, was?«, blökte der Kraftprotz, der ihr nassgeschwitzt auf dem Gang entgegenwankte.

Mona starrte beim Vorbeigehen wütend geradeaus, zählte in Gedanken bis zehn und atmete dann tief durch. Doch das war der nächste Fehler. Der beißende Schweißgeruch des Kraftraums reizte sie so sehr zum Würgen, dass sie an dem verdutzten Jörg vorbei durch die Eingangstür spurtete und erst draußen wieder Luft holte.

Joe, der lässig an der Bank vor dem Studio lehnte, sah von seiner Armbanduhr auf. »Na, doch gemerkt, wie spät es ist? Ich dachte schon, das wird heute nichts mehr mit uns.«

Mona stierte ihn empört an. In ihren Schläfen hämmerte das Blut durch die Adern. »Da war ich sowieso nicht scharf drauf«, fauchte sie und stapfte wutentbrannt in Richtung Wald davon. »Ich geh schon mal vor, falls du da noch ein Weilchen brauchst.« Doch nach ein paar Schritten zuckte sie zusammen.

»Stopp, verdammt noch mal!«, donnerte es über den Vorplatz.

Mona ging noch drei Schritte. Dann blieb sie stehen. Alles in ihrem Inneren kämpfte gegen das Umkehren. Hatte sie es nötig, dass all diese ungehobelten Kerle auf ihr herumtrampeln durften? Erst Cäsar, dann dieser Typ im Studio und nun auch noch Mister Allmächtig? Sie schluckte und schniefte ein paar Mal kräftig, um zu verhindern, dass sich ihre Augen immer mehr mit Tränen füllten. Gerade das konnte sie nun gar nicht gebrauchen. Wie es momentan in ihrem Gefühlsleben aussah, ging ihn überhaupt nichts an. Einige Male atmete sie konzentriert ein und aus, dann hatte sie sich wieder im Griff. Sie streckte ihren Rücken und ging betont langsam zurück.

Joe hatte den Kopf leicht zur Seite gelegt und sah sie nachdenklich an. »Kann es sein, dass du heute nicht ganz auf der Höhe bist?«, fragte er mit regungslosem Gesicht.

Mona überlegte kurz, ob sich dahinter wieder eine seiner uncharmanten Spitzen verbarg, aber dann nickte sie einsichtig. »Ach ja, schon kapiert. Erst dehnen.« Mit einem unüberhörbaren Seufzer setzte sie ein Bein weit zur Seite und bog den Oberkörper mit gestreckten Armen ebenfalls in diese Richtung.

»Und was ist hiermit?« Joe verfolgte amüsiert Monas Verrenkungen, während er mit abgeknicktem Zeigefinger auf seine Walkingstöcke neben ihm an der Hauswand deutete.

»Mist!«, stellte Mona wie vom Blitz getroffen fest und rannte los zum Parkplatz. Ihre Stöcke ruhten friedlich auf der Rückbank ihres Wagens.

Die restlichen Dehnübungen absolvierten beide wortlos und machten sich dann mit zügigen Schritten und dynamischem Stockeinsatz auf den Weg zum Wald.

Joe blieb wie immer seitwärts hinter Mona und es dauerte knapp fünfzig Meter, bis die erste Korrektur fällig war. Diesmal war es ihr Oberkörper, der sich nicht aufrecht genug über dem Körpermittelpunkt bewegte. »Streck dich doch mal richtig, oder suchst du was auf dem Boden?«

Mona brummte säuerlich und spannte ihre Rückenmuskeln so gut es ging an.

»Irgendwie hebst du deine Füße heute kaum vom Boden hoch. Das verkürzt die Schrittlänge. Ich trippel hier schon bald wie eine Geisha neben dir her!«

Mona holte mehr aus und schnaubte gepresst: »Sorry, war mir nicht bewusst.«

»Und warum rennst jetzt so?«

»Du wolltest doch, dass ich schneller gehe.«

»Unsinn, ich hab nur gesagt, du sollst die Füße höher heben.«

»Das kommt doch auf dasselbe raus.«

»Nein, das ist ein gewaltiger Unterschied.«

Jetzt reichte es ihr aber. Sie blieb wie angewurzelt stehen, schmiss ihre Stöcke im hohen Bogen in die Tannenschonung und brüllte: »Gibt es eigentlich irgendetwas, was dich an mir nicht stört?« Wutentbrannt starrte sie in Joes verblüfftes Gesicht.

Erst blickte er mit offenem Mund zu den Stöcken, die bizarr zwischen den Tannenzweigen steckten, dann verwirrt in Monas tränengefüllte Augen. »Das war so nicht gemeint. Du machst das doch schon ganz gut, bis auf ein paar Kleinigkeiten halt.«

»Und warum sagst du mir das nie?« Und mit wutverzerrtem Gesicht schrie sie weiter: »Weißt du was? Das ist mir mittlerweile auch so was von egal! Mach doch dein dämliches Training mit wem du willst, aber nicht mit mir.« Noch bevor ihr die Tränen die Wangen hinunterliefen, drehte sie sich um und rannte los.

Erst als das Studio schon in Sicht und der Abstand zu Joe so groß war, dass er nicht mehr zu ihr aufschließen konnte, verlangsamte sie das Tempo und wischte sich mit den Händen das Gesicht trocken. Ein paar Mal hatte sie Joe noch hinter sich rufen hören. Erst sehr laut und bestimmt, sie solle sich nicht so anstellen. Dann drang ein deutlich schwächeres »Bleib doch endlich stehen!« zu ihr und am Ende glaubte sie sogar gehört zu haben: »Bitte, Mona. Warte doch auf mich!«

Fast schon auf dem Parkplatz drehte sie sich doch kurz um und stutzte. Warum saß er da am Waldrand so komisch auf dem Boden rum? Sollte das etwa ein Sitzstreik werden, als Ausdruck seines Protests? Lachhaft! Zu welchen kindischen Methoden dieser erwachsene Mann fähig war, nur damit sie zurückkam und sich entschuldigte. Aber darauf konnte er lange warten. Vollkommen unbeeindruckt setzte Mona ihren Weg bis zum Studioeingang fort, schlüpfte unauffällig durch den Kraftraum zu den Umkleiden und holte ihre Sporttasche. Eine Minute später rumpelte sie in ihrem Wagen den holprigen Feldweg entlang nach Hause.

Kapitel 14

Bea sah müde durch die Glasscheibe des Dienstzimmers auf den menschenleeren Gang zum Bettentrakt. Die Wanduhr mit dem überdimensionalen Zifferblatt zeigte fast halb fünf. Gleich würde Emmi kommen und sie ablösen, denn sie war seit einer Woche für den Spätdienst eingeteilt.

Missmutig betrachtete Bea vor ihr auf dem Tisch die kleinen Schachbrettfelder des Tabletts, dessen Fächer mit dem Namen und der Zimmernummer jedes Bewohners versehen war. Die Medikamentenverteilung für den Abend war ihre letzte Aufgabe an diesem Tag, und sie verlangte noch einmal äußerste Konzentration. Es war nicht gerade ihre liebste Tätigkeit, denn sie erinnerte Bea an den großen Ärger, den sie einmal am Anfang ihrer Pflegedienstausbildung bekam, als sie beim Verteilen der Pillen und Tropfen aus Versehen Felder vertauscht hatte. Die Gardinenpredigt der Ausbildungsleiterin war nur eine der unangenehmen Folgen dieses Fehlers. Ein Heimbewohner musste wegen ihres Fehlers die Nacht unter der Wirkung unerwünschter Abführtabletten auf der Toilette verbringen und ein anderer lag nach der Verwechslung mit einem Blutdruck um die achtzig bis zum Mittagessen apathisch in seinem Bett.

Bis auf zwei Fächer waren die kleinen Plastikbecher bereits mit Pillen in den unterschiedlichsten Größen und Farben gefüllt. Bea blickte in die Dokumentenmappe neben dem Tablett und drückte dann zwei grüne Dragees aus einem Blister in den vorletzten Becher. Nun hatte sie es gleich geschafft. Nur noch die dreißig Schlaftropfen für Helmi, dann war Feierabend.

»Hey, Bea. Na, alles glatt gegangen heute?« Emmi schloss die Tür des Dienstzimmers hinter sich und nahm auf dem Bürostuhl neben ihrer Kollegin Platz.

»Sechsundzwanzig, siebenundzwanzig, hallo Emmi, achtundzwanzig, neunundzwanzig. Mensch, jetzt hast du mich rausgebracht!«, schimpfte Bea los und setzte das Fläschchen mit den Schlaftropfen ab. »Waren das nun schon dreißig, oder nicht?«

»Glaub mir, bei den Pflanzentropfen kommt es nicht auf zwei mehr oder weniger an. Bei denen hilft sowieso eher der Glaube als die Dosis.«

Bea starrte verzweifelt auf das Fläschchen mit den Beruhigungstropfen. »Aber gerade bei Helmi ist mir das wichtig. Nicht nur, weil sie meine Tante ist. Sie macht mir richtig Sorgen. Seit einiger Zeit stiehlt sie sich förmlich zu mir ins Dienstzimmer, wenn ich allein bin und jammert, sie wäre so schrecklich nervös und könnte kaum noch einschlafen.«

Emmi wusste, wie sehr Bea die Schwester ihres Vaters liebte, aber da übertrieb sie bestimmt ein wenig. So, wie sie die alte Frau hier im Heim erlebte, war sie eher der ruhende Pol für alle anderen und die Gesundheit in Person. Aber natürlich hatte sie Verständnis für Bea. Gerade bei den nächsten Angehörigen sah man gern hinter jeder harmlosen Unpässlichkeit eine bedrohliche Lebenskrise. »Hast du sie mal gefragt, ob sie vielleicht Probleme hat?«

»Ja, hab ich schon mehrmals. Sie druckst dann immer herum, sie hätte Angst, dass man sie hier rausschmeißen würde und dass sie dann nicht wüsste wohin«, antwortete Bea und schüttete den Inhalt des kleinen Bechers ins Waschbecken. Beim erneuten Abzählen der Tropfen konzentrierte sie sich so stark, dass die Falten auf ihrer Stirn immer tiefer wurden. Hoffentlich steckte hinter den Unruhezuständen ihrer armen Tante nichts Schlimmeres. Sie hatte in einem der geriatrischen Fachbücher einmal zufällig gelesen, dass sich hinter unberechtigten Angstzuständen eine beginnende Demenz verbergen konnte. Aber das war ja nur eine Vermutung und die behielt sie besser für sich. Bea war bei der täglichen Pflege der Hausbewohner sehr emsig und gewissenhaft. Trotzdem schaffte sie es, einen ausgeglichenen, fast sogar fröhlichen Eindruck zu machen. Aber wenn es ihrer alten Tante schlecht ging, litt sie ganz fürchterlich.

»Wir sollten das bei der nächsten Dienstbesprechung mal sagen. Möglicherweise wird man Helmi dann raten, sich sicherheitshalber von einem Neurologen untersuchen zu lassen«, schlug Emmi vor.

»Wieso das denn? Sie ist doch nicht verwirrt oder so was«, beschwerte sich Bea über diesen Vorschlag und begann erneut zu zählen.

»Hab ich ja auch nicht gesagt. Aber die kennen sich halt mit Angstzuständen besser aus. Vielleicht braucht sie einfach nur etwas Stärkeres zum Schlafen. Dann gibt sich das bestimmt auch wieder.«

»Hm«, brummte Bea und zählte und zählte. »Neunundzwanzig. Dreißig. Jetzt stimmt's.« Sie rekelte sich nach dem Aufstehen vom Stuhl und verschwand im Nebenzimmer zum Umziehen.

»Gab es denn nun sonst noch etwas Besonderes heute?«, fragte Emmi erneut.

»Nö, war alles im grünen Bereich soweit. Frau Friedbergs Zuckermessgerät ist zum Batteriewechsel bei Vinzenz im Keller. Das müsstest du ihr vor dem Abendessen noch hochholen. Und die Küche hat es wieder mal abgekriegt. Zum Mittagessen gab es nämlich Rindfleisch. Das soll angeblich viel zu zäh gewesen sein. Nach dem Essen zutschelten alle missmutig an ihren Zähnen herum, aber auf den Bratenplatten konnte man kein Fitzelchen Fleisch mehr finden. Die waren wie abgeleckt«, ergänzte Bea mit einem belustigten Augenzwinkern und verabschiedete sich. »Bis morgen dann und einen schönen Dienst.«

Emmi warf einen Blick auf den Tagesplan, dann machte sie sich mit dem Getränkewagen auf zum Rundgang durch die Zimmer.

Das Trinken war bei den alten Leuten eine heikle Sache. Die Pflegekräfte achteten darauf, wie viel getrunken wurde, die Bewohner eher auf das, was ins Glas kam. Im Heim gab es niemanden, der nicht eine spezielle Vorliebe hatte. Die einfachste Art, zusätzlichen Ärger zu vermeiden, war deshalb für die Pfleger das genaue Einhalten der Getränkewünsche. Die einen konnten nicht ohne das fade Wasser einer bestimmten Heilquelle zur Toilette, andere schworen auf Gerstensaft als wichtige Vitamin- und Mineralienquelle. Wieder andere hielten Rotwein für die beste Herzmedizin. Natürlich wusste jeder der Angestellten, dass hier und da in den Schränken auch Geistreicheres versteckt war. Aber das wurde genauso einvernehmlich übersehen wie die Rauchgewohnheiten einiger Bewohner. Wegen der Brandgefahr wurden sie damit allerdings in den Park oder auf den Balkon verbannt.

Emmi war am Ende ihrer Tour angekommen. Das vorletzte Zimmer gehörte Vinzenz und war wie erwartet leer. Wie immer am späten Nachmittag hielt er sich in seiner Werkstatt im Keller auf. Emmi stellte zwei Flaschen stilles Wasser auf seinen Nachtschrank und öffnete das Fenster einen Spalt.

Als sie an Lydias Zimmertür klopfte und keine Antwort erhielt, wunderte sie sich allerdings. Sie hatte die Neunzigjährige seit Dienstbeginn weder im Aufenthaltsraum noch sonst irgendwo gesehen. Wahrscheinlich holte sie sich bei einem Spaziergang durch den Park Appetit für das Abendessen, vermutete Emmi und tauschte die zwei leeren Seltersflaschen auf dem Lesetisch am Fenster gegen volle ein.

Draußen auf dem Gang ratterte eine Kollegin aus der Küche mit dem Essenswagen an ihr vorbei. »Emmi, hilfst du mir gleich beim Eindecken? Julia ist nämlich krank und ich schaff das sonst nicht. Du weißt ja, wie pingelig die sind, wenn das Essen nicht pünktlich auf dem Tisch steht«, fragte sie mit verzweifeltem Blick.

»Ja, klar. Ich muss nur schnell in den Keller zu Vinzenz und Frau Friedbergs Zuckermessgerät holen. Das braucht sie unbedingt vor dem Essen. Dann helf ich dir«, erwiderte Emmi.

Zwei Minuten später ging sie den spärlich beleuchteten Kellergang entlang zur Werkstatt. Aus den Wäscheräumen drang das rhythmische Surren der Waschmaschinen. Die Luft war hier wärmer als im übrigen Kellergeschoss, und es roch angenehm nach frischer Wäsche. An dem hellen Lichtstrahl am Ende des Gangs erkannte Emmi, dass die Werkstatttür nur angelehnt war. Als sie näherkam, hörte sie jemanden energisch auf Vinzenz einreden. Emmi blieb einen Meter vor der Tür stehen und versuchte die Stimme zuzuordnen. Eindeutig, es war Lydias. Niemand sonst in der Fürstenberg-Residenz sprach so dominant und eindringlich.

Emmi lauschte neugierig.

»Das mit den bearbeiteten Bremsen und Ventilen taugt überhaupt nichts. Ich brauche etwas viel Wirkungsvolleres«, wetterte Lydia. »Wenn diese Frau vom Kundendienst das nächste Mal bei uns auftaucht, müssen Annegrets und Helmis Rollatoren so präpariert sein, dass sie vor Verlegenheit ins Schwitzen kommt. Ist das klar, Vinzenz?«

»Ja, aber viel lässt sich daran nicht mehr verändern, ohne dass man etwas merkt«, erklärte er und Emmi spürte deutlich, wie sehr er dabei unter Druck stand.

»Dann lass dir was einfallen! Gerade diese Frau müssen wir davon überzeugen, dass die Rollatoren Mist sind. Die sitzt doch am heißen Draht bei der Firma. Etwas Besseres kann uns nicht passieren.«

Emmi traute ihren Ohren nicht. Hatte sie da richtig gehört? Lydia versuchte Vinzenz dazu zu bringen, ein paar von den Gehwagen zu manipulieren? Pah! Das war so ziemlich das Verrückteste, was sie bisher mit den alten Leuten erlebt hatte.

»So, los jetzt, Vinzenz. Wir müssen hoch. Gleich gibt es Abendessen.«

Bei diesem Satz lief es Emmi eiskalt den Rücken hinunter. Rasch klopfte sie an die Werkstatttür und stürzte in den Raum. »Ach, Frau Kaiser. Ich hab Sie beim Getränkeverteilen schon vermisst«, tat sie vollkommen erstaunt und richtete sich dann an Vinzenz. »Herr Kroll, ich wollte nur das Messgerät für Frau Friedberg abholen. Und bitte denken sie an das Abendessen! Es wird schon eingedeckt.«

»Ja, ja, Kindchen, nun gehen Sie schon! Man braucht Sie oben sicherlich dringender als hier«, wurde Emmi in Lydias üblicher Manier zurechtgewiesen.

Emmi nickte freundlich. Schon zu Beginn ihrer Ausbildung hatte sie schnell gemerkt, dass es nichts brachte, sich ständig über Lydias herablassende Art aufzuregen. Mit dieser Einsicht war sie den übrigen Kollegen weit voraus, die sich schon mehrmals bei der Leiterin beschwert hatten. Damit hatten sie allerdings nur erreicht, dass sie ohne Erbarmen aufgefordert wurden, darüber nachzudenken, ob sie vielleicht den falschen Beruf gewählt hatten.

Während Emmi im Speisesaal mithalf, Wurstplatten und Brotkörbe auf die Tische zu verteilen, grübelte sie weiter über die aufgebrachte Diskussion zwischen Lydia und Vinzenz nach. So wie sie es verstanden hatte, war Vinzenz also damit beauftragt, einige der Rollatoren so zu präparieren, dass der Kundendienst des Herstellers durch die unerklärlichen Defekte in Rechtfertigungsnot kam. Was beabsichtigte Lydia bloß damit? Es ging doch um die Produkte ihrer eigenen Firma? War das nur so ein Spleen, um den Alltag ein bisschen aufzupeppen oder wollte sie sich bei den anderen wichtigmachen? Alles war diesen Alten zuzutrauen. Oder steckte vielleicht doch etwas ganz anderes dahinter?

Unbeabsichtigt fiel Emmis Blick auf Annegret, die sich gerade eine neue Zeitschrift vom Stapel an der Tür holte und auf dem Weg zurück zur Leseecke bereits interessiert darin blätterte. Ihr Rollator stand unbenutzt neben ihrem Sessel am Fenster.

Wenig später begegnete sie Helmi, die auf dem Weg zum Speisesaal mit ihrem Gehwagen den Flur entlangeilte. Gerade war Emmi an ihr vorbei, da fiel der alten Frau etwas zu Boden.

»Oh, hoppla!«, rief sie und bremste abrupt ihren Wagen.

Noch bevor sich Emmi nach der verlorenen Lesebrille bücken konnte, beugte sich Helmi wie ein Wiesel hinunter und hob sie auf. »Gütiger Himmel, noch mal gut gegangen. Ich hab schon befürchtet, ich brauche nach gerade mal sieben Wochen schon wieder eine neue Brille. Da würde die Kasse bestimmt Theater machen«, stellte sie nach der Inspektion der Gläser fest, setzte das gute Stück zurück auf die Nasenspitze und marschierte weiter den Gang entlang. Emmi sah ihr verblüfft nach. Einen unsicheren oder gar verwirrten Eindruck machte Beas Tante jedenfalls nicht. Aber was sollte das dann mit ihrer Angst, aus dem Heim hinausgeworfen zu werden? Dafür gab es doch nicht den geringsten Anlass!

Eigenartige Dinge passierten neuerdings in diesem Haus, ging es Emmi durch den Kopf, als nach elf endlich alle Bewohner in ihren Zimmern verschwunden waren und sie sich im Dienstzimmer eine Tasse Tee einschüttete. Sie wusste nicht, was einige ihrer Schützlinge da umtrieb, aber sie würde die Augen offen halten. Irgendwann bekam sie heraus, warum manche nur zum Schein Gehwagen benutzten, die auch noch heimlich manipuliert wurden. Und sie würde auch herausfinden, warum sich Beas Tante Sorgen machte, an die Luft gesetzt zu werden.

Gemütlich in den Bürostuhl zurückgelehnt, klickte sie die Mails auf ihrem Handy durch. Die letzte kam von ihrer Mutter. »Hallo Süße, brauche morgen dringend das Auto. In der Kantine und im Studio herrscht Chaos. LG Mama.«

Emmi sah kurz auf die Uhr, dann tippte sie los. Ihre Mutter schaffte es vor zwölf sowieso nie ins Bett.

»Hey, Mama. Was ist denn bloß los bei euch?«

»Ach, Emmi! Schön, dass du anrufst. Überall ist der Wurm drin. In der Kantine wird nur noch gemeckert, und es kommt kaum noch jemand zum Essen. Jörg platzt dauernd der Kragen, weil ihm immer wieder Fehler mit seiner neuen Software passieren. Einige Studiokunden sind über die Fehlbuchungen schon so verärgert, dass sie zur Konkurrenz wechseln wollen. Und nun ist auch noch einer von den Trainern ausgefallen. Du kannst dir gar nicht vorstellen, mit welcher Laune Jörg zurzeit rumrennt«, stöhnte Ute.

»Das hört sich ja wirklich schlimm an. Wenn ich euch irgendwie helfen kann, musst du es sagen.« Emmi war irritiert. So verzweifelt hatte sie ihre Mutter selten erlebt. Bisher gab es kaum Dinge auf der Welt, für die sie nicht umgehend eine Lösung parat hatte.

»Lieb von dir, aber wir schaffen das schon irgendwie. Und wie geht's bei dir? Schlafen deine Schäfchen schon?«, versuchte Ute von ihren Problemen abzulenken.

»Von wegen Schäfchen! Wenn du wüsstest, was hier so abgeht, dann würdest du manche unserer Senioren eher als getarnte Wölfe bezeichnen«, prustete Emmi lachend in den Hörer. »Wir haben hier so ein Trio, das könnte glatt im Tatort auftreten.«

»Klauen die den anderen heimlich den Pudding?«, fragte Ute schon deutlich besser gelaunt.

»Ne, viel schlimmer. So wie es aussieht, haben wir es hier mit Erpressung, Nötigung und Betrug zu tun. Wenn mich nicht alles täuscht, läuft das Ganze sogar auf eine perfekt durchgeplante Firmensabotage hinaus.«

»Übertreibst du da nicht ein bisschen, Miss Marple? Du klingst ja schon schlimmer als deine liebe Tante Mona. Die interpretiert neuerdings in ihrer Firma jedes aufgeschnappte Getuschel als eine Verschwörung gegen sie.«

»Apropos Mona. Hat sie dir etwas davon erzählt, dass sie mich neulich an meinem Arbeitsplatz besuchen wollte? Sie kam leider vergeblich, weil ich an dem Tag Spätschicht hatte.«

»Nein, davon hat sie nichts erwähnt. Aber eigentlich ist das eine gute Idee von deiner Patentante. Du beklagst dich doch immer, dass sich keiner deiner Bekannten und Verwandten für deine Arbeit interessiert.«

»Und? Stimmt das etwa nicht? Du warst auch noch nie hier«, hakte Emmi sofort ein.

»Ach komm, das Leben ist zurzeit so schon beschissen genug. Da muss ich mir nicht auch noch ansehen, wie und wo es enden könnte.«

»Na, jetzt übertreibst du aber. Die meisten fühlen sich richtig wohl bei uns im Palast. Im Verhältnis zu anderen Heimen leben die bei uns fast wie im Schlaraffenland.«

»Bei euren Preisen ist das auch kein Wunder. Für das Geld würde ich meinen Lebensabend eher auf einem Kreuzfahrtschiff mit Vollpension verbringen. Das wäre mit Sicherheit billiger und ich würde auch noch was von der Welt zu sehen bekommen, bevor sie meinen Leichnam ins Meer kippen.«

»Mama! Wie bist du denn drauf? Bis dahin fließt ja wohl noch genug Wasser durch den Hahn«, beschwerte sich Emmi.

Obwohl sie die herbe Art ihrer Mutter zur Genüge kannte, hinterließ ihr momentaner Sarkasmus ein ungutes Gefühl.

»Quatsch beiseite, Kind. Mach dir keine Sorgen um deine alte Mutter. Die kriegt das schon gebacken«, scherzte Ute erneut los.

»Schon klar, Mama. Bitte sag Mona Bescheid, dass sie mich vorher anrufen soll, wenn sie mich noch mal besuchen will, sonst verfehlen wir uns wieder.«

»Mach ich. Ich muss ihr sowieso noch mitteilen, dass ihr Trainer krank geworden ist und das Walken zurzeit ausfällt.«

Kapitel 15

Wie viele Male es Ute schon versucht hatte, Mona im Büro zu erreichen, ließ sich mittlerweile nicht mehr an einer Hand abzählen. Wenn jetzt wieder dieses lästige Besetztzeichen kam, wollte sie persönlich bei ihr auftauchen und fragen, was eigentlich los war. Nicht einmal Dennis meldete sich. Doch nun - es gab noch Zeichen und Wunder -war endlich die Leitung frei.

»Mensch, gibt's das doch noch? Ich dachte schon, du hättest deinen Hörer aus dem Fenster geworfen! Dich bekommt man ja schlechter an den Apparat als den Papst.«

»Ach, Ute. Dich schickt der Himmel.« Mona war erleichtert, diesmal keinen meckernden Kunden am anderen Ende der Leitung zu haben.

Nicht nur an diesem Morgen meldeten sich unentwegt Personen, die etwas an den Hilfsmitteln der Firma Kaiser auszusetzen hatten. Schon seit Beginn der Woche war es so, und ausgerechnet jetzt hatte Dennis Urlaub.

Mona war sich absolut sicher. Wenn sie das Wochenende lebendig erreichen sollte, bekam sie von der permanenten Kundendienst-Seelsorge einen hysterischen Schreikrampf oder mindestens einen Tinnitus. Die Gründe für die Beschwerden waren nicht zum Aushalten. Mal klebten die Hände angeblich an den Griffen des Rollators fest, mal war das Sitzkissen im Rollstuhl unten härter als oben und gerade eben beschwerte sich jemand, nicht darüber aufgeklärt worden zu sein, dass das erstandene Modell auch in pastellblau lieferbar gewesen wäre. Und Mona war gezwungen, jedes Problem geduldig und superfreundlich abzuarbeiten, obwohl sie einmal schon knapp davor war, in den Hörer zu brüllen: »Dann gehen sie doch zur Konkurrenz! Die haben den gleichen Mist, dafür auch noch teurer.«

»Das beruhigt mich ja, dass nicht nur ich den ganzen Stress abbekomme, seitdem Cäsar auf dieser neuen Welle reitet«, kommentierte Ute die Situation. »Wie kommt das denn, dass sich so viele beschweren?«

»Weiß ich doch nicht. Irgendwie haben sich wohl alle gegen die Produkte unserer Firma verschworen. Man hat fast den Eindruck, das geht nicht mit rechten Dingen zu.«

»Vielleicht kommt dir das aber auch nur so vor, weil du, sagen wir es mal so, gerade ein bisschen zart besaitet bist«, äußerte Ute ihre psychologische Sichtweise in hilfreicher Absicht.

Doch da hatte sie Monas innere Verfassung gänzlich falsch eingeschätzt. Aufgebracht zischte sie zurück: »Jetzt entschuldige aber mal. Wenn man sich den halben Tag mit Meckerei beschäftigen muss und dann vielleicht ein bisschen angefressen wirkt, muss man noch lange keine Mimose sein. Und außerdem. Du wirkst ja wohl im Moment auch nicht gerade wie frisch vom Klosterwochenende.«

Für einen kurzen Moment herrschte betretene Stille an beiden Enden der Leitung, dann lenkte Ute ein: »Ist ja schon gut. War nicht so gemeint. Ich hab doch nur an dein Abnehmen gedacht. Fakt ist, dass da jeder ab einer bestimmten Grenze in so ein Loch fällt.«

Das machte für Mona die Sache nicht besser. »Das hier hat doch alles nichts mit meinem Abnehmen zu tun. Hinter dieser auffälligen Häufung an Reklamationen steckt irgendetwas anderes. Das fühlt sich in meinen Augen fast schon wie Sabotage an«, beschrieb Mona ihr Empfinden und leise fügte sie hinzu: »Wenn sich das nicht bald ändert, dann kann ich meine Kündigung gleich heute noch abholen. Immerhin bin ich für die Kundenzufriedenheit zuständig.«

Für Ute war die Sache klar. »Mensch Mona, hör endlich auf, dich für alles verantwortlich zu fühlen. Du musst doch nicht für jeden Fehler geradestehen, den andere in der Firma gemacht haben.«

Mona wusste, wie berechtigt Utes Einwände waren, und trotzdem hatte sie im Moment keine andere Wahl. Sie durfte den Kunden nicht das Gefühl geben, dass es sich bei ihren Bemängelungen um Bagatellen handelte, auch wenn sie sich mit etwas Geschick und gutem Willen ohne fremde Hilfe beseitigen ließen. Sie musste alle Beschwerden ernst nehmen und kompetent und zuvorkommend darauf reagieren. Es stand einfach zu viel auf dem Spiel. Aber gerade dieses permanente Gut-Wetter-Machen saugte ihr die letzte Energie aus dem Körper. Und ihre Akkus waren sowieso schon so gut wie leer. Nicht erst seit gestern.

»Bevor ich es vergesse, heute gibt es Lachsfilet an Wirsinggemüse. Das wäre doch bestimmt was für dich«, versuchte Ute ihre Freundin auf andere Gedanken zu bringen.

Mona schluckte. Tränen sammelten sich in ihren Augen, als sie sich einen Teller voll mit diesen Köstlichkeiten vorstellte. Sie roch förmlich den rosafarbenen Fisch und das knackige Kräuselgrün in der Sahnesoße. Sie schmeckte es auf ihrer Zunge. Nein! Nein! Nein! Hastig räusperte sie einige Male ihre Kehle frei. Wenn sie jetzt nachgab, drohte das ganze mühsam aufgebaute Traumgebilde eines drahtigen, wohlgeformten Körpers einzustürzen. Warum konnte Ute das nicht nachempfinden? Sie durfte jetzt einfach nicht schwach werden.

»Ach, du. Ich habe gerade schon meine Astronautenmahlzeit eingenommen. Mehr passt einfach nicht rein«, schwindelte sie, obwohl der letzte Satz sogar stimmte. Als sie letztens in eine Möhre biss, hatte sie Mühe, sie ganz aufzuessen. Nach drei Vierteln war ihr Magen wie zugeschnürt.

»Mona, übertreib es nicht. Ich finde, du hast schon so prima abgenommen. Bei deinem beruflichen und sportlichen Pensum musst du ab und zu was Richtiges essen, sonst klappst du irgendwann zusammen«, redete ihr Ute mit großer Sorge zu. »Glaub mir, von einer ausgewogenen Mahlzeit am Tag nimmst du nicht gleich drei Kilo zu. Dein Körper verbrennt jetzt schon viel besser.«

»Hm«, druckste Mona. Den Eindruck hatte sie auch, nur dass er statt überschüssiger Fettdepots ihr Nervenkostüm abfackelte. »Irgendwie tut sich da aber nichts mehr. Ich hungere und trainiere mir die Seele aus dem Leib, und die Waage zeigt immer dasselbe an.« Sie versuchte dabei ihre maßlose Enttäuschung so gut es ging zu verbergen. Wenn es nicht Ute gewesen wäre, die sie zu der ganzen Sache animiert hätte, hätte sie jetzt ohne zu zögern »Am liebsten würde ich alles hinschmeißen« in den Hörer gebrüllt.

»Kopf hoch, Mädel! Solche Phasen gibt es bei jeder Diät. Da muss man durch und dann geht es wieder. Du schaffst das schon. Einfach immer weitermachen.« Ute gab sich die größte Mühe, ihre niedergeschlagene Freundin aufzumuntern. Doch mit einem Mal kam ihr wieder der eigentliche Grund ihres Anrufs in den Sinn: »Ach, das ist in diesem Zusammenhang blöd, aber dein Training kann im Moment nicht weiterlaufen. Joe ist krank.«

Mona hätte beinahe losgejubelt. Kein »Füße hoch! Streck den Oberkörper!«, kein »Lass dich nicht so hängen!« und kein »Das geht auch schneller!« mehr. Der Himmel über ihrem Schreibtisch tat sich auf. Sie hätte am liebsten kurz die Hände zum Dank nach oben gestreckt. Stattdessen fragte sie leicht übertrieben: »Und was mach ich nun?«

Wie immer wusste Ute Rat. »Mach doch einfach in der Betriebssportgruppe weiter! Wäre doch blöd, jetzt auszusetzen, wo du so gut im Training bist. Außerdem weiß ich nicht, wie lange Joe krank ist.« Und pragmatisch, wie sie war, hängte sie an: »Treffen die sich nicht heute auch um sechs? Da sparst du doch gleich den Weg ins Studio.«

»Ja, ich glaub schon«, erwiderte Mona mit der Begeisterung einer wiederkäuenden Kuh auf der Weide. Einfach aufzuhören, wäre nicht gut, das wusste sie selbst. Aber zusammen mit den lieben Kollegen unter Tanjas Kommando weiterzumachen, dazu hatte sie absolut keine Lust. Eher wollte sie versuchen, im Schweißgeruch des Studios mit dem Standfahrrad von der Stelle zu kommen oder auf dem Stepper Endlostreppen zu steigen.

»Na ja, wäre sowieso meine letzte Stunde bei ihm gewesen.« Ute tat ihr leid. Sie fühlte sich nicht nur für ihre Kantine, sondern auch immer für das gute Gelingen in Jörgs Studio verantwortlich. »Was hat Joe denn?«, wollte Mona wissen und hängte hämisch an: »Die Nase voll von mir?«

Zum Glück nahm Ute das nicht krumm, denn ihre Antwort ließ Mona beschämt zusammenzucken. »Jörg meinte, er hatte wohl einen kleinen Schwächeanfall. Aber es wäre nichts Schlimmes. Vielleicht ist bei ihm eine Grippe im Anmarsch. Ich sag dir Bescheid, wenn es mit dem Walken weitergeht.« Danach musste Ute das Gespräch eilig beenden, denn einer der Kantinenmitarbeiter hatte sich beim Gemüseschneiden verletzt.

Mona ging zum Fenster und atmete nach dem Öffnen tief durch. Das Wort »Schwächeanfall« hallte in ihrem Kopf wie ein folgenschweres Gerichtsurteil nach. Seit dem Ende des Telefongesprächs brannte ihr die Szene in den Augen, in der Joe am Ende der letzten Trainingsstunde auf dem Boden am Waldrand kauerte. Sie hörte wieder sein verhaltenes Rufen »Warte doch auf mich!« und diesmal trieben ihr die Worte eine Gänsehaut über den Körper. Woher hätte sie denn wissen sollen, dass es diesem arroganten Fitnessguru schlecht ging und das Ganze nichts mit kindischem Protestgehabe zu tun hatte? Vier Wochen trainierten sie nun schon zusammen und trotzdem kannte sie diesen Mann so gut wie gar nicht. Zugegeben, ihr lag auch nicht viel daran. Mit selbstverliebten Männern war sie seit Henning durch. Doch nach diesem Ereignis war Mona entsetzt, wie sehr ihre Empathie zu wünschen übrig ließ. Sie reichte nicht einmal mehr aus, um zwischen Spaß und Ernst zu unterscheiden.

Beschämt lehnte sie sich in ihrem Bürostuhl zurück und starrte auf das Telefon. Das erbarmungslose Klingeln vernahm sie gedämpft wie durch eine Watteschicht. In ihrem Kopf spukten schaurige Geschichten umher. Wie oft hatte sie schon von gut durchtrainierten Joggern gehört, die im Wald zusammengebrochen waren und später zufällig von Spaziergängern gefunden wurden? Tot.

War das vielleicht auch der Grund, weshalb Joe so häufig auf Trink- und Dehnpausen bestand? Plötzlich fiel Mona auch wieder der extrem schwüle Trainingsabend ein, an dem er unterwegs unbedingt einen Walking-Stock nachstellen musste, der sich angeblich verschoben hatte. Hatte sie sich da nicht schon gewundert, wie blass und außer Atem er im Gegensatz zu ihr war?

Sie schüttelte energisch den Kopf. Wenn er gesundheitlich nicht richtig fit war, hätte er es ja sagen können und ihr nicht den Supersportler vorspielen müssen. Wahrscheinlich kurierte er zu Hause auf der Couch einen entzündeten Zehennagel aus, während sie sich vor Scham und unberechtigter Sorge um einen wildfremden Mann das Gehirn zermarterte. Damit musste jetzt Schluss sein.

Entschlossen nahm sie den Hörer ab. »Guten Tag. Sie sind verbunden mit dem Kundendienst der Firma Kaiser. Seitz ist mein Name.«

»Guten Tag. Tannhäuser hier. Ich denke, Sie wissen, worum es geht.«

Mona riss die Augen weit auf. Das Rumpelstilzchen fehlte ihr gerade noch in der Pannenstatistik des Tages. »Ja, selbstverständlich bin ich im Bilde. Aber es wundert mich, dass Sie anrufen. Ich habe nämlich …«

Weiter kam sie nicht, denn ihr Gesprächspartner am anderen Ende tobte los: »Entschuldigung, ich höre wohl schlecht. Es wundert Sie? Das ist ja wohl das Letzte. Mich wundert bei Ihrer Firma allmählich nichts mehr. Hören Sie, Frau Seitz, Sie lassen den Kram, den Sie meiner Mutter da zugemutet haben, schnellstens abholen, oder ich bestelle auf Ihre Kosten ein Transportunternehmen oder am besten gleich den Sperrmüll.«

Monas Geduld war gut ausgeprägt, aber auch sie hatte eine Grenze, und die war jetzt endgültig erreicht. »Herr Tannhäuser, ich habe selbst den Zustand des Rollators Ihrer Mutter überprüft. Er ist in Ordnung und wenn ich ehrlich sein darf, ich hatte nicht den Eindruck, dass Ihre Mutter damit fallen könnte.«

»So? Sie haben meine Mutter besucht? Davon hat sie mir gar nichts erzählt«, erwiderte er und es hinterließ bei Mona nicht den Eindruck, dass er darüber besonders froh war.

»Ja, wir haben uns nett unterhalten und sind auch ein paar Schritte zusammen gegangen. Dass sie Probleme mit ihrem Rollator hat, habe ich dabei nicht bemerkt. In meinen Augen steckt da etwas anderes dahinter«, berichtete Mona arglos vom

Ergebnis ihres Besuches.

»So, das ist also Ihre gängige Methode, Probleme aus der Welt zu schaffen? Sich bei hilflosen, alten Leuten einschmeicheln?«

»Ich hab mich doch nicht bei Ihrer Mutter eingeschmeichelt. Was unterstellen Sie mir denn da?«

Kurz blieb es in der Leitung still. Dann hielt Mona erschreckt den Hörer vom Ohr weg, denn die Stimme vom anderen Ende hätte man bis zur Tür hören können. »So etwas ist im höchsten Grade unmoralisch. Das wird ein Nachspiel haben.« Und bevor das Gespräch abrupt beendet wurde, bekam sie zu hören: »Ich werde umgehend Ihren Chef über diese fragwürdigen Methoden in Kenntnis setzen. Bin sehr gespannt, wie er darauf reagiert.«

Mona knallte den Hörer zurück auf die Basis. »Dieser arrogante Giftzwerg!«, schnaubte sie, griff nach dem Plastikhefter neben ihrem Laptop und fächerte sich frische Luft in ihr rot geschecktes Gesicht. »Das war's dann wohl mit meiner Zukunft bei der Firma Kaiser. Und dafür hungere ich mir seit Wochen die Seele aus dem Leib und hetze wie blöd durch den Wald.«

Gerade, als sie sich dazu entschieden hatte, bei Ute eine dreifache Portion Lachs an Wirsing zu ordern, klopfte es und Cäsar erschien mit einem breiten Strahlen auf dem Gesicht. »Hallo, Frau Seitz. Ich war gerade in der Kantine und da erfuhr ich von Frau Körner, dass sie sich nun doch für unser Bewegungsangebot entschieden haben.« Er kam mit weit geöffneten Armen ein paar Schritte auf Mona zu. »Ich kann Ihnen gar nicht sagen, wie mich das freut, sie nun auch in unserer Walking-Gruppe begrüßen zu dürfen. Ihre Teilnahme motiviert bestimmt auch noch einige von den besonders unentschlossenen Mitarbeiter zum Mitmachen.«

Mona stand wie angewurzelt vor ihm und konnte gerade noch verhindern, dass ihr Kopf ferngesteuert hin- und herschüttelte. »Das hat Ute, ich meine Frau Körner, Ihnen gesagt? Na ja, sie ist immer sehr um die Gesundheit aller Kollegen bemüht.«

Cäsar gluckste begeistert: »Sie beichtete mir sogar unter vier Augen, wie froh Sie sind, dass ihr Kursus in diesem Fitnesscenter zu Ende sei und Sie nun endlich zu Frau Bindigs Walkinggruppe wechseln können.«

Mona überlegte, in welche Kitteltasche sie Ute den Teller mit dem Wirsing kippen könnte und lächelte Cäsar dabei eiskalt an. »Ja, man muss beim Sport immer dranbleiben, wenn man etwas erreichen will«, säuselte es aus ihrem Mund. Danach presste sie die Lippen sicherheitshalber fest aufeinander.

Cäsar stimmte Monas Devise entzückt zu und machte sich auf den Rückweg zur Tür. »Ach, das hätte ich bald vergessen, Frau Seitz. Ich habe nämlich mit unserer Walking-Gruppe eine ganz besondere Sache geplant. Lassen Sie sich überraschen. Sie werden begeistert sein«, verkündete er mit verheißungsvoller Miene und verließ das Büro.

Die letzten Dienststunden bis zum Feierabend absolvierte Mona äußerst missgelaunt und unkonzentriert. In ihrem Kopf jagte ein übler Gedanke den anderen, denn seit den Ereignissen des Nachmittags schätzte sie ihre Zukunftsaussichten in jeder Hinsicht als düster ein, wenn nicht sogar als tiefschwarz. Auf der beruflichen Schiene kostete der zu erwartende Ärger mit diesem Herrn Tannhäuser wahrscheinlich endgültig ihren Arbeitsplatz und an dem lästigen Betriebssport kam sie bis zu ihrer Entlassung auch nicht mehr vorbei. Auf dem privaten Sektor litt sie unter den Folgen ihres Eigensinns, denn seitdem sie von Joes Schwächeanfall wusste, biss sie permanent das schlechte Gewissen. Und zu guter Letzt hatte sie mit ihrer besten Freundin ein ausgewachsenes Huhn zu rupfen.

Mit säuerlichem Gesicht wechselte sie Rock und Bluse gegen ihre Trainingssachen und zerrte ihre Laufschuhe aus der Sporttasche. Beim Anziehen seufzte sie leise. Der Blick in das Innere der Schuhe ließ sie schmerzerfüllt an die Zeit nach der ersten Trainingsstunde mit Joe denken. Erst hatte sie sich geärgert, dass er ihre Freude über das neuerworbene Schnäppchen nicht nachempfinden konnte, aber bereits am nächsten Morgen war ihr klar geworden, warum er so skeptisch reagiert hatte.

Ganze zwei Wochen lang war sie gezwungen, ihre verpflasterten Fersen ganz vorsichtig in die engen Büroschuhe zu zwängen. Erst dann hatten sich ihre Füße mit dem Innenleben der kostengünstigen Laufschuhe ausgesöhnt.

Fünf vor sechs zog Mona die zwei silbernen Stöcke aus dem Schirmständer neben ihrer Bürotür und machte sich auf den Weg zum Parkplatz.

Mindestens zwanzig Personen standen in perfekter Walking-Montur neben den geparkten Autos am hinteren Ende des Firmenvorplatzes. Hier begann ein Spazierweg, der durch eine kleine hauseigene Parkanlage zu einem Seitentor des Fabrikgeländes führte. Dahinter umrundete der Weg das Stadion des städtischen Fußballklubs mit den dazugehörigen Vereinsgebäuden und endete dann nach zirka drei Kilometern, vorbei an Feldern und Weiden, am Haupttor der Kaiser GmbH.

Monas Erscheinen löste bei den Kollegen zwar ein überraschtes Hallo aus, aber beim Rundblick durch die Gesichter verstärkte sich ihr Eindruck, dass diese Veranstaltung nicht viel mit freudigem Miteinander zu tun hatte. Zwei Mitarbeiter aus der Fertigung streckten auf der Parkbank nebenan lässig die Beine aus, während der dritte von ihnen vorn übergeneigt mit seinem Walkingstock einen Totenkopf in den Wegbelag ritzte. Cäsars füllige Sekretärin zupfte Flusen von den Ärmeln ihrer Sportjacke und linste dabei immer wieder auf ihre Armbanduhr. Die junge Mitarbeiterin aus der Buchhaltung tippte rasch noch eine Nachricht in ihr Handy. Vom Fesselballon war weit und breit nichts zu sehen.

Als Mona ahnungslos fragte: »Fängt das Training hier nicht um sechs an?«, löste sich der unsichtbare Knoten. Jeder schien mit einem Mal seine Meinung loswerden zu wollen, sodass sie kaum wusste, wo sie zuerst hinhören sollte.

»Wenn Sie wüssten. Diese Bindig kommt fast jedes zweite Mal zu spät. Aber dafür macht sie dann länger. Als ob wir nichts Wichtigeres zu tun hätten«, beklagte sich einer der Männer auf der Parkbank.

»Und mir sagt sie dauernd, ich soll mir mal überlegen, ob

ich nicht zusätzlich noch etwas gegen meine Problemzonen machen will«, meckerte Cäsars Sekretärin. »Das geht die doch gar nichts an. Den Chef hat meine Figur nie gestört.«

Mona trudelte durch die vielen Wortmeldungen von einem zum nächsten und nickte stets mitfühlend, denn sie hatte Verständnis für das Verhalten ihrer Kollegen. Joes Training vermittelte ihr am Anfang auch kein euphorisches Hochgefühl, Dennoch ging es bei ihm fair zu, und sie hatte immerhin die Wahl, weiterzumachen oder aufzuhören. Aber das hier war keine private Freizeitbeschäftigung. Hier war man mit seiner Leistung und seinem Engagement immer dem ausgefahrenen Sehrohr des Chefs ausgesetzt. Das einzige Mittel, um hier wieder herauszukommen, war wahrscheinlich ein ärztliches Attest über Arthrose im Endstadium oder ein Schwangerschaftsnachweis. Die meisten der Teilnehmer begriffen das erst richtig, als sie schon einige Kilometer hinter sich hatten. Seither wurde ihnen mit jeder weiteren Trainingsstunde klarer, wie ausweglos ihre Situation war. Und das konnte Mona deutlich in den frustrierten Gesichtern lesen.

»Und was ist mit Cäsars Gruppe? Da muss es ja eigentlich noch schlimmer sein«, schloss Mona aus den vielen verärgerten Wortmeldungen.

»Die existiert doch gar nicht mehr. Cäsar hat die Leitung der Fortgeschrittenengruppe gleich nach der ersten Stunde wieder abgegeben und alle Teilnehmer in diese Gruppe gesteckt. Er hätte wichtige Termine und so«, hieß es und nicht wenige untermalten diese Aussage mit einem genervten Blick zum Himmel.

»Der hat sich wohl eher einen Wolf gelaufen oder kaputte Füße«, rief Mona in die Runde und hatte damit die Lacher auf ihrer Seite. Es klang zwar ein bisschen, als wollte sie sich die Sympathien der Gruppe erschleichen, aber wenn sie an die Trainingsstunden bei Joe dachte, konnte sie sich Cäsar wirklich nicht in dieser Rolle vorstellen. Bevor sie ihm eine Karriere als Übungsleiter zugetraut hätte, sah sie eher Winston Churchill als Vorsitzenden des Olympischen Komitees.

»Achtung, da kommt sie!«, flüsterte plötzlich jemand und augenblicklich verstummten alle Gespräche.

»Hallo, alle miteinander! Kann's losgehen?«, fragte Tanja und stemmte tatendurstig ihre Stöcke in den Boden. Mit einem breiten Lächeln auf ihrem studiogebräunten Gesicht strahlte sie in die Runde. Als ihr Blick auf die neue Teilnehmerin fiel, nickte sie zufrieden. Mit Monas Erscheinen hatte sie also fest gerechnet. »Heute können wir nun auch Frau Seitz in unserer Runde begrüßen«, stellte sie sachlich nüchtern fest. Mit der überstarken Betonung des Wortes »auch« konnte sie sich das »endlich« sparen, das man trotzdem überdeutlich heraushörte.

Mona hätte sie dafür auf der Stelle erwürgen können. Süßlich lächelnd nickte sie ihr zu und schon marschierte die Truppe los in Richtung Tor.

Vorsichtshalber reihte sich Mona weit hinten neben Cäsars Sekretärin ein und erkundigte sich leise: »Und was ist mit Warmmachen und Dehnen?«

»So was haben wir hier nie gemacht. Das ist doch auch eher was für richtige Sportler, oder? Hier ist doch jeder schon froh, wenn er nicht über die Stöcke oder die eigenen Beine stolpert.«

Und dem musste Mona unumwunden zustimmen. Als sie sich umsah, entdeckte sie mindestens zwei Kollegen, die ihre Arme und Beine wie afghanische Windhunde im Passgang bewegten. »Korrigiert die euch denn auch schon mal?« Diese Frage hätte sie sich eigentlich sparen können, denn Tanja marschierte forsch vorneweg und hielt es selbst bei den spärlichen Kommandos nicht für nötig, sich umzudrehen.

Mona staunte nur noch über die dilettantische Unverfrorenheit, mit der diese Frau das Training durchführte. Es fehlte sowohl an fachlicher Anleitung als auch an der dringend nötigen Korrektur, denn die beiden Passgänger boten nicht die einzige Sonderform des Bewegungsablaufs. Sämtliche Fehler, die Joe bei ihr streng und äußerst akribisch ausgefiltert hatte, begegneten ihr hier in Reinform wieder. Mehrere Teilnehmer setzten die Stöcke viel zu weit vorn auf, andere im zackigen Staccato auf gleicher Höhe mit dem Körper. Manche benutzten die Handschlaufen falsch oder gar nicht. Bei vielen klemmten die Schultern im Nacken oder baumelten vor dem Brustkorb. Dass man Füße auch abrollen konnte, wusste ebenfalls niemand. Mona schüttelte nach den ersten zwanzig Metern fassungslos den Kopf. Selbst die Geräuschkulisse hatte hier nichts mit Sport zu tun. Abgesehen von dem permanenten Stöhnen, Husten und Gequatsche, glaubten speziell die Männer in der Gruppe, zeitweise die Luft anhalten und dann zum Schrecken aller anderen explosionsartig auspusten zu müssen. Mona rechnete beim Blick in die kalkweißen oder puterroten Gesichter ihrer Kollegen augenblicklich mit einem Herzinfarkt oder Kreislaufkollaps. Ihr wurde mit einem Mal klar, wie angenehm still es mit Joe im Wald war, trotz seiner harschen Kommandos und des feinen Klickerns der Stockspitzen. Bei ihren letzten Trainingseinheiten, als es nur noch um ein höheres Tempo und eine längere Strecke ging, empfand sie dieses Geräusch schon fast als spirituell. Doch hier schliff jeder kraft- und lustlos mit den Stöcken über den Boden. Mona hätte sich bei dem nervtötenden Geschrappe am liebsten die Ohren zugehalten. Als sie sich vorstellte, wie erbarmungslos sich Joe über diese Fehler hergemacht hätte, musste sie fast lachen. Keiner aus dieser Truppe hätte das durchgehalten. Da war sie sich absolut sicher.

Und noch etwas verblüffte sie sehr. Obwohl das Durchschnittsalter der Gruppe weit unter fünfzig lag und das Betriebstraining schon einen Monat länger ging als das im Fitnessstudio, bettelten bereits nach drei Kilometern die meisten nach einer Pause. Getrunken wurde nichts, dafür hingen alle ausgepowert über ihren Stöcken und schnauften wie nach einem Hundertmetersprint. Mona spürte nichts als leicht erwärmte Beine. Sie trank ihre halbe Flasche leer und wäre am liebsten sofort weitermarschiert. Doch plötzlich stand Tanja neben ihr und wies mit strenger Miene auf die Plastikflasche.

»Das mit dem Trinken würde ich mal seinlassen. Wir trinken immer erst nach dem Training. Bei Ungeübten kann nämlich das Trinken während des Laufens zu Magenproblemen führen, vor allem wenn da Zucker oder Kohlensäure drin ist.«

»Das ist Leitungswasser ohne alles, mehr nicht«, stellte Mona erbost klar. »Und damit hab ich bisher nie Probleme gehabt. Ganz im Gegenteil. Soviel ich weiß, ist es total ungesund, beim Ausdauersport nichts zu trinken.«

Sie wäre so gern weitergelaufen, damit die Muskeln nicht auskühlten, aber nun mussten alle einen Vortrag über die Fehler bei der Flüssigkeitszufuhr im Sport über sich ergehen lassen. Viele hörten zwar nicht zu, waren aber durchaus froh über die Verlängerung der Pause.

In Monas Kopf brodelte es schwefelig. Diese aufgetakelte Pseudosportskanone wollte ihr tatsächlich einreden, man müsste einen Fünfkilometerlauf staubtrocken zurücklegen. Auch ohne Sportstudium und Joes strenge Unterweisung wusste sie, dass das nicht nur falsch, sondern im schlimmsten Fall lebensgefährlich war. Gerade in dieser Gruppe wäre eine vorherige Aufklärung über ausreichendes Trinken besonders wichtig gewesen. Die meisten Kollegen glaubten doch, mit den zwei Tassen Kaffee am Vormittag und der Cola zum Mittagessen hätten sie genug getan. Kein Wunder, dass sie nun wie ausgelutscht über den Stöcken hingen.

»Spürst du eigentlich noch nichts? Kein Ziehen in den Schultern oder schwere Beine oder so?«, wurde Mona kurz vor dem Erreichen des Parkplatzes von ihrer Nachbarin gefragt.

»Nö, ich könnte noch ein bisschen weiterlaufen«, antwortete sie wahrheitsgemäß, denn das bisherige Laufpensum glich eher der Aufwärmstrecke in Joes Training. Genau genommen hätte sie die Strecke doppelt so schnell und an einem Stück zurücklegen können, aber das behielt sie für sich.

»Erstaunlich, wie fit du bist!«, stellte Monas Laufnachbarin bewundernd fest und sah ungeniert an ihr hinunter. »Ist mir direkt aufgefallen, als du kamst, wie schlank du geworden bist. Warst du krank, dass du so viel abgenommen hast? Manchmal liegt es an der Schilddrüse. Solltest du unbedingt mal untersuchen lassen.«

Mona wurde rot. So direkt hatte sie noch niemand außer Dennis auf ihr verändertes Gewicht angesprochen. »Nein, krank bin ich nicht, aber ich mach schon eine ganze Weile Diät.« Und seufzend fuhr sie fort: »Nur im Moment geht es irgendwie nicht mehr weiter abwärts mit dem Gewicht.«

»Ich wünschte, ich würde das auch schaffen. Ich kann essen, was ich will, irgendwie schlägt bei mir keine Diät an«, beklagte sich Cäsars Sekretärin.

»Tja, manche Diäten schmecken einfach zu gut«, seufzte Mona mitfühlend und schmunzelte in sich hinein, als ihre Kollegin heftig mit dem Kopf nickte.

Zurück auf dem Parkplatz stöhnten alle noch einmal kräftig und erleichtert, bevor sie sich verabschiedeten und eilig in ihren Autos verschwanden. Keiner kümmerte sich weiter um Tanja, die ihre Beine ein paarmal andeutungsweise ausschüttelte, während sie die Mails auf ihrem Handy durchsah.

Als Mona mit ihrem Auto auf die Straße rollte, war sie nicht nur froh, diese erste Stunde bei Fitness-Tanja hinter sich zu haben. Sie fühlte sich überaus zufrieden. Ja, fast sogar ein bisschen glücklich. In dieser Trainingsstunde war ihr nämlich klar geworden, dass Fesselballons wirklich nur mit heißer Luft gefüllt waren.

Kapitel 16

»Hallo. Guten Morgen, Herr Krapp. Schön, dass Sie direkt kommen konnten.« Cäsar wartete, bis Dennis auch Tanja, die rechts neben dem Schreibtisch saß, begrüßt hatte und wies auf den Besucherstuhl vor seinem Schreibtisch. »Bitte nehmen Sie Platz. Wie war Ihr Urlaub? Haben Sie sich gut erholt?«

»Ja, danke, ganz gut. Für Sport war es ein bisschen zu heiß in der Türkei, aber das Hotel war prima. Bis auf die vielen Russen mit ihren schlechten Manieren. Die räumen das ganze Büfett auf einen Teller und lassen dann die Hälfte stehen«, berichtete Dennis mit missbilligender Miene. Obwohl er sich nichts anmerken ließ, fühlte er sich durch Tanjas Anwesenheit und den ungewohnt frühen Besprechungstermin ziemlich irritiert. Wie immer war er an diesem Morgen der Erste im Büro, denn Mona erschien üblicherweise eine halbe Stunde nach ihm. Zur Klärung seiner Abwesenheit hatte er ihr eine Notiz auf den Schreibtisch gelegt, bevor er sich auf den Weg zur Chefetage machte.

»Ja, das mit dem all inclusive hat auch seinen Haken«, bestätigte Cäsar und sah dabei erheitert zu Tanja hinüber. »Für mich ist das nichts. Bei dem riesigen Speiseangebot wäre ich im Nu zehn Kilo schwerer.« Im gleichen Atemzug hängte er an, dass er immer dieselbe schnuckelige Ferienwohnung auf Ibiza bevorzugte. Da gäbe es nur wenige Ausländer und essen würde er immer mediterran bei Pedro um die Ecke, wegen der Figur. Zur Verdeutlichung strich er dabei über die kleine Kugel unter seinem Jackett.

Jeder in der Firma wusste, dass es sich bei der kleinen Ferienwohnung um eine riesige Nobel-Finca mit Meeresblick, Swimmingpool, Küchenpersonal und Chauffeur handelte. Und für Ausländer hielten sich die ortsansässigen deutschen Immobilieneigner schon längst nicht mehr.

»Tja, Herr Krapp, der eigentliche Grund dieser Besprechung ist der sagen wir mal noch nicht ganz zufriedenstellende

Umsatz bei unseren Walkingstöcken.« Cäsar erhob sich von seinem Chefsessel, rieb seine Handflächen vor der Brust aneinander und schritt vor dem Schreibtisch auf und ab. »Ich habe mir deshalb etwas einfallen lassen und dazu benötige ich Ihre Kenntnisse auf dem Sektor Sportwettkämpfe. Sie werden sich in dem Zusammenhang sicher wundern, wie ich auf Sie komme, Herr Krapp? Den Tipp bekam ich von jemandem aus der Belegschaft. Man sagte mir, Sie würden mit ihrem Plastiktellersport richtige Wettkämpfe bestreiten. Sogar auf höherer Ebene. Erläutern Sie mir doch kurz, wie ich mir so was vorzustellen habe!«

Mit allem hatte Dennis gerechnet, nur nicht damit, einem Sportlaien die Regeln des Ultimate-Frisbee-Sports erläutern zu müssen. Wo sollte er da einsetzen? Cäsar hatte doch genauso viel Ahnung von modernen Sportarten wie ein Grundschulkind von Überhangmandaten bei der Bundestagswahl. Und was war mit dem Fesselballon? Hatte der nicht sogar Sport studiert? Dennis riskierte einen kurzen Blick zu Tanja hinüber. Noch genauer musste er nicht hinsehen, um zu registrieren, dass der Rocksaum und der Ausschnitt ihres Pullis näher beieinanderlagen als ihre beiden Ohren.

»Tja also, wie soll ich das erklären? Beim Ultimate Frisbee treffen zwei Mannschaften mit maximal sieben Spielern aufeinander. Es ist ein körperloser Sport und gespielt wird ohne Schiedsrichter. Der Anteil von Männern und Frauen in einem Team wird vorher festgelegt. Gewonnen hat die Mannschaft, die zuerst siebzehn Mal die Scheibe in der eigenen Endzone gefangen hat. In Turnieren begrenzt man die Spieldauer auf dreißig bis vierzig Minuten, sonst lässt sich schlecht ein Zeitplan einhalten.«

Cäsar nickte beeindruckt. »So, so. Körperlos spielen Sie da, zusammen mit Frauen. Und dann auch noch ohne Schiedsrichter? Geht das dann nicht ziemlich chaotisch zu, bei diesem Teller-Werfen?«

»Nein, ganz im Gegenteil. Es gilt der sogenannte spirit of the game. Das heißt, die Spieler sind für das Fairplay selbst verantwortlich.«

Tanja nickte bestätigend, doch Cäsar war nicht sonderlich überzeugt. Die vielen englischen Fachbegriffe hatten für ihn eher etwas mit unnützer Wichtigtuerei zu tun, und ein Sport, bei dem keiner so richtig das Sagen hatte, galt in seinen Augen nicht als wettkampftauglich. Für seinen speziellen Plan brauchte er jemanden, der nicht die Verantwortung auf alle anderen abwälzte. Cäsar suchte eine Person, die bei seinem Vorhaben die Zügel in der Hand hielt und für das gute Gelingen geradestand. Bei all dem, was dieser junge, schmächtige Kerl aus der Marketing-Abteilung erzählte, bezweifelte er immer mehr, den Richtigen vor sich zu haben.

Doch das sah Tanja ganz anders. »Rolf, das musst du so verstehen: Diese modernen Trendsportarten werden hauptsächlich von Studenten entwickelt und gespielt. Da steckt einfach mehr Grips hinter als bei so einem Fußballspiel in der Provinzliga, wo sich Schiedsrichter und Zuschauer anschließend die Köpfe einhauen. Für diese jungen Leute ist das Fairplay so was wie eine Philosophie, verstehst du?«, versuchte sie dem Ganzen noch einen wissenschaftlicheren Anstrich zu geben.

»Trotzdem glaube ich, dass Herr Krapp mich da missverstanden hat«, erwiderte Cäsar mit einem missbilligenden Blick zu Tanja hinüber. Die Furchen auf seiner Stirn vertieften sich sogar, als er sich wieder Dennis zuwandte. »Mir geht es nicht um die Regeln. Ich wollte von Ihnen wissen, ob Sie Erfahrungen mit der Organisation eines Wettkampfs haben. Ich habe nämlich etwas ganz Besonderes geplant und Sie, Herr Krapp, sind der Erste aus der Belegschaft, der davon erfährt«, sagte er betont huldvoll und beobachtete, wie Dennis auf die Gewichtigkeit dieser Ehre reagierte. »Ich plane nämlich einen firmeneigenen Walking-Wettkampf. Vorrangig natürlich, um auf unser neues Produkt aufmerksam zu machen, aber auch als Anreiz für unsere sportbegeisterten Mitarbeiter. Sozusagen als Sahnehäubchen für das Engagement in der Betriebssportgruppe.« Nach diesen Worten zeichnete er mit dem rechten Arm einen weiten Bogen durch die Luft und sah schwärmend zur Decke.

»Vor meinen Augen sehe ich Teilnehmer, die vom Applaus des Publikums getragen über die Ziellinie marschieren und bei der Siegerehrung strahlend einen Pokal und unsere Stöcke in die Höhe reißen.« Im nächsten Augenblick blickte er sehr ernst von Dennis zu Tanja. »Und gewinnen sollte jeder etwas. Das halte ich für sehr wichtig. Ich dachte da an so etwas wie Handtücher oder Schirmmützen. Natürlich mit unserem Firmenlogo. Was meinen Sie dazu, Herr Krapp?«

Dennis beobachtete aus dem Augenwinkel Tanjas Augenbrauen, die bei Cäsars Preisideen genervt in die Höhe zuckten. »Sie meinen, Sie wollen einen richtigen Wettkampf ausrichten, so mit unterschiedlichen Teilnehmerklassen und Kampfgericht. Mit Streckenposten, elektronischer Zeiterfassung und einem Wettkampfbüro, das pünktlich zur Siegerehrung die Urkunden ausdruckt?«

Cäsar nickte angespannt.

»Eine Wahnsinns- Idee«, war Dennis einziger Kommentar. Er zwang sich, einen möglichst begeisterten Eindruck zu machen. In Wirklichkeit aber wusste er genau, dass Cäsar dieses Vorhaben niemals allein stemmen konnte, auch nicht zusammen mit dem Fesselballon. Nur, wenn er jetzt Bedenken äußerte, endete dieser geistige Höhenflug womöglich mit einer Bruchlandung, und das wäre äußerst undiplomatisch. Nein, Dennis' Strategie stand fest. Cäsar konnte, wenn er wollte, die Olympischen Spiele ausrichten, aber ohne sein Zutun.

»So leid es mir tut, aber für diese Sache bin ich nicht der richtige Ansprechpartner. Ich nehme zwar mit meiner Mannschaft an Wettkämpfen teil, aber mit der Organisation hatte ich noch nie etwas zu tun.« Das stimmte nur teilweise, denn Dennis wusste sehr genau, welche Unmenge an Arbeit bei einer Turnierausrichtung auf die Beteiligten wartete. Wenn sein Verein ein Ultimate-Match ausrichtete, saß er mehrere Stunden lang vor dem Computer im Wettkampfbüro, um die Ergebnisse einzugeben und die Siegerlisten auszudrucken. Und seine übrigen Sportkameraden waren schon Wochen vorher bis über beide Ohren mit den Vorbereitungen beschäftigt. Von dem 24-

Stunden-Einsatz am Wettkampftag ganz zu schweigen.

Auf Cäsars Gesicht braute sich eine gefährliche Mischung aus Unzufriedenheit und Enttäuschung zusammen. Wie immer, wenn er nicht weiterwusste, fuhr er mit der Hand mehrmals über die Haarstacheln auf seinem Kopf. So hatte er sich das nicht vorgestellt. Diese jungen Leute sprühten immer nur dann vor Ehrgeiz, wenn es um sportliche Lorbeeren ging. Aber wehe, man spannte ihr Verantwortungsbewusstsein mal richtig vor den Pflug, dann wussten sie plötzlich nicht mehr, wie Ziehen ging.

Aber er hatte schließlich noch einen Trumpf im Ärmel. Kurz nickte er Tanja zu, die mit einem perfekt inszenierten Fernsehlächeln zu Dennis hinüberstrahlte.

»Und wenn ich Ihnen Frau Bindig bei der Planung an die Seite stelle? Ich kann mir vorstellen, dass sie beide ein erfolgreiches Team bilden könnten. Sie als jugendlich innovativer Ideengeber und Frau Bindig mit ihrer Erfahrung auf dem Sektor Eventmanagement?« Er erwartete jetzt eigentlich ein beglücktes Aufleuchten in den Augen seines Gegenübers.

Aber Dennis lief es eiskalt den Rücken hinunter. War das etwa schon der Plan für den Tag eins nach Monas Entlassung? Er sollte ein Team mit diesem aufgetakelten Fesselballon bilden? Vielleicht hatte er das ja auch nur falsch verstanden. »Also, ich verstehe das jetzt so, dass Frau Bindig und ich diesen Walking-Wettkampf gemeinsam organisieren sollen?«, formulierte er ganz vorsichtig neu, in der Hoffnung, Cäsar würde damit lediglich eine zeitlich begrenzte Zusammenarbeit meinen.

»Ja, Herr Krapp. So dachte ich mir das. Und sehen Sie das auch schon mal als kleinen Probelauf für die Zukunft sozusagen. Sie wissen ja, als Unternehmer muss man in allen Bereichen am Ball bleiben. Die Konkurrenz schläft nicht. Die schlägt knallhart zu, wenn man ihr den Nacken hinhält.«

War das jetzt ein Ja oder Nein auf seine Frage? Behielt Mona nun ihren Arbeitsplatz, oder nicht? Dennis wurde nicht schlau aus Cäsars schwammigen Worten. Er musste sich etwas einfallen lassen, um seinen und bestenfalls auch Monas Kopf möglichst unbeschadet aus dieser Schlinge zu befreien. Aber so siegessicher, wie Tanja ihre ohnehin schon riesige Oberweite aufblähte, ahnte er, dass die Würfel für Monas Zukunft bereits gefallen waren. Und das war nicht allein Cäsars Werk. Dahinter steckte hauptsächlich sie. Das wusste Dennis durch das unbeabsichtigte Mithören im Sportgeschäft besser als irgendein anderer aus der Firma. Dieses rothaarige Monster verschlang erst den Chef mit Haut und Haaren, dann machte es sich über alle anderen her, die sich ihm in den Weg stellten. Bei dem Gedanken daran, demnächst mit dem Fesselballon das Büro teilen zu müssen, wurde Dennis ganz flau im Magen. Heiße Luft konnte sehr gefährlich werden, wenn man ihr zu nahe kam. Mona hatte es bereits zu spüren bekommen, und ihn traf es mit Sicherheit als Nächstes.

Genau in dem Moment, als Dennis sich verabschiedete, klopfte es und ein Lieferant im Blaumann erschien in der Tür. Noch bevor der Mann sein Anliegen vortragen konnte, schlüpfte Dennis rasch zwischen ihm und der Tür hindurch nach draußen. Dort konnte er sich gerade noch zur Seite werfen, um nicht bäuchlings auf der Oberfläche eines riesigen, verpackten Möbelstücks zu landen. Zusammen mit mindestens sechs in Plastik gehüllten Ledersesseln war der Flur zum Treppenhaus komplett versperrt. Dennis machte einen Schritt zu Seite, damit man ihn vom Besprechungszimmer her nicht sehen konnte und jaulte dann erst verhalten auf. Eine Ecke des überdimensionalen Eichentischs hatte sich in eine besonders empfindliche Stelle dicht neben seiner linken Leiste gebohrt. Während er mit schmerzverzerrtem Gesicht die getroffene Stelle rieb, hörte er, wie der Lieferant sich erkundigte, ob man die Tür offen stehen lassen könne. Sie würden dann erst die Sessel hereintragen, dann den Tisch. Cäsar stimmte kurz zu und diskutierte dann lautstark mit Tanja weiter.

Der Schmerz in der Leiste ließ langsam nach und Dennis überlegte, ob er sich an der Wand entlang zum Treppenhaus hindurchquetschen sollte, oder ob es besser war zu warten, bis der Tisch weggetragen wurde. Er entschloss sich, mit eng angelegten Händen und eingezogenem Bauch an der Längsseite des Tischs vorbeizukommen. Doch auf halbem Weg spürte er mit Schrecken, dass seine rechte Jacketttasche leer war. Wo war sein Handy? Er suchte vergeblich den Boden um die Möbelstücke herum ab und überlegte, wo er es zuletzt in der Hand gehalten hatte. Es gab eigentlich keine andere Erklärung. Bei dem Aufprall musste es aus seiner Tasche gerutscht sein. Er bückte sich hinunter und entdeckte es in der Mitte unter dem wuchtigen Tisch. Zum Glück schien es erreichbar zu sein, bevor einer der Lieferanten es unter die Füße bekam. Dennis rutschte auf den Knien in den Tunnel unter der Tischplatte. Er streckte seinen Arm länger und länger und stöhnte. Es fehlten ihm ungefähr zehn Zentimeter. Ratlos hielt er inne und während er überlegte, wie er es schaffen könnte, hörte er im Hintergrund Tanjas Stimme.

»Die Idee finde ich blöd, dass ich bei dem Wettkampf auch mitlaufen soll. Ob das einen so großen Kaufanreiz darstellt, bezweifele ich auch.«

»Aber, Liebes. Wenn gerade du mit deiner supersportlichen Ausstrahlung als Erste mit den Stöcken durchs Ziel kommst, das macht beim Publikum schon etwas her«, hörte Dennis Cäsar in den höchsten Tönen gurren. »Ich fände das auch deshalb gut, weil es mir die Sache mit Frau Seitz leichter macht. Dann wirkt diese Entscheidung auch vor der Belegschaft glaubwürdiger. Und unterschätz den Betriebsrat nicht!«

Dennis schnappte nach Luft. Seine schmerzende Leiste und der halb ausgerenkte Arm wurden augenblicklich zur Nebensache. Monas Entlassung stand also schon fest. Aber damit sollte es wohl nicht genug sein. Gerade hatte er es mit größter Mühe geschafft, sein Handy heranzuangeln, da vernahm er erneut Tanjas erregte Stimme.

»Weißt du, was da noch besser wäre, Rolfilein? Die Seitz und ich starten bei dem Wettkampf gemeinsam und ich gewinne vor ihr. So, wie die sich in meiner Gruppe anstellt, kann ich das gut hinkriegen. Das wäre doch die genialste Lösung für unser Problem. Dann kapiert sie vielleicht auch selbst, dass sie nur noch zweite Wahl ist. Die glaubt doch, wenn sie ein bisschen trainiert und abnimmt, kommt sie wieder wie dreißig rüber.«

Dennis wunderte sich über Cäsars Zaudern. So recht gefiel ihm die Idee mit diesem ultimativen Zweikampf nicht.

Tanja umso mehr. »Und glaub mir, für diesen jungen Krapp ist die bestimmt schon lange eine Motivationsbremse. Der versauert doch in ihrem altehrwürdigen Schatten. Ich hab den Eindruck, der traut sich unter ihr gar nicht richtig, mit seinen wahren Fähigkeiten rauszukommen.«

Die letzten Worte hallten in Dennis Ohren wellenartig nach. Er war noch wie erstarrt, als plötzlich einer der Lieferanten rief: »So, jetzt noch den Tisch.«

Wenn er nicht wollte, dass ihm im nächsten Augenblick das Dach über dem Kopf weggezogen wurde, musste Dennis auf der Stelle verschwinden. Er rutschte mit dem Hintern voran in Richtung Treppenhaus, schlug beim Aufstehen noch ordentlich mit dem Kopf an die Tischplatte und entschuldigte sich bei den verdutzt dreinschauenden Möbelpackern. Dank seiner langen Beine erreichte er mit wenigen Schritten das Treppenhaus und taumelte die Stufen hinunter in die erste Etage. Auf dem Korridor zum Büro dachte er krampfhaft über den nächsten Schritt nach. Wie um Himmels Willen sollte er Mona diese Neuigkeit präsentieren? Während seines Urlaubs hatte sie mit Sicherheit noch nichts von Cäsars und Tanjas absonderlichen Plänen erfahren. Wie auch, wenn er angeblich der Erste war, den Cäsar eingeweiht hatte.

Kurz vor dem Erreichen der Bürotür setzten bei Dennis drückende Kopfschmerzen ein. Zum ersten Mal freute er sich nicht, Mona wiederzusehen.

»Hallo, Urlauber! Na, wie war's im Morgenland?«, begrüßte sie ihn freudig. »Wie hat es denn Jasmin in der Türkei gefallen? Die war doch noch nie da.«

»Ich glaube, gut. Danke der Nachfrage«, antwortete Dennis. An seinem bemüht freundlichen Gesichtsausdruck erkannte

Mona sofort, dass etwas nicht stimmte. Keine Frage, im Urlaub hatte es zwischen Dennis und Jasmin gekracht. Das typische Souvenir junger Paare. Mona erinnerte sich sehr genau an ihre ersten Urlaube mit Henning vor der Hochzeit, als sie heißverliebt nach Mallorca aufbrachen und tiefgekühlt wiederkamen. Einmal war sie so wütend auf ihn, dass sie beim Heimflug einen Krampf im Rücken bekam, weil sie selbst den feinsten Schulterkontakt mit ihm vermeiden wollte. Fragte man sie heute nach den Anlässen des Streits, konnte sie immer noch die ganze Liste herunterrasseln. Von ohrenbetäubendem Schnarchen im knarzenden Hotelbett bis zum ausgiebigen Betrachten fremder Oberweiten, vom beharrlichen Tragen einer grässlich verwaschenen Badehose bis zum ewigen Meckern über Lappalien. All diese läppischen Kleinigkeiten hatten keinen Deut an Sprengstoff verloren. Noch heute zog sich ihr Magen unangenehm zusammen, wenn sie daran dachte. Warum sollte es also diesem jungen Paar anders ergangen sein.

Mona hielt es für besser, den Finger nicht weiter in die Wunde zu legen. Nach ein paar Tagen Alltag legte sich bekanntlich der übelste Beziehungszorn. Dann würde Dennis bestimmt von selbst mit ein paar Einzelheiten über den Urlaub herausrücken.

»Was wollte Cäsar denn schon in dieser Herrgottsfrühe von dir?«, wechselte sie rasch das Thema, ohne von ihren Statistiken auf dem Bildschirm aufzublicken.

»Och, das war nichts weiter Wichtiges. Er wollte nur einen Rat zu einem organisatorischen Problem«, erwiderte Dennis. Seine aufgestaute Spannung leitete er in seine Finger, die hastig und ziellos auf die Tasten seines Laptops hämmerten.

Viel Neues erfuhr Mona an diesem Tag nicht mehr von ihrem Bürokollegen. Häufiger als gewöhnlich verließ er den Raum für eine Kaffeepause, und wenn er an seinem Platz war, verschwand er noch tiefer als sonst hinter seinem Bildschirm, schweigend in Ordner und Dateien vertieft. Mona beobachtete ihn unauffällig und schmunzelte ab und zu in sich hinein. Auch wenn sie als Single mit fünfzig beziehungstechnisch so gut wie durchsichtig war, mochte sie auf keinen Fall mit diesem Dreißigjährigen tauschen und noch einmal die immer wiederkehrenden, zermürbenden Paarkrisen durchmachen.

Als sie kurz vor fünf ihre Sache zusammenpackte und sich auf dem Weg zur Tür verabschiedete, sah Dennis plötzlich von seinem Bildschirm auf. »Du Mona? Bist du heute Abend zu Hause?«

»Ja, warum?«

»Kann ich vielleicht mal kurz bei dir reinschauen?«

Mona begriff. So schlimm war es also. Wahrscheinlich hatte sich Jasmin sogar von ihm getrennt, und nun brauchte er jemanden, um sich auszusprechen. Sie legte den Kopf auf die Seite und nickte mitfühlend. Wenn sie sich in einer Sache auskannte, dann war es Liebeskummer. »Klar, komm, wann du willst. Ich hab auch noch einen Wein offen. Der hilft bei vielen Dingen.«

Dennis nickte zwar, aber weshalb er sie mit einem Mal so irritiert ansah, konnte Mona sich nur damit erklären, dass seine Gefühle zurzeit ziemlich durch den Wind waren.

Sie war gerade mit ihrer allabendlichen Hausarbeit soweit fertig, dass sie nur noch ein paar Wäschestücke auf den Trockenständer hängen musste, als es an der Tür klingelte.

»Hallo, Dennis«, begrüßte Mona ihren jungen Kollegen, bat ihn ins Wohnzimmer und deutete auf die Couch. »Mach es dir gemütlich! Ich hol noch eben den Wein aus dem Kühlschrank.«

Als sie begann, ihm mit ordentlichem Schwung einzuschütten, bremste er sie sofort aus. »Nur halb voll, bitte. Vielleicht hast du ein bisschen Mineralwasser zum Verlängern? Du weißt ja, ich trink nicht viel.«

Mona versuchte die seltsam gedrückte Stimmung zu entschärfen. »Ha, du willst mir doch nicht weiß machen, dass ihr bei eurer all Alkohol-Flatrate in der Türkei nicht auch mal ein bisschen mehr getrunken habt?« Damit war sie ohne Umschweife auf dem Kriegsschauplatz angekommen. Nun ging es nur noch darum, Dennis zum Reden zu bringen. »Also, als wir damals das erste Mal einen All-Inclusive-Urlaub gemacht haben, Mann-o-Mann, da ging keiner von uns nüchtern ins Bett!«, beichtete sie lachend, um ihm auf die Sprünge zu helfen.

Höflich wie er war, lachte Dennis ebenfalls ein bisschen, dann rutschte er auf die vordere Kante des Sofas und sah Mona ernst an. »Weißt du eigentlich, was Cäsar vorhat?«

Mona schüttelte den Kopf. Diese Frage passte nun gar nicht in ihr vorbereitetes Seelsorge-Konzept. »Ich dachte, du wolltest mir erzählen, was in eurem Urlaub passiert ist«, antwortete sie zögerlich. Sein fragender Gesichtsausdruck brachte sie dann gänzlich aus dem Tritt. Hatte sie sich mit der Liebeskummer-Nummer verrannt? Oder traute er sich nur nicht, davon anzufangen und redete deshalb um den heißen Brei herum?

»Ich weiß nicht, was du meinst«, ging Dennis auf Monas Antwort ein. »Im Urlaub ist nichts passiert und im nächsten Jahr fliegen wir wieder in die Türkei.« Bei dieser Antwort verfärbten sich seine knochigen Wangen rötlich. »Vielleicht feiern wir dort sogar unsere Verlobung.«

Erst starrte Mona Dennis fassungslos an. Dann setzte ein abruptes Umdenken ein und überzog ihr Gesicht mit einem freudigen Strahlen. »Verlobung? Na, das ist ja mal eine tolle Nachricht. Ich freu mich für euch. Damit hätte ich jetzt nicht gerechnet.« Innerlich war sie von dem Hin und Her ganz aufgewühlt. Gehörte sie nun schon zu diesen schrulligen Tanten, die ihre psychologischen Kenntnisse irgendwelchen Heftchenromanen entnahmen und Tragödien aus dem Kaffeesatz lasen statt aus der Tageszeitung? Und was hatte das alles mit Cäsars Plänen zu tun?

Dennis Gesichtsfarbe wechselte von Rot zurück ins Blassgraue. »Als ich heute bei Cäsar war, hat er mich in seine Zukunftspläne eingeweiht«, wiederholte er und vergewisserte sich mit einem kurzen Blick in Monas Gesicht, ob sie nun endlich verstanden hatte, dass es hier nicht um Privatgeschichten ging.

Mona saß stocksteif in ihrem Sessel. Wenn es nichts mit seinem Urlaub zu tun hatte und es Dennis sogar für nötig hielt, zu ihr nach Hause zu kommen, um sie zu informieren, dann …

gab es nur den einen Grund. Cäsar hatte vor, ihren Arbeitsplatz neu zu besetzen, und Dennis wusste davon.

»Und? Was hat Cäsar vor?«, fragte sie trotzdem gespielt arglos.

Dennis lachte höhnisch auf und begann mit seinem Bericht: »Also. Er plant einen Walking-Wettkampf, als Werbemittel sozusagen. Die Stöcke gehen halt immer noch nicht so richtig. Er meint, mit so einem Sport-Event ließe sich der Umsatz mit Sicherheit ankurbeln. Und mich hat er ausgeguckt für die Organisation des Wettkampfs. Aber das mach ich nicht.«

»Und warum nicht? Du kennst dich doch bestens aus mit Wettkampfsport.«

Bei seiner Antwort blickte Dennis zum Teppich hinab. »Ich soll das zusammen mit seiner Tussi machen.«

Mona wusste natürlich, wer gemeint war. »Na und? Die kann dir doch fachlich nicht das Wasser reichen. Und überhaupt. Vielleicht ist das die beste Möglichkeit, um Cäsar deutlich zu machen, was für ein beruflicher Blindgänger sie ist. Vielleicht schaffst du es sogar, dass er sie dahin zurückschickt, wo sie hergekommen ist.«

»Mobbing ist nicht mein Ding«, sagte Dennis zu Monas Überraschung ziemlich entschieden. »Du kennst mich doch.«

»Ja, entschuldige. So war das auch nicht gemeint. Trotzdem verstehe ich nicht, wo das Problem liegt. Ihr arbeitet für ein paar Wochen an diesem Wettkampfprojekt zusammen, und dann geht jeder wieder seiner Wege.«

Dennis trank sein Glas in einem Rutsch leer und verschluckte sich. Als er nach der Hustenattacke wieder ruhig atmen konnte, streckte er seinen langen Rücken und blickte Mona ängstlich in die Augen. »Ich hab Cäsar so verstanden, dass wir danach weiter zusammenarbeiten sollen.«

Die Worte trudelten in Monas Kopf wie abgeschossene Kriegsflugzeuge zu Boden. »Du und diese Tanja«, wiederholte Mona, um die Wahrheit noch einmal deutlich zu hören.

Dennis nickte und traute sich nicht, die bedrückende Pause, die sich nach Monas Worten einstellte, zu beenden.

Sie blickte im Wohnzimmer umher, als suchte sie nach einem Fehler in Dennis' Mitteilung. Nach etwas, das dementiert werden konnte, sodass sich die ganze Sache als harmlos entpuppte. Aber sie fand nichts. Hilflos füllte sie erst ihr Glas, dann nach einer kurzen Entschuldigung auch seins bis zum Rand.

Er ließ sie gewähren.

Als sie sein bekümmertes Gesicht sah, fühlte sie sich noch elender. Sie kämpfte einige Sekunden mit den Tränen. Dann erhob sie sich abrupt und zwang sich zu lächeln. »Tja, da kann man wohl nichts mehr machen.« Auf dem Weg zur Küche wischte sie rasch ein paar Mal über ihre Augen. Wenn dieser junge Erwachsene die Stärke besaß, ihr die ernüchternde Nachricht so einfühlsam mitzuteilen, dann wollte sie ihm wenigstens die peinliche Situation ersparen, in Tränen auszubrechen. »Möchtest du etwas essen? Ich hab noch einen Rest Reisauflauf, den kann ich schnell warm machen.«

Dennis winkte dankend ab und sah überrascht auf seine Uhr. »Oh, so spät schon. Ich hoffe, du bist mir nicht böse, wenn ich jetzt gehe. Ich hab Jasmin versprochen, mit ihr im Internet nach Wohnungen zu suchen.«

»Oh, ihr wollt zusammenziehen?«, fragte Mona mit brüchiger Stimme.

Dennis nickte nur und verabschiedete sich rasch. Mona spürte, wie erleichtert er war, als er ihre Wohnung verließ.

Als sie dann im Dunkeln des Wohnzimmers die vergangene Szene noch einmal Revue passieren ließ, fühlte sie sich wie ausgehöhlt. Nun war es also amtlich. Sie musste gehen. Seltsamerweise empfand sie das gar nicht als so schlimm. Eine andere Sache machte ihr viel mehr zu schaffen. Zum ersten Mal hatte Dennis ihr keinen Mut mehr gemacht, gemeinsam einen Ausweg zu finden.

Kapitel 17

Mit der Gewissheit, dass es für sie keine Zukunft mehr in der Firma Kaiser gab, kamen Mona die Tage im Büro endlos lang und nutzlos vor. Sie zwang sich trotzdem, ihre Arbeit so gut wie immer zu erledigen. Obwohl sich alles in ihr dagegen sträubte, überbot sie sich manchmal selbst mit der Freundlichkeit den Kollegen und den meckernden Kunden gegenüber. Auch Dennis versuchte sie die Situation zu erleichtern, indem sie das Thema ihrer abendlichen Unterhaltung mied und sich stattdessen nach seinen Hochzeitsplänen erkundigte. Nur Ute reinen Wein einzuschenken traute sie sich nicht. Durch ihren heißen Draht nach oben brachte es ihre Freundin womöglich fertig, sich Cäsar eiskalt vorzuknöpfen und ihm mit ihrer umwerfenden Selbstsicherheit ins Gewissen zu reden. Das durfte auf keinen Fall geschehen. Auf diesem Sektor grenzte Utes Diplomatie an die eines kindlichen Schokoladendiebs.

Das einzig Tröstende an dem hoffnungslosen Manöver war ihr Erfolg beim Abnehmen. Bei ihrem allmorgendlichen Schritt auf die Waage zeigte sie ganze zehn Kilo weniger als zu Beginn der Aktion an. Trotz ihrer bedrückten Stimmung erfüllte sie dieses Resultat mit grenzenlosem Stolz. Zur Feier des Tages gönnte sie sich am Abend ein Glas Prosecco. Die hundert Kalorien schenkte sie sich sozusagen. Sie wieder runterzuhungern war mittlerweile ihre einfachste Übung geworden. Doch jetzt, wo ihre Entlassung so gut wie feststand, fühlte sich der ganze Zirkus um ihre Figur und das Abnehmen komplett nebensächlich an. Nachdem ihr Dennis die Wahrheit über ihre berufliche Zukunft mitgeteilt hatte, wollte sie nicht noch eine Kleidergröße weniger, geschweige denn weitere Walking-Kilometer mehr erreichen. Sie wollte einen riesigen Berg Pommes frites mit Mayo in sich hineinfuttern und in Ruhe gelassen werden, mehr nicht.

Nur da hatte sie nicht mit Utes siebten Sinn für seelische Durchhänger gerechnet. Viertel vor sechs klingelte das Telefon derart vorwurfsvoll und ausdauernd, dass es Mona nicht lange aushielt wegzuhören. Ermattet hob sie schließlich den Hörer ab.

»Seitz, was gibt's?«, murmelte sie in den Hörer.

»Walking-Unterricht gibt's. In fünf Minuten bei uns vor der Halle. Jetzt sag nicht, du hast es vergessen. Joe steht schon in den Startlöchern.«

Mona stutzte. Oh weh! Sie hatte die letzte Stunde bei Joe wirklich vergessen. Aber das war jetzt auch egal. Sollte er es sich doch mit einem Müsliriegel an der Bar gemütlich machen. Wie in Brand gesetzt durch den Wald zu hetzen und sich dabei auch noch dämliche Ratschläge über den Aufsetzwinkel des vorderen Stocks anhören zu müssen, dazu hatte sie absolut keinen Nerv mehr.

»Ach, Ute. Mist! Das hab ich vergessen. Aber meinst du nicht, dass euer Joe ganz froh ist, wenn er mich mal nicht vor sich herscheuchen muss? Es ist doch sowieso das letzte Mal«, bettelte Mona wie ein Schüler um hausaufgabenfrei.

»Nein, kommt gar nicht in Frage. Erinnerst du dich noch daran, dass du es unterschrieben hast, regelmäßig zu walken?«

Mona schluckte und bestätigte Utes Frage. »Aber heute bin ich irgendwie nicht richtig in der Stimmung«, versuchte sie es ein letztes Mal.

»Stimmung! Wer fragt denn nach Stimmung? Glaubst du ich hab jedes Mal Stimmung, wenn ich mich im Studio abquäle?«, schnaubte Ute in die Leitung. »Und übrigens: Falls du denkst, dass es Joe leid ist, mit dir zu trainieren, irrst du gewaltig. Er hat in der letzten halben Stunde mindestens dreimal auf meiner Mailbox nachgefragt, ob ich wüsste, was mit dir ist und ob du heute zum Training kommst. Und ich hab ihm gesagt, du kommst. Also, Frau Seitz, runter vom Sofa und ab ins Auto!«

Mona merkte, dass sie keine andere Chance hatte, als das zu tun, was ihr die Stimme am Hörer geheißen hatte. Zehn Minuten nach sechs rollte ihr Wagen auf den Parkplatz des Studios. Trotz der abendlichen Hitze zog sie den Zipper an ihrem Laufshirt noch etwas höher, dann rannte sie mit beiden Stöcken in einer Hand los. Während der Autofahrt hatte sie sich vorgenommen, Joe nicht nach seinem mysteriösen Schwächeanfall zu befragen. Es war ja allgemein bekannt, wie allergisch Männer auf diesen Begriff reagierten. Schnell landete bei ihnen alles, was mit Schwäche zu tun hatte, in einer Schublade mit Glatze und Impotenz. Warum sollte sie diesen Mann zu guter Letzt noch in Erklärungsnöte bringen? Das hatte er, trotz seiner despotischen Bemühungen um ihre Walking-Künste, nicht verdient. Außerdem hatte sie nicht die geringste Lust, sich Vorhaltungen über unterlassene Hilfeleistung beim Sporttreiben anzuhören. In dieser letzten Trainingsstunde würde sie nur ein Ziel verfolgen: Er sollte sie weitestgehend in Ruhe lassen. Sein ewig unterkühlter Gesichtsausdruck reichte ihr auch so schon. Da brauchte sie nicht auch noch zwölf Mängelhinweise pro Kilometer.

Jörg hatte die Studiotür weit geöffnet und mit einem Holzkeil festgeklemmt. Gerade in den Sommermonaten war eine bessere Luftzirkulation im Studio sehr nützlich.

Schon von ihrem Auto aus sah Mona Joe an der Bar stehen und in einer Zeitschrift blättern. Als sie atemlos auf dem Eingangsteppich ihre Schuhe abstreifte, blickte er auf und lächelte ihr entgegen.

»So, da bin ich. Entschuldige bitte meine Verspätung. Ich hatte Stress in der Firma. Dadurch bin ich ganz von unserem Termin abgekommen«, sprudelte sie los. Im nächsten Augenblick hätte sie das Gesagte am liebsten wieder eingesaugt. Warum musste sie diesem wildfremden Mann immer gleich sagen, wo es brennt? Da hätte sie sich auch gleich einen Zettel mit dem Wort »Entlassen« auf die Stirn pappen können. Oder noch besser »Alternde Mimose«. Was sonst sollte er von jemandem halten, der mit fünfzig immer noch nicht wusste, wie man mit beruflichem Stress umging.

»Das tut mir leid für dich«, erwiderte Joe ungewohnt einfühlsam. Auf dem Weg nach draußen fügte er hinzu, dass das Bewegen an der frischen Luft genau das Richtige sei, um den Kopf wieder frei zu bekommen.

Mona blinzelte ihn überrascht an. Mit versteckten Vorwürfen hatte sie gerechnet, oder wenigstens mit einer ironischen Bemerkung über ihr desolates Zeitmanagement, aber nicht mit Verständnis und Anteilnahme. Irritiert stapfte sie los in Richtung Wald.

»Und was ist mit Dehnen?«, rief Joe ihr hinterher.

»Ach, komm. Heute ist doch das letzte Mal. Außerdem hab ich durch meine Verspätung eine Viertelstunde aufzuholen.«

Aus der Angst heraus, ihn noch einmal mit der Nase auf ihr berufliches Problemfeld zu stoßen, schwieg sie die ersten drei Kilometer eisern. Danach war sie sich einigermaßen sicher, dass er ihre unbeabsichtigte Beichte vergessen hatte.

Im Wald roch es nach aufgebrochener Erde und moderigem Laub. Obwohl es am frühen Nachmittag einen Gewitterschauer gab, war es seitdem nicht viel kühler geworden. Die untergehende Sonne strahlte mit der letzten Kraft des Spätsommers, sodass die feuchte Luft warm und schwer zwischen den Bäumen hing.

Mona zog das Tempo an, obwohl sie eigentlich keine große Lust verspürte, sich anzustrengen. Nachdem Ute sie zu diesem fragwürdigen Glück regelrecht gezwungen hatte, wollte sie nur noch zusehen, die Trainingsstunde möglichst schnell hinter sich zu bringen.

Trotz ihres düsteren Gemütszustands fiel ihr das Laufen nicht sonderlich schwer. Den vorderen Stock steckte sie mittlerweile auf den Punkt genau ein. Der Druck der Arme trieb ihren Körper dynamisch vorwärts, und ihre Füße rollten gleichmäßig und leicht federnd ab. Auf die Oberkörperhaltung musste sie kaum noch achten. Ihre Atmung ging leicht und passte sich längst automatisch dem Rhythmus ihrer Gehbewegung an.

Trotzdem wunderte es Mona nach weiteren zwei Kilometern Schweigemarsch, dass Joe nicht irgendetwas an ihr fand oder erfand, das einen Korrekturschliff benötigte. Diese wortkarge Trainingsvariante war sehr untypisch. Aber scheinbar gefiel sie ihm.

Als er nach der Hälfte der Strecke immer noch stoisch

schweigend neben ihr hermarschierte, fühlte sie sich zunehmend unwohl. War das nun die Rache für ihre Szene beim letzten Training und seine mitfühlenden Begrüßungsworte nur hohler Smalltalk? Oder ging es ihm damals wirklich schlecht, und er war immer noch sauer über die Rücksichtslosigkeit, mit der sie ihn im Wald sitzengelassen hatte?

Immer wieder blickte sie verstohlen zu ihm hinüber. Etwas war anders an ihm. Das war ihr schon bei der Begrüßung vor dem Studio aufgefallen. Jetzt wusste sie auch, was es war. Er trug eine triste, dunkelblaue Trainingshose, darüber ein Polohemd in ausdrucksleerem hellblau und auf dem Kopf nichts. Weder sein neongelbes Stirnband noch die leuchtend orange Schirmmütze. Nur graumelierte Locken, die im Laufrhythmus um seinen Kopf wippten. Verdutzt sah Mona gleich noch einmal zu ihm hinüber. Sein Gesicht wirkte merkwürdig blass und angespannt, während er im Vierertakt durch den geöffneten Mund atmete. Und noch eine Veränderung stellte sie an ihm fest, und die berührte sie besonders. Die fließende Eleganz seiner Bewegungen fehlte. Seine Arme und Beine arbeiteten sich kraftaufwendig, ja fast mühsam vorwärts. Na ja, möglicherweise war das nicht sein Tag, oder er war es einfach leid, eine renitente Büronudel zu einem Olympiateilnehmer umzuformen. Anders konnte sie sein distanziertes Verhalten nicht interpretieren und sie konnte ihn sogar verstehen, nach allem, was passiert war. Aber wenn sie ehrlich sein sollte, war ihr Joes seelische Verfassung ziemlich egal. In einer halben Stunde würden sie wieder zurück auf dem Parkplatz sein, und dann konnte ihr dieser Mann für alle Zeit gestohlen bleiben.

»Ute sagte mir, du hast im Moment ziemliche Schwierigkeiten. Rennst du deshalb so? «

»Ich renn doch gar nicht.« Mona sah aufgebracht in Joes Richtung, behielt aber ihr Tempo beharrlich bei. Was sollte das denn jetzt? Was hatte Ute denn noch alles aus dem Nähkästchen gelassen? Vielleicht wusste Joe schon besser als sie selbst, an welchem Tag sie ihre Sachen in der Firma Kaiser packen durfte und wie viel Euro ihr dann am Monatsende fehlten?

»Du scheinst ja bestens im Bilde zu sein. Was hat Ute denn noch so alles erzählt?«, fühlte Mona mit genervtem Tonfall vor. Im Moment wusste sie nicht, wen von beiden sie am liebsten eher ermordet hätte.

»Sie meinte, ich soll dich nicht so hart rannehmen, weil dir das permanente Abnehmen zu schaffen macht.«

»So ein Quatsch!«, knurrte sie und verschärfte als Gegenbeweis das Tempo.

»Und dazu noch Stress am Arbeitsplatz.«

»Hast du das auch von Ute?«

»Nein. Du selbst hast das vorhin erwähnt, als Entschuldigung für deine Verspätung. Schon vergessen?«

Mona sah fassungslos zur Seite. Ihre Muskeln in der Magengegend zogen sich bretthart zusammen, sodass sie Mühe bekam, ausreichend durchzuatmen. Was sollte sie ihm darauf antworten? Ihm reinen Wein einschenken, oder weiterhin die taffe Geschäftsfrau spielen, die alles im Griff hatte? Je intensiver sie nach einer Lösung suchte, desto mehr spürte sie, wie ihr die Kraft ausging. Nach und nach entglitt ihr die Kontrolle über Arme und Beine. Der gesamte Bewegungsablauf geriet mehr und mehr aus dem Takt. Sie wusste nicht, wohin mit den Stöcken. Mal stockten ihre Beine, dann schritt sie wieder hastig voran. Beinahe hätte sie sich die rechte Hand verdreht, als sie mit dem Daumen in der Hosentasche hängen blieb.

Nach zwanzig Metern, als sie glaubte, wieder Herr der Lage zu sein, begann es plötzlich rechts neben dem Magen zu stechen. Erst für wenige Sekunden, dann immer länger andauernd und heftiger. Und nun hörte der stechende Schmerz überhaupt nicht mehr auf. Das jetzt auch noch! Seitenstiche. Die elende Quittung für Anfängerfehler. Vor lauter Verärgerung achtete Mona nicht auf ihre Beine und trat aus vollem Lauf mit der Sohle auf den Gummipfropf ihrer vorderen Stockspitze. Im Bruchteil einer Sekunde knickte ihr Fuß um, und sie schoss mit ausgestreckten Armen vorwärts auf den Waldweg. Joe versuchte noch, Monas linken Unterarm zu schnappen, aber da lag sie bereits bäuchlings auf dem Schotter.

»Hoppla, junge Frau, immer langsam! Hast du dir wehgetan?« Er beugte sich hinab, umgriff mit beiden Händen ihre Ellenbogen und half ihr, auf die Knie zu kommen.

»Ach, Quatsch!« Unter leisem Stöhnen richtete sie sich in den Stand auf. »Du kannst mich jetzt ruhig wieder loslassen. Ich bin okay«, fauchte sie und blitzte ihn dabei feindselig an. Mit ruppigem Nachdruck befreite sie ihre Arme aus seiner Umklammerung. Sein besorgter Blick rührte sie zwar, aber schon in der nächsten Sekunde regte sie sich über das freche Grinsen auf, das nun ganz langsam sein braungebranntes Gesicht überzog.

»Ach ja, Entschuldigung. Hätte ich beinahe glatt vergessen. Leute wie du kommen ja immer ohne fremde Hilfe klar.«

Weil in ihrem Kopf alles durcheinanderging, klopfte Mona erst einmal Staub von ihrer Laufhose und murmelte dabei verdrossen vor sich hin: »Ich weiß nicht, was du meinst. Ich bin doch nur gestolpert und nicht vom Eiffelturm gefallen. Ist dir das noch nie passiert?«

»Doch, mir ist schon so manches im Leben passiert.«

Mona schnaubte verächtlich. Sie hatte keine Lust weiter nachzudenken, was er mit dieser philosophischen Äußerung gemeint haben könnte. Ihr war seine plötzlich so zugängige Art ohnehin schon suspekt. Sie wollte auf dem schnellsten Weg hier weg, zurück zum Studio. Hastig griff sie nach den Stöcken, die Joe ihr bereits aufgehoben hatte. Als sie durch die Schlaufen schlüpfte und die Griffe umfasste, jaulte sie auf und blickte entsetzt auf ihre rechte Hand. Ein Schmutz verklebter, blutender Striemen lief quer über die Innenfläche.

»Na, das sieht aber übel aus.« Joe blickte besorgt von der verletzten Hand, die er behutsam mit seiner Linken umfasste, hoch in Monas Gesicht. »Das muss erst mal versorgt werden.«

Mona zog genervt ihre Hand weg. »Jetzt mach doch nicht so einen Wind wegen dem kleinen Kratzer.«

Doch Joe hatte schon ein Etui aus seiner Gürteltasche gezogen, aus dem er einen eingeschweißten Alkoholtupfer und eine Verbandsrolle nahm. »Halt das mal und am besten auch den

Mund!«

Sie starrte ihn beleidigt an, als er ihr die Mullrolle in die gesunde Hand drückte. Zu mehr kam sie nicht mehr, denn im nächsten Augenblick umklammerte er ihre Hand ganz fest. Während er »Das tut jetzt ein bisschen weh« murmelte, wischte er zwar behutsam, aber ohne die geringste Spur von Mitleid, den Dreck aus der Wunde.

Für einen kurzen Moment versuchte Mona noch, ihre Hand zurückzureißen. Dann zog sie zischend die Luft ein und drehte ihr Gesicht zur Seite. Obwohl ihr Tränen an den Wangen hinabliefen, schnaubte sie entrüstet: »Ich hab schon immer gewusst, dass du einen Hang zum Sadismus hast, so langsam wie du reibst.«

Joe hob nur genervt die Augenbrauen und setzte seine Arbeit ohne Eile fort. »Ja, klar. Es gibt nichts Schöneres, als Menschen wie dich zu quälen. Bist du eigentlich gegen Tetanus geimpft?«

»Ja natürlich. Gegen alles bin ich geimpft. Nur nicht gegen Impertinenz«, jaulte ihn Mona an und trampelte wie ein kleines Kind vor Schmerz auf der Stelle.

»Den Verband!«, forderte Joe mit monotoner Stimme, ohne Mona dabei anzusehen. Fachkundig umwickelte er die verletzte Handfläche. Als Letztes steckte er die verknoteten Enden unter den Mullrand. Ohne ihre Hand loszulassen, blickte er ihr solange in die Augen, bis sie es aufgab, immer wieder wegzusehen. Mit einem Mal wischte er ihr mit seiner freigewordenen Rechten die Tränen von ihrer Wange. »Da gibt es bestimmt noch etwas, gegen das du nicht geimpft bist.«

Mona schüttelte den Kopf und blickte verlegen zu ihrer verbundenen Hand hinab. Vorsichtig zog sie sie aus seiner Umklammerung. »Ich wüsste nicht, was das sein sollte.« Dann rieb sie sich mit dem umwickelten Handrücken die Augen trocken, nahm beide Stöcke auf die gesunde Seite und trottete los. Es war ihr egal, dass Joe noch gar nicht damit fertig war, das restliche Verbandszeug in seinem Gürtel zu verstauen. Es war ihr einfach alles zu viel. In ihrer verbundenen Hand pochte es, ihr Fußgelenk schmerzte und ihr Kopf glühte wie bei einem Fieberanfall. Sie wollte zügig vorankommen, etwas schaffen, aber es ging nicht. Eigentlich ging gar nichts mehr. Ihre Füße bekam sie kaum noch angehoben. Eine zähe, klebrige Masse schien sie immer wieder hinabzuziehen. Sie ließ ihre Stöcke aus der Hand gleiten und starrte zum Boden hinab. Ihre Schultern zuckten ein paar Mal, dann rannen ihr wie aus geöffneten Schleusen Tränenströme über das Gesicht und mit einem Mal schluchzte sie so heftig, dass ihr ganzer Körper bebte.

Joe legte leise seine Stöcke neben Monas ab, umfasste ihre Schultern und drehte sie zu sich um. Mit dem Zeigefinger hob er ihr Kinn an und sah ihr in die Augen.»Was ist eigentlich los mit dir in letzter Zeit? Hab ich dich wirklich zu hart rangenommen? Ich hatte immer den Eindruck, dass du mit meiner Art gut zurechtkamst, so perfekt wie du mittlerweile walkst.« Hilfesuchend sah er für einen Augenblick über ihren Kopf in die Höhe.»Und ich bin eben nicht der Typ, der ständig mit Lob um sich wirft. Das müsstest du eigentlich schon früh gemerkt haben.«

Langsam beruhigte Mona sich. Immer noch hatte sie den heftigen Drang, sich aus dem engen Körperkontakt zu befreien, aber dann spürte sie die warme Schwere seiner Hände durch ihr Laufshirt. Sie strömten Ruhe und Frieden aus. Langsam begriff sie, wie sehr ihr das in letzter Zeit fehlte. Wieder liefen Tränen über ihr Gesicht.

Diesmal legte Joe seine Arme ganz um sie.»So schlimm war es mit mir?«

Sie nickte schwach mit dem Kopf an seinem Brustkorb. Dann schob sie Joe ein Stück von sich und sah ihn ernst an.»Es kommt halt im Moment so vieles zusammen.« Ein paar Atemzüge lang sah sie zur Tannenschonung auf der rechten Seite. Sollte sie diesem wildfremden Mann sagen, was wirklich los war? Möglicherweise war es besser, etwas von der desolaten Situation in der Firma preiszugeben, ehe ihm bei ihrem aufgelösten Anblick Begriffe wie Hormonspiegel oder Wechseljahre in den Kopf kamen.»An unserem letzten Trainingsabend war es dann einfach zu viel. Der ewige Hunger, der Stress in der Firma und dann noch dein ständiges Gemecker«, verteidigte sich Mona und versuchte sofort das Gesagte mit einem Lächeln wieder gutzumachen. »Sorry, ich meine deine gut gemeinte konstruktive Kritik.«

Mona staunte ungläubig, als Joe plötzlich befreit loslachte. »Und ich dachte schon, du gehörst auch zu diesen humorlosen Emanzen, die hinter jeder winzigen Kritik einen frauenfeindlichen Angriff wittern.«

Verblüfft sah sie ihm in die Augen. Er wirkte, als ob ihm ein Stein vom Herzen gefallen war. Hatten ihm denn ihre Vorhaltungen beim letzten Training so zugesetzt? Ein Schauer lief ihr über den Rücken. Wieder sah sie Joe nach ihrem Disput beim letzten Trainingsabend am Waldrand kauern und rufen, sie möge doch warten. Was war mit diesem Mann los? War er vielleicht gar nicht der durchtrainierte, dynamische Sportsmann, der noch jeden jenseits der dreißig locker in die Tasche steckte? Vielleicht war sein despotischer Trainingsstil nur eine Tarnung. Aber was wollte er vor ihr verbergen?

Beim vorsichtigen Blick in Joes Augen spürte sie ein Kribbeln durch den Körper ziehen. Ihr kam wieder die Szene im überhitzten Festzelt in den Sinn, als sie ihn davon abhalten wollte, Utes verdorbenes Büfett im Müllsack verschwinden zu lassen. Obwohl seine dunklen, ausdrucksstarken Augen damals Zornesblitze auf sie abfeuerten und sie ihn am liebsten erwürgen wollte, hatte es sich genauso angefühlt.

»Wenn ich ehrlich sein soll, hatte ich am Anfang auch arge Bedenken, dass das gut geht mit uns«, gab Joe zu und lächelte entschuldigend.

»Wegen der neuen Schuhe bestimmt«, kicherte Mona verlegen.

»Nein, weil du so einen übertrieben dynamischen Eindruck gemacht hast und …« Joe zögerte einen Moment mit seiner Ergänzung und sah Mona prüfend an. »Weil du immer das letzte Wort hattest.«

Mona schluckte und blickte betroffen zu Boden. So unverblümt hatte ihr in letzter Zeit kaum jemand die Wahrheit gesagt. Bis auf Ute vielleicht. »Das kommt wahrscheinlich durch meinen Job«, versuchte sie sich zu rechtfertigen. »Aber das hat sich ja nun auch erledigt. Da hat wohl mittlerweile jemand anderes das letzte Wort gesprochen.«

Joe sah sie verwundert an. »Und was bedeutet das jetzt? Hat man dich entlassen?«

Mona nickte. »Ich passe nicht mehr zum Image unserer Produkte. Kurz gesagt: Zu alt, zu dick, zu unsportlich.«

Joe sah sie betroffen an. »Verstehe«, brummte er leise und schüttelte anschließend missbilligend den Kopf. Die letzten hundert Meter des Rückwegs absolvierten sie schweigend und ein ganzes Stück langsamer, denn Monas geschundener Körper ließ keine großen Schritte zu.

»Am besten, du legst zu Hause Eis auf den Knöchel, dann ist es morgen bestimmt wieder besser. Und die Wunde sollte jeden Tag frisch verbunden werden«, riet Joe ihr zum Abschied und drückte ihre gesunde Hand.

Von der ausgelassenen Heiterkeit, mit der er im Wald losgelacht hatte, konnte Mona nichts mehr erkennen. Aber sie musste gestehen, dass ihr der ernste, fast traurige Ausdruck seiner Augen gut tat. »Man sieht sich«, sagte sie mit belegter Stimme. »Und Danke für alles.«

Joe nickte und ließ langsam Monas Hand aus seiner gleiten.

Kapitel 18

Emmi eilte hastig den Gang entlang zum Foyer der Residenz. Dort linste sie durch die getönten Scheiben der Eingangspforte hinaus auf den Vorplatz.

»Gott, wo bleiben die denn bloß?«, murmelte sie mit verärgerter Miene und machte sich wieder auf den Rückweg. Sie hatte am frühen Abend eine Verabredung ins Kino. Doch so wie es aussah, konnte sie den pünktlichen Feierabend vergessen. Auf dem Gang zum Speisesaal kam ihr Bea mit dem leeren Geschirrwagen entgegen.

»Die kommen zu spät zum Abendessen, und wir müssen uns dann das Gemecker anhören«, zeterte sie. »Ich hab jetzt schon Frau Kaisers Stimme im Ohr«, und eine Oktave höher fuhr sie fort: »Kindchen, wir haben Tee bestellt und nicht abgekühltes Badewasser!«

Doch dann blickten die beiden jungen Frauen auf, denn sie hörten das Summen der Türautomatik und gleich darauf Stimmen. Emmi nickte verschwörerisch. Als Rache für den verpassten Kinofilm hatte sie sich schon ein paar vorwurfsvolle Worte für das erwartete Grüppchen parat gelegt. Allmählich schien es für die Herrschaften zur Gewohnheit zu werden, sich zu verspäten. Immerhin war es schon das vierte Mal in diesem Monat, dass Lydia, Helmi und Annegret unpünktlich von ihrer Kirchenchorprobe zurückkamen. Angeblich überzog der Chorleiter neuerdings gern. Beim ersten Mal sei der Chauffeur dann noch durch einen unnötigen Umweg in einen Stau geraten. Beim zweiten Mal habe man noch einmal zurückgemusst, weil Helmi ihren Hut liegengelassen hatte. Und danach habe sich an das Singen noch eine vollkommen unerwartete Besprechung für das Allerheiligen-Konzert angeschlossen.

Emmi war sehr gespannt, was die drei sich diesmal ausgedacht hatten. Auf jeden Fall wollte sie ein Wörtchen mit Hermann reden. Der Chauffeur war mit Sicherheit nicht nur dem Charme der alten Damen erlegen. Da gab es zweckdienlichere

Mittel, um ihn mit ins Boot zu bekommen. Lydia Kaiser konnte mit Trinkgeldern für die Pflegekräfte noch so sparsam sein. Wenn es darum ging, wichtige Pläne zu verwirklichen, wanderte gern schon mal ein größerer Schein aus ihrem Krokotäschchen.

Gerade wollte Emmi losschimpfen, da trippelte Lydia schon an ihr vorbei, ohne sie eines Blickes zu würdigen. »Bin ja gespannt, ob jetzt schon wieder das Aufschnitt-Büfett halb leergegessen und der Fleischsalat durchgematscht ist. Man könnte fast meinen, man wohnt hier in einer drittklassigen Provinzabsteige. Und dafür bezahlt man dann ein Schweinegeld.«

Die beiden anderen blickten wesentlich weniger forsch drein, als sie Lydia mit ihren vierrädrigen Schubkarren zum Speisesaal folgten. Annegret zuckte sogar entschuldigend mit den Schultern, als sie an den beiden Pflegekräften vorbeieilte und Helmi schnaufte. Ihr Gesicht glänzte verschwitzt und wies überall hektische rote Flecken auf.

Emmi wusste vor lauter Empörung nicht, was sie sagen sollte. Doch bevor die drei hinter der Saaltür verschwanden, schmetterte sie ihnen ein harsches »Guten Appetit auch!« hinterher. Dann beeilte sie sich zur Pforte zu kommen. Dort war Hermann noch damit beschäftigt, einen kleinen Stapel Versandretouren für die Post in seinen Wagen zu laden.

»Sagen Sie mal, Hermann, irgendetwas stimmt doch mit dieser Chorprobe nicht. Überziehen die denn wirklich jedes Mal?«, fragte sie mit arglosem Tonfall und beobachtete den hageren Rentner im dunkelblauen Anzug genau.

Der Chauffeur sah nur kurz zu ihr auf und sagte nichts. Diensteifrig klemmte er sich zwei weitere Pakete unter den Arm und verstaute sie im Kofferraum. Emmi wusste, warum er zögerte. Er wurde gezwungen dicht zu halten und suchte nun nach unverfänglichen Worten.

»Tja, was soll ich dazu sagen? Die alten Herrschaften brauchen ja schon beim Ein- und Aussteigen eine Ewigkeit. Dann muss meistens noch eine von denen schnell mal um die Ecke, und dann vergessen die ja auch alle Nase lang was im Proberaum. Das muss ich dann noch holen«, eierte er herum und unterstützte seine Begründung mit hektischem Armefuchteln.

»Ja, das mag ja alles stimmen. Aber da kommt man doch trotzdem nicht ständig eine halbe Stunde zu spät.« Emmi blieb dem Chauffeur, der sich schon zur Wagentür aufmachte, auf den Fersen. So schnell kam er ihr nicht davon. Schon gar nicht mit diesen fadenscheinigen Ausreden.

Hermann stand schon in der geöffneten Wagentür, als Emmi ihm vor den Kopf knallte: »Sie können mich nicht für dumm verkaufen. Da steckt doch was anderes dahinter. Wir sind hier für die alten Leute verantwortlich. Wenn denen was passiert, dann geht es nämlich zuerst uns an den Kragen und nicht Ihnen. Und jetzt sagen Sie endlich, was los ist, verdammt!«

Hermann wischte mit seinem schwarzen Lederhandschuh über den Türholm. Seinem angespannten Gesichtsausdruck nach fühlte er sich in seiner Haut äußerst unwohl. Er sah besorgt zum Gebäude hinüber, dann lehnte er sich etwas näher zu Emmi. »Von mir wissen Sie das aber nicht!«, flüsterte er. »Die drei lassen sich von mir von einem Senioren-Clübchen zum nächsten chauffieren, weil sie angeblich ihre Konzertprogrammheftchen verteilen müssen. Heute musste ich sie nach der Probe zum einem Seniorensport-Center fahren, dann zu einem Treffen der Grauen Panther im Rathaus und am Schluss noch zum Literaturzirkel in der Alten Orangerie.« Hermann holte aus dem Handschuhfach eine Liste mit mindestens dreißig Adressen und händigte sie Emmi aus. Sie überflog flüchtig die Zeilen und musterte Hermann danach eindringlich. »Und was meinen Sie mit angeblich? Verteilen die nun ihre Flyer, oder nicht?«

»Doch, doch, das auch. Aber wenn Sie mich fragen, ist das nur ein Vorwand. Es geht da wohl eher um eine Firma, die Rollatoren und all so ein Zeug herstellt, das wohl nichts taugt. Aber so richtig schlau wird man nicht aus dem Gerede.«

»Es geht da bestimmt auch um Gehstöcke und Rollstühle, stimmt's? Und die Herstellerfirma heißt Kaiser, nicht wahr?«

Emmi hatte längst eins und eins zusammengezählt. Allmählich dämmerte ihr, was die kleine Gruppe um Lydia Kaiser im Schilde führte. Manipulierte Rollatoren, die ewige Meckerei über Funktionsmängel und nun die heimlichen Fahrten zu Treffpunkten, an denen viele Senioren zusammenkamen. Das Ganze roch nach einem ausgeklügelten Sabotageakt. Aber warum machte Lydia die Produkte ihrer eigenen Firma schlecht? War das vielleicht doch schon ein Zeichen ihrer fortgeschrittenen Senilität?

Hermann sah sie verdutzt an und kratzte sich am Hals. »Woher wissen Sie das alles?«

Emmi lächelte überlegen. »Sie haben nicht zufällig bei ihren Fahrten ein paar Worte mehr aufschnappen können?«

»Na ja, so viel versteht man da vorn am Steuer nicht, aber letzte Woche wurde Frau Kaiser einmal richtig wütend und dann hören die ja alle schlecht.« Er wies zur Erläuterung des Problems auf sein rechtes Ohr. »Erst beschwerte sich Frau Tannhäuser: Ich weiß allmählich nicht mehr, was ich denen noch vorjammern soll. Und dann hat die Kaiser zurückgewettert: Sag halt, du würdest jedenfalls nichts mehr von der Firma Kaiser kaufen, weil du gehört hast, die stellen die Produktion von Hilfsmitteln sowieso bald ein.« Hermann schüttelte den Kopf. »Verstehen Sie, was das soll? Auch wenn die es sich mit ihrem Sohn verscherzt hat, ist sie doch immer noch die Seniorchefin. Da pinkelt man doch nicht ins eigene Nest.«

»Ne, das verstehe ich auch nicht«, pflichtete Emmi bei und gab dem Chauffeur die Liste zurück. »Aber ich werde es herausbekommen. Und zwar bevor ein größeres Unglück passiert.«

Hermann sah die junge Pflegekraft ängstlich an. »Aber bitte denken Sie daran: Von mir wissen Sie das alles nicht. Die alte Kaiser veranlasst sonst, dass man mich rausschmeißt, und das kann ich mir nicht leisten.«

»Geht klar. Darauf können Sie sich verlassen, Hermann.«

Emmi ging zurück und setzte sich ins Dienstzimmer. Nachdenklich verfolgte sie durch die Glasscheibe zum Flur, wer alles nach dem Essen auf sein Zimmer ging. Annegret erschien als Erste. Dann folgte mit etwas Abstand Helmi, die am Dienstzimmer haltmachte und durch einen Türschlitz zu Emmi hineinlugte. »Ist Bea schon weg?«, fragte sie mit enttäuschter Miene.

»Nein, sie hat noch in der Küche zu tun«, antwortete Emmi. »Aber vielleicht kann ich Ihnen auch helfen.«

Helmi zögerte mit ihrer Antwort und hielt kurz auf dem Gang Ausschau nach ihrer Nichte. Als niemand erschien, bat sie Emmi zögernd um ein paar Beruhigungstropfen für die Nacht. »In letzter Zeit geht mir so vieles durch den Kopf. Manchmal halte ich es kaum aus.«

Emmi hatte eine Idee. Mit einem freundlichen Nicken bat sie Helmi hereinzukommen. »Möglicherweise ist es zu anstrengend für Sie, das mit den Chorproben donnerstags und den ganzen Konzerten, die auf Sie zukommen. Setzen Sie doch einfach mal aus und gehen dafür eine Runde im Park an die frische Luft. Das entspannt und dann schlafen Sie bestimmt besser.«

Doch diese Empfehlung wehrte Helmi erschreckt und auch ein bisschen empört ab. »Der Chor ist mir nicht zu viel. Die brauchen dort unbedingt meine Mithilfe. Außerdem ist das Auswendiglernen der Strophen ja ein gutes Gehirntraining und man sieht auch mal wieder ein paar andere Gesichter«, rechtfertigte sie ganz aufgeregt ihr Handeln.

Emmi überlegte kurz. Dann setzte sie alles auf eine Karte. »Hängt das nicht eher alles mit Frau Kaisers Plan zusammen?«

»Was für ein Plan denn?«, stammelte Helmi mit ängstlich geweiteten Augen. Im nächsten Moment schoss Emmi auf Helmi zu, die plötzlich ganz bleich im Gesicht wurde und am Türrahmen Halt suchte. Sie lenkte die alte Frau auf den Besucherstuhl und streichelte besorgt ihre Hand, bis sich ihre Atmung langsam beruhigte. Bevor Emmi die Tür des Dienstzimmers schloss, reichte sie Helmi ein Glas Wasser. »Wollen Sie mir nicht endlich sagen, was hier gespielt wird? Sie merken doch selbst, dass das Ganze zu viel für ihre Nerven ist.«

Helmi nickte und blickte Emmi dabei wie ein Kind an, das eine zertrümmerte Glasscheibe zu beichten hatte und nun froh war, endlich sein Gewissen erleichtern zu können.

Im selben Augenblick kam Bea zur Tür herein und sah besorgt zu ihrer Tante hinab. »Tante Helmi, was ist passiert? Geht es dir nicht gut?«

»Ich glaube, sie will uns etwas sagen«, verkündete Emmi und unterstrich mit einem heftigen Nicken die Wichtigkeit der Unterredung. Während sich Bea einen Stuhl heranholte, zog Emmi den Vorhang am Gangfenster zu. Dann setzte sie sich ebenfalls und redete behutsam auf Helmi ein: »Sie wissen, dass alle Angestellten in diesem Haus der Schweigepflicht unterliegen. Bitte haben Sie keine Bedenken, uns zu sagen, was Sie auf dem Herzen haben. Wir merken doch schon länger, dass Sie etwas bedrückt.«

Helmi schluckte. »Also, Annegret hat auch schon gesagt, dass sie das auch nicht mehr lange mitmacht, dieses ewige Gemeckere. Am Ende schickt man uns noch von hier weg, und wohin soll ich dann?« Plötzlich schluchzte Helmi los. »Ich will doch hierbleiben. Eine alte Frau wie mich will doch niemand mehr zu Hause haben.« Und wesentlich ärgerlicher ergänzte sie: »Lydia hat ja hier nichts zu befürchten. Die ist ja sozusagen die Hausherrin. Die kann sich doch allen Mist erlauben.«

»Und welchen Mist meinst du genau, Tante Helmi?«, hakte Bea nach.

»Sie will, dass wir ihr dabei helfen, ihrem Sohn eins auszuwischen. Weil er doch damals gegen den Willen seines Vaters die Produktion umgestellt hat. Sie glaubt, er ruiniert mit diesen Gehhilfen die ganze Firma. Sie will ihn mit unserer Unterstützung dazu bekehren, wieder Spielplatzgeräte herzustellen. So wie früher.«

»Aber mit dieser Hetzkampagne erreicht sie doch nur, dass ihre Firma womöglich Konkurs anmelden muss. Warum redet sie denn nicht einfach mit ihrem Sohn darüber?«

Helmi blickte zu Boden. »Das ist ja gerade ihr Problem. Der hält sie doch für dement und taucht nur zum Geburtstag für ein

Viertelstündchen mit einem Blumenstrauß auf. Und zu Weihnachten verdrückt er sich jedes Jahr auf die Malediven, damit er nicht mit ihr allein vor dem Baum sitzen muss.«

Emmi fühlte ihre Vermutung zu hundert Prozent bestätigt. Die steinreiche Seniorchefin der Firma Kaiser war einsam. Ähnlich wie ein Jugendlicher, der immer wieder beim Klauen erwischt wird, versuchte sie nun auf diese spektakuläre Weise, Aufmerksamkeit zu erlangen.

Bea sah hilflos zu Emmi. »Auch wenn sie einem leidtun kann, darf es doch nicht so weit gehen, dass sie andere für ihre Pläne einspannt und dadurch gesundheitlich gefährdet.«

»Nein, dazu darf es nicht kommen«, sagte Emmi und sah Helmi mitfühlend an. »Frau Kaiser hat mit ihrem seltsamen Manöver schon genug Unheil angerichtet.« Dabei dachte sie an den Krankenhausbesuch mit Vinzenz, der sich bei der angeblichen Reparatur eines Gehwagens den halben Oberschenkel aufgerissen hatte.

Sie hockte sich vor Helmi nieder, ergriff die Hände auf ihrem Schoß und sah ihr eindringlich in die Augen. »Bea bringt Sie jetzt zu Bett, und bitte machen Sie sich keine Sorgen mehr. Wir kümmern uns darum, dass hier wieder Ruhe einkehrt. Und keine Angst, Frau Kaiser erfährt erst mal noch nichts davon, dass wir Bescheid wissen.«

Kurz nachdem Bea und Helmi über den Flur davonschlurften, schnappte sich Emmi den Medikamentenwagen und machte sich ebenfalls auf zum Bettentrakt.

Ihre Verteilrunde begann sie an diesem Abend bei Annegret. Sie klopfte und marschierte mit einer grünen Pille im Plastikbecher ins Zimmer. »Frau Tannhäuser, ich bin's mit der Blutdrucktablette«, rief sie laut, denn die alte Frau hatte im Bad zu tun.

»Bin sofort fertig«, kam es zurück und schon eilte Annegret im langärmeligen Nachthemd um die Ecke zum Bett. Emmi sah kurz zum Rollator, der fast kaum sichtbar am gegenüberliegenden Ende des Zimmers hinter dem Fernsehtisch abgestellt war. Dann beobachtete sie, wie sich Annegret ohne Mühe auf die

Bettkante niederließ.

»Nach so einem Tag ist man richtig froh, wenn man die Beine hochlegen kann«, seufzte sie, reichte weit hinüber zu dem Glas Wasser auf dem Nachtschränkchen und nahm aus Emmis Hand die Tablette entgegen.

Emmi nickte wissend. »Ja, da kommen schnell ein paar Kilometer zusammen. Vor allem, wenn man bedenkt, wo sie überall diese Konzertflyer vorbeibringen müssen.«

Annegret sah Emmi misstrauisch an. »Von den anderen Chormitgliedern will das ja keiner machen«, erklärte sie kleinlaut.

»Trotzdem verstehe ich nicht, warum sich ausgerechnet die bereit erklären, die schlecht zu Fuß sind und Gehhilfen benötigen.«

»Ein bisschen Bewegung schadet ja nicht. Sonst rostet man nur ein.« Und wesentlich weniger überzeugt hängte sie an: »Und bald hat das ja auch ein Ende.«

Das war Emmis Stichwort. »Und was, wenn nicht? Frau Tannhäuser, gerade haben Sie mir noch vorgejammert, wie anstrengend die Donnerstage für sie sind. Und nun macht Ihnen das ganze Herumgerenne plötzlich nichts mehr aus?«

Annegret rutschte auf dem Po hin und her und sah Emmi prüfend in die Augen. »Ja, irgendwann sind doch alle Blättchen verteilt.« Mit einem unruhigen Flackern in den Augen fügte sie hinzu: »Dann kehrt wieder Ruhe ein.«

»Und was ist, wenn Lydia will, dass Sie immer so weitermachen?«, kürzte Emmi die Sache ab und ergänzte als untrüglichen Beleg dafür, dass sie Bescheid wusste: »Sie wissen genau, wie hartnäckig sie sein kann. Sie wird mit ihrem Vorhaben solange keine Ruhe geben, bis ihr Sohn sich endlich in ihren perfiden Plan fügt.«

Annegrets Kopf sackte auf den Brustkorb und ihre Finger zupften ziellos an ihrem Taschentusch herum. Mit Tränen in den Augen sah sie danach zu Emmi auf. »Sie wissen Bescheid?«

Emmi nickte nur.

Annegret atmete hörbar aus. »Sie haben Recht. Es muss

endlich ein Ende haben mit diesem albernen Plan. Und mit dem ewigen Herumkommandieren auch. Ich kann das schon nicht mehr hören, und Helmi ist auch schon mit den Nerven fertig.«

»Genau«, stimmte Emmi zu und streichelte Frau Tannhäuser über die Hände auf ihrem Schoß. »Mit Helmi haben wir schon gesprochen. Sie ist auch sehr dafür, dass endlich Schluss ist. Aber das Ganze sollte so passieren, dass niemand dadurch zu Schaden kommt. Am besten, Sie lassen sich erst einmal nicht anmerken, dass Bea und ich Bescheid wissen. Ich überlege mir etwas, wie wir Frau Kaiser das Handwerk legen, ohne dass sie ihr Gesicht verliert und sie alle darunter leiden müssen.«

Ein dankbares Aufleuchten brachte wieder Farbe in das blasse Gesicht der verunsicherten Seniorin. »Ich habe sowieso schon ein ganz schlechtes Gewissen, weil ich doch auch meinen Sohn belügen musste. Wegen des Rollators.« Sie zeigte mit ihrem schmalen Finger zum Fernseher hinüber. »Der ist nämlich gar nicht kaputt. Und brauchen tue ich den eigentlich auch nicht.«

Verständnisvoll lächelte Emmi Frau Tannhäuser an. »Das weiß ich doch alles, auch dass der Vinzenz an den Gehwagen ein bisschen herum…repariert hat.«

Annegret nickte reuevoll. »Ja, der Arme. Und wegen uns musste er auch noch ins Krankenhaus. Und diese Frau Seits vom Kundendienst hat es auch nicht verdient, dass mein Sohn sich dauernd für mich bei ihr beschwert. Die hat nämlich ihr Herz auf dem rechten Fleck und kümmert sich so nett um ihre Kunden.«

Annegret wischte sich die Augen trocken und sah Emmi vertrauensvoll an. »Versprechen Sie mir, dass alles wieder in Ordnung kommt, ohne dass Lydia erfährt, dass wir alles ausgeplaudert haben? Wenn es um diese Sache geht, versteht die doch keinen Spaß.«

»Sie können sich auf uns verlassen. Und nun schlafen Sie erst einmal ruhig. Gute Nacht, Frau Tannhäuser.« Auf dem Weg zur Tür wünschte ihr die alte Frau ebenfalls eine gute Nacht und atmete danach erleichtert durch. Dann richtete sie sich noch einmal kurz auf und rief Emmi zu: »Und danke. Vielen Dank.«

Kapitel 19

Emmi stoppte den Wagen vor der roten Ampel und linste auf ihr Handy, das sie gut sichtbar auf ihrem Schoß platziert hatte.

»Du weißt, dass man beim Fahren nicht auf dem Handy herumgucken soll. Außerdem wird es gleich grün.« Ute warf ihrer Tochter einen genervten Blick zu. Dann neigte sie sich vor, um das Umschalten der Ampel nicht zu verpassen.

»Ja, Mama, das weiß ich«, leierte Emmi zum Beifahrersitz hinüber. »Ampeln gab es schon, als ich den Führerschein gemacht habe.«

»Ich leg mein Handy immer ins Handschuhfach. Da kommt man gar nicht erst in Versuchung.«

»Und wenn was Wichtiges passiert ist, kriegst du es erst Stunden später mit, weil du es dort vergisst, wie letztens bei eurem Studiojubiläum.«

»Ach, erinnere mich nicht daran. Mir reicht schon das, was zurzeit in der Firma los ist. Diese Generalumstellung auf »Gesund und fit« bringt nichts als Stress und Ärger. Und jetzt auch noch der Walking-Wettkampf, den Jörg sich von Cäsar aufs Auge drücken ließ. Als ob er mit dem Studio nicht schon genug um die Ohren hätte.«

»Ach, sei froh, dass euer Chef so was Modernes durchzieht. Unsere Heimleiterin kriegt gar nicht mit, dass seit ihrer Einstellung dreißig Jahre vergangen sind. Letztens meinte sie zu mir, ich soll mal ein paar neue Platten besorgen. Dabei hören selbst manche von den Alten ihre Lieblingsmusik über Kopfhörer von MP3-Playern.« Genervt nahm Emmi eine Hand vom Lenkrad und klatschte sich damit an die Stirn. »Hallo? In welchem Universum lebt die eigentlich? Und als ich letztens vorschlug, man könnte mit den Bewohnern doch mal so was wie »DSDS« spielen, weil doch jeder von denen irgendein Talent hat, da meinte sie, dass solche Science-Fiction-Filme nichts für Menschen ab siebzig sind.«

Utes Hände schossen vor auf das Armaturenbrett. »Nun

fahr doch nicht so dicht auf!«

»Mann, Mama, du hörst mir gar nicht zu.«

»Wie denn, wenn du so fährst.«

Emmi atmete betont aus. Es war immer dasselbe mit ihrer Mutter. Ihre eigenen Probleme und Angelegenheiten waren wichtig, und wenn *sie* etwas zu erzählen hatte, war das für ihre Mutter wie eine Durchsage im Supermarkt. Und Emmi hätte schwören können, dass sich das in den letzten Jahren sogar noch verschlimmert hatte. Vielleicht waren das ja doch diese komischen Wechseljahre. Immerhin ging sie auf die fünfzig zu. Beim nächsten Ampelhalt betrachtete sie flüchtig das Profil ihrer Mutter. Klar, schlank war sie seit jeher, aber ihr Gesicht wirkte irgendwie kantiger, strenger. Und diese Falten um die Augen waren früher nur da, wenn sie lachte. Aber auch das, stellte Emmi bedauernd fest, passierte in letzter Zeit immer seltener. Die Kantine, das Catering am Wochenende und die Mithilfe in Jörgs Studio. Vielleicht war ihr das tägliche Pensum doch allmählich zu viel. Logo. Eingestehen würde ihre Mutter sich das niemals.

»Und was ist das mit diesem Walking-Event? Das soll bei euch am Studio stattfinden, obwohl es eine Idee von deinem Chef ist?«

»Ja, Jörg ist eben ein gutmütiges Schaf. Der lässt sich doch alles aufschwatzen. Cäsar bezahlt ihn zwar dafür, dass er die Wettkampforganisation übernimmt. Aber jetzt muss er auch noch die ganzen Helfer aus der Firma schulen, damit am kommenden Wochenende alles klappt. Es müssen Leute am Start stehen, die darauf achten, dass niemand über den Haufen gerannt wird. Dann bringt er den Streckenposten bei, darauf zu achten, dass unterwegs keiner heimlich einen Sprint einlegt. Und dann muss er noch mehrere Personen darauf vorbereiten, wie man im Zielkanal für Ordnung sorgt.«

»Und? Machst du auch wieder so ein Büfett wie letztens?«

»Nein, es gibt diesmal nur belegte Brötchen. Cäsar ist sehr darauf bedacht, die Kosten niedrig zu halten. Und ehrlich gesagt, bin ich ganz froh darüber. Wenn die Menge nicht reichen sollte, schmiert man halt schnell welche nach. Dabei kann nicht viel schiefgehen.«

»Vielleicht kann Mona dir dabei helfen«, schlug Emmi vor.

»Ne, das wird sie nicht können. Die Ärmste muss mitlaufen. Dabei ist sie sowieso schon ziemlich fertig mit den Nerven.«

»Wie meinst du das? Mona läuft mit. So richtig mit Stöcken und Startnummer?« Emmi war überrascht. So sportlich hatte sie ihre Patentante gar nicht in Erinnerung. Allerdings musste sie zugeben, dass sie in letzter Zeit wenig Kontakt zu ihr hatte. Durch den Schichtdienst in der Seniorenresidenz hatte sie kaum noch Zeit für Verabredungen. Früher als Teenager war das anders. Da war sie sehr froh, ihre gut gelaunte, stets sehr großzügige Tante zu treffen, die ihre Hauptaufgabe als Patin darin sah, Utes rigorosen Erziehungsstil auszugleichen. »Wodurch ist Mona denn so genervt?«

»Ach, sie rechnet doch ständig damit, entlassen zu werden. Weiß der Himmel, woher sie das hat. Und dann übertreibt sie es in meinen Augen ziemlich mit ihrer Diät. Wenn man wochenlang nichts Vernünftiges isst, geht nicht nur das Gewicht den Bach runter. In letzter Zeit knurrt sie einen schon wegen der kleinsten Lappalie an, und Spaß hat sie auch an nichts mehr. Sogar unseren Saunaabend hat sie letztens sausen lassen.«

»Dann muss es ihr ja wirklich schlecht gehen.« Emmi setzte den Blinker und bog auf den Feldweg ab, der zum Studio führte.

»Ja, aber einen großen Teil davon hat sie sich selbst zuzuschreiben. Aber sagen lässt sie sich ja nichts mehr«, murrte Ute vor sich hin. »Hast du sie eigentlich noch einmal angerufen? Sie war doch letztens bei euch im Heim und wollte dich besuchen.«

Emmi zog vor dem Studio die Handbremse. »Wenn sie so einen Stress im Büro hat, will ich sie nicht auch noch stören.«

»Aber dann kommt sie mal auf andere Gedanken. Seitdem sie vor einem Jahr den Kundendienst in der Firma übernommen hat, dreht sich bei ihr alles nur noch um das Kundengemecker über Gehwägelchen und Rollstühle. Sie meint, die Beschwerden hätten in der letzten Zeit ständig zugenommen und nun sei auch noch der Umsatz gesunken. Und sie glaubt tatsächlich, das sei alles ihre Schuld und deshalb würde man sie nun bald entlassen. Auch, weil angeblich die neue Freundin unseres Chefs auf ihren Arbeitsplatz spekuliert. Wenn du mich fragst, hört sie in der Firma schon die Flöhe husten.«

Emmi horchte auf. »Du meinst, die Mona sitzt den ganzen Tag da am Telefon und nimmt Beschwerden über Gehwagen und so entgegen?«

»Ja genau. Dann schickt sie jemanden vom Außendienst zu dem Kunden raus. Der muss dann prüfen, was mit dem Teil los ist.« Ute zerrte ihre Sporttasche von der Rückbank auf den Schoß und sah ihre Tochter fast flehend an. »Ruf sie doch mal an. Ich glaube, Mona würde sich freuen, wenn du dich mal wieder bei ihr meldest.«

»Ja, du hast Recht. Das würde uns beiden vielleicht weiterhelfen.«

Ute verstand zwar nicht, wie ihre Tochter das meinte, aber das war ihr im Moment auch nicht so wichtig. Mit Schwung stemmte sie sich von ihrem Sitz hoch und beugte sich noch einmal zu Emmi hinab. »Danke fürs Bringen und versprich mir, dass du vorsichtig fährst.«

Den fordernden Unterton kannte Emmi bestens. Sie nickte ihrer Mutter bestätigend zu und nachdem die Beifahrertür zuschlug, drehten sich ihre Augen genervt zur Deckenverkleidung. »Mütter!«, stöhnte sie und jagte mit durchdrehenden Reifen über den Parkplatz davon.

An der Anmeldetheke waren Jörg und Joe so vertieft in die Aufzeichnungen auf den Blättern vor ihnen, dass sie Ute nur mit einem flüchtigen Hallo begrüßten.

»Na, habt ihr alles im Griff für das Wochenende?«, fragte sie interessiert, obwohl sie schon ein bisschen enttäuscht von Jörgs liebloser Begrüßung war.

»So weit ja. Es haben sich schon über hundert Leute angemeldet. Mit den Anmeldungen, die in dieser Woche dazukommen und den Spontan-Startern am Wettkampftag können es locker doppelt so viele werden. Das wird ein Super-Event, mal abgesehen von der guten Werbung für das Studio«, meinte Jörg. Obwohl ihm die Haare vor lauter Organisationsarbeit unordentlich vom Kopf abstanden, war ihm der Stolz über das Projekt deutlich anzumerken. Es war das erste Mal, dass er mit seinem Team eine solche Großveranstaltung stemmen musste. Cäsar hatte ihm zwar einige knallharte Vertragsbedingungen auferlegt, aber da er auf dem sportlichen Sektor Laie war und ganz auf Jörgs Kompetenz angewiesen, verhielt er sich bei der Preisverhandlung großzügig. Als mittlerweile recht erfahrener Geschäftsmann wusste er genau: Verantwortung hatte halt seinen Preis. Nicht nur für Cäsar, auch für Jörg hing vom guten Gelingen dieses Ereignisses ein großes Stück Zukunft ab.

»Übrigens, wann erfahre ich eigentlich, was ich alles an Brötchen und Aufschnitt bestellen muss, wenn kurz vor Beginn noch nicht mal feststeht, wie viele überhaupt starten? Ich muss das spätestens zwei Tage vorher wissen, sonst können sich die Leute nämlich ihre eigenen Butterbrote mitbringen«, äußerte Ute in gewohnt dominanter Manier. »Und weiß der Getränkelieferant schon Bescheid?«

»Ja, ja. Dem hab ich die Bestellung gerade zugemailt«, erwiderte Jörg mit genervtem Gesicht. »Und mit deinen belegten Brötchen weiß ich doch auch nicht.« Aufgebracht ruderte er mit den Armen durch die Luft. »Du bist doch hier der Essensexperte.«

Joe hörte sich den Disput der beiden eine Weile kommentarlos an. Damit sich die Stimmung nicht noch mehr aufheizte, erhob er sich von seinem Bürostuhl und streckte stöhnend seinen Rücken. »Ich nehme an, wir sind mit der Planung für heute durch. Ich mach mich dann mal auf den Heimweg.«

Ute hatte noch etwas Zeit bis zu ihrem Kurs in zehn Minuten. Als sie verfolgte, wie sich der Mann in dem neongrünen Sportshirt und dem gelben Lederband um die grauen Locken zur Tür aufmachte, musste sie an Monas letzten Kommentar zu

Joes auffälligem Erscheinungsbild und der eigenwilligen Trainingsweise denken.

»Wie klappte es eigentlich mit der Mona beim Training vorgestern? Hat sie sich wieder ein bisschen gefangen?«

Joe sah sie überrascht an. »Hat sie dir davon erzählt?«

Ute stutzte und schüttelte den Kopf. »Was war denn da los? Ich hoffe, sie hat das Training durchgezogen. Oder hat sie etwa doch gestreikt? Sie lässt sich nämlich seit einiger Zeit ganz schön hängen. Ich hab ihr vorher am Telefon einen ordentlichen Motivationsschub verpassen müssen, sonst wäre sie nämlich in ihrem Diät-Blues auf der Couch hängengeblieben.« Sie merkte, wie nachdenklich Joe mit einem Mal wurde. Das belebte ihr Interesse noch mehr. »Natürlich! Sie hat das Training abgebrochen«, stieß sie hervor. Etwas anderes konnte sie aus seinem Zögern nicht entnehmen.

»Quatsch. Wir haben ganz normal trainiert,« antwortete Joe erleichtert. Ute wusste anscheinend nichts von Monas Nervenzusammenbruch. So wie er Jörgs Freundin mittlerweile einschätzte, war das auch gut so. Sie hätte bestimmt nach einer schnellen Lösung gesucht, um das Problem mit der anstrengenden seelischen Verfassung ihrer Freundin aus der Welt zu schaffen. Mit Menschen, die nicht funktionierten, hatte Ute einfach ihre Schwierigkeiten. Das hatte er damals schon an ihrem skeptischen Gesichtsausdruck gemerkt, als er das erste Mal im Studio war und Jörg ihm trotz seiner Herzbeschwerden die Stelle als Trainer angeboten hatte.

»Ich glaube, das Abnehmen macht Mona gar nicht so viel aus«, meinte er betont beiläufig und beobachtete Ute aus dem Augenwinkel.

»Oh doch. Wenn du mich fragst, hat sie mit dem Hungern schon eine kritische Grenze überschritten. Aber sie hört ja nicht auf mich. Wenn sie was durchzieht, dann immer dreihundertprozentig, egal ob sie dabei auf der Strecke bleibt oder nicht. Früher konnte sie nichts erschüttern. Da war sie die Selbstsicherheit in Person und für jeden Spaß zu haben. Aber jetzt! Man erkennt sie fast nicht mehr wieder. Ich überlege schon, ob ich ihr nicht raten soll, sich professionelle Hilfe zu suchen. Die driftet mir sonst noch ganz ins Psychopathische ab.«

»Vielleicht hat sie auch andere Probleme als das Abnehmen.«

»Und welche sollten das sein? Ach, du meinst das mit ihrem Arbeitsplatz? Dass es da im Moment nicht rund läuft, ist in meinen Augen eher Einbildung. So schnell entlässt man heute niemanden in ihrer Position, nur weil der Umsatz gerade ein bisschen schwächelt. Wenn bei mir die Kantine mal nicht voll ist, setzt unser Chef mich auch nicht gleich vor die Tür.«

»Ist sie denn finanziell abgesichert, falls es doch zu einer Entlassung kommt?«

»Du meinst, ob sie verheiratet ist?« Ute schüttelte den Kopf. »Ne, geschieden. Und dann ist da noch Rico, ihr Sohn.« Ute zog die Augenbrauen in die Höhe. »Dieses Früchtchen hätte ich mir schon längst vorgeknöpft. Der lebt als Dauerstudent in Amerika. Wahrscheinlich, weil man ihm da schlecht auf die Finger schauen kann. Er ist älter als Emmi und lebt immer noch vom Portmonee seiner Mutter.«

So etwas in der Art hatte Joe vermutet. Gedankenverloren blickte er durch das Studio. Für einen Nervenzusammenbruch brauchte es schon etwas mehr als banale Figurprobleme. Seit dem letzten Trainingsabend war ihm klar, dass Mona Angst hatte und das nicht zu knapp. Und anscheinend gab es in ihrem Freundeskreis niemanden, der ihre Sorgen ernst nahm. Mit einem Mal machte es ihn regelrecht wütend, wie hartherzig Ute mit der psychischen Verfassung ihrer Freundin umging. Er spürte, wie sein Herz anfing zu jagen. Er brauchte dringend frische Luft. Rasch verabschiedete er sich und auf dem Weg zur Tür drehte er sich noch einmal zu den beiden an der Theke um.

»Was ist eigentlich mit deiner Freundin? Hast du sie mal gefragt, ob sie nicht auch Lust hat zu starten? In meinen Augen hätte sie gute Chancen unter die ersten drei in ihrer Altersgruppe zu kommen.«

»Lust hat sie wohl eher keine, aber sie *muss* starten. Und weißt du warum? Weil sie sich einbildet, ihr Arbeitsplatz hinge von ihrem Sieg bei diesem Walking-Wettkampf ab. Ist das nicht albern? Angeblich hat die neue Freundin unseres Chefs es auf ihren Stuhl abgesehen und ihm deshalb dieses Duell vorgeschlagen. Wenn Mona um die dreißig wäre, könnte man das Ganze als Zickenkrieg bezeichnen. Aber sie ist fünfzig. Da darf man so etwas doch nicht mehr so nah an sich heranlassen.« Ute rollte genervt mit den Augäpfeln.

»Gerade dann«, ging es Joe durch den Kopf. Er schluckte die Wut über Utes abfälliges Geplapper hinunter und atmete tief durch. Anscheinend wusste keiner in diesem Raum außer ihm, wie nahe Mona dieser bevorstehende Entscheidungskampf ging. Er kannte sie mittlerweile so gut, dass er sie als erfahren genug einschätzte, eine Situation richtig beurteilen zu können. Hätte sie eine andere Chance, würde sie mit Sicherheit nicht diesen stupiden, ungleichen Kampf mit der Freundin des Chefs aufnehmen. Kein Wunder, dass sie in letzter Zeit so schnell gereizt und niedergeschlagen war. Als er wieder ihr sorgenvolles Gesicht beim letzten Training vor sich sah, versetzte es ihm einen Stich. Das Schicksal dieser Frau, die ihn anfangs beim Training schier zur Weißglut getrieben hatte und an seinen pädagogischen Fähigkeiten zweifeln ließ, zerriss ihm mit einem Mal fast das Herz.

Kapitel 20

»Bin ich froh, dass du endlich wieder normal isst«, meinte Dennis zu Mona und betrachtete mit zufriedenem Lächeln Monas Tablett mit dem großen Teller voll grüner Bandnudeln mit gebratenen Lachsstückchen und dem Früchtequark zum Nachtisch. Seit zwei Tagen ging Mona wieder mit zum Essen in die Kantine, allerdings ließ sie sich im Unterschied zu früher nur eine kleine Portion auf den Teller laden.

Mehr als die Hälfte der Tische in der Kantine waren mittags wieder besetzt. Viele Mitarbeiter waren das mitgebrachte Mittagessen und die trockenen Butterbrote leid. Ab und an vernahm man in der Firma sogar anerkennende Äußerungen über die gute Verträglichkeit der Speisen.

Dennis blinzelte zu Mona hinüber. Er konnte sich nicht erklären, was der Auslöser war, dass sie ihre Diät so plötzlich beendet hatte. Aber danach zu fragen, war nicht sein Ding. Sie würde ihm den Grund schon irgendwann nennen, auch ohne indiskretes Nachbohren. Dafür kannte er Mona mittlerweile gut genug. Er fühlte sich trotzdem sehr erleichtert, ja fast dankbar, dass nun wieder mehr Normalität in den ohnehin schon aufreibenden Arbeitsalltag einzog.

Mona lächelte und nickte ihrem Kollegen kauend zu. »Ich will ja bei dem Wettkampf am Wochenende nicht irgendwo unterwegs aus den Schuhen kippen. Damit wäre doch keinem gedient.«

»Das stimmt«, pflichtete Dennis ihr bei. »Außerdem bist du allmählich schlank genug.«

Mona hätte sich bei dem unverhofften Kompliment beinahe verschluckt. »Oh, danke«, flüsterte sie und warf ihrem jungen Kollegen ein beglücktes Lächeln zu.

»Ich weiß noch, wie Jasmin einmal diese Tralala-Diät zusammen mit ihren Freundinnen gemacht hat, obwohl sie das am allerwenigsten nötig hatte. Die zwei Wochen waren die Hölle. Dauernd wollte sie von mir hören, wie super sie schon aussieht. Dabei sind Frauen für Männer viel attraktiver, wenn sie ein bisschen griffiger sind«, erläuterte Dennis mit einem schelmischen Augenaufschlag. Sogar ein bisschen rot wurde er dabei. »Aber so was darf ich ihr natürlich nicht sagen. Das gibt sofort Zoff, weil sie das als primitives Macho-Gehabe empfindet. Und dabei meine ich das vollkommen ernst. Welcher Mann steht denn schon auf ausgemergelte Hungergerippe?«

»Es gibt ja auch dralle Typen, die eher Muskeln als Fett auf den Rippen haben, so wie unser Fesselballon«, entgegnete Mona und traf damit genau ins Schwarze.

»Hör mir bloß auf mit der.« Dennis legte schlagartig das Besteck zur Seite und blickte kurz nach rechts und links. Dann neigte er sich etwas zu ihr und redete mit verminderter Lautstärke weiter. »Mit der kann ich nicht arbeiten. Die hat doch einen Schuss.«

Mona beugte sich ebenfalls leicht zu ihm über den Tisch. »Wie meinst du das?«

»Wir haben uns doch schon ein paar Mal wegen dieser Walking-Wettkampf-Planung getroffen. Von fairer Arbeitsteilung, so wie Cäsar es vorgeschlagen hat, ist die aber noch weit entfernt. Neunzig Prozent der Arbeit darf ich machen, und sie sucht sich die Rosinchen raus.«

»Die hat es nicht nötig, sich krumm zu machen«, fügte Mona an und wurde dafür mit einem verächtlichen Nicken belohnt. »Sollen wir unseren Nachtisch mit nach draußen neben? Da ist die Luft besser und wir sind ungestört.«

Dennis war dankbar für diesen Vorschlag. Sie brachten ihre Tabletts zur Geschirrannahme und wanderten mit Löffel und Dessert in der Hand nach draußen. Vor der Kantine setzten sie sich auf eine der Bänke, die unter der Krone einer riesigen Linde aufgestellt waren.

»Du kannst dir gar nicht vorstellen, was die mir alles vorsäuselt, damit sie nichts selbst übernehmen muss. Und ich bin der doch ausgeliefert. Wenn ich nicht so funktioniere, wie sie das will, muss ich doch damit rechnen, dass sie mich bei Cäsar anschwärzt. Das ist doch die Krätze!«, fluchte Dennis und löffelte vorn übergebeugt die Quarkspeise in sich hinein.

»Worum geht es denn bei eurer Planung überhaupt?«, wollte Mona wissen. Sie hatte sofort gemerkt, wie wichtig diese Aussprache für Dennis war.

Der junge Mann richtete sich zur vollen Länge auf und sah ihr zornig in die Augen. »Soll ich dir mal aufzählen, was wir alles auf der Agenda stehen haben und was ich davon machen soll?«

Mona nickte.

»In dieser Woche muss ich zur Stadtverwaltung fahren, um die Veranstaltung anzumelden. Ich hab da schon ein paar Mal angerufen, aber immer ist jemand anderes zuständig, dem ich das Ganze neu erklären musste. Dann muss ich den Typ, der die elektronische Zeitmessung übernimmt, aufsuchen und instruieren. Der wohnt ungefähr fünfzig Kilometer von hier. Das Ganze natürlich nach Feierabend. Dann soll ich die Mitteilungen für die Presse fertig machen und die Redaktionen benachrichtigen. Und vorgestern war ich schon einmal in diesem Fitnessstudio von Utes Freund, weil der zeitliche Ablauf und die Ausstattung des Wettkampfbüros besprochen werden musste. Und, und, und. Alles zusätzlich zu meiner eigentlichen Arbeit.« Dennis vergrub den Kopf in den Händen. »Das ist einfach ätzend, sage ich dir. Jasmin hält mir auch schon die ganze Zeit vor, ich würde mich von der Tussi ausnutzen lassen. Aber ich hab doch keine andere Wahl.«

Mona verstand seinen Unmut gut. »Und was hat diese Bindig bisher übernommen?«

Mit einem hämischen Lachanfall machte er seinem Ärger Luft. »Das kann ich dir genau sagen. Nichts. Bis auf die Anmeldungen der Starter. Den Part wollte sie komischerweise unbedingt selbst übernehmen. Das ist ja auch wahnsinnig schwierig und zeitaufwendig, die paar Leutchen in die richtigen Felder auf den drei Listen eintragen. Mensch, das macht jedes neunjährige Kind mal eben neben den Hausaufgaben!«, fügte er hinzu.

Dass ausgerechnet er das Opfer dieser undankbaren Aufgabe werden musste, tat Mona sehr leid, denn es gab in der Firma kaum einen anderen Kollegen, der so fleißig und hilfsbereit war wie er. Aber gerade diese Tugenden galten bei anderen generell als Schwäche, und die Schuld für die Ausbeutung schob man natürlich dem Opfer selbst in die Schuhe. »Spätestens übernächste Woche ist der ganze Zauber vorbei«, seufzte Mona. Dabei dachte sie auch an ihre eigene Zukunft, die bedrückend eng mit dem Ausgang dieses Ereignisses verknüpft war. Was würde nach diesem ominösen Wettkampf sein? Hing ihr Überleben in der Firma wirklich noch von ihrem Abschneiden bei dem Rennen ab? Wenn Dennis und Tanja Bindig jetzt schon als zukünftiges Team gehandelt wurden, gab es für sie doch eigentlich keine Perspektive mehr in der Firma. Oder war das Ganze wirklich nur ein affiges Hirngespinst, wie es Ute immer behauptete? Mona spürte, wie sich eine schwitzige Hülle um ihren Körper legte und ihn immer enger einschnürte. Sie ergriff die Knopfleiste ihrer ärmellosen Bluse und fächerte Luft ins Innere, während sie unauffällig durchatmete. Seltsamerweise sehnte sie sich in diesem Moment danach, in der angenehmen Kühle des Waldes zu walken. Den gleichmäßigen Rhythmus ihrer Schritte zu spüren und Joes Stimme neben sich zu hören.

»In Jörgs Sportstudio hilft mir übrigens einer der Trainer bei der Organisation. Das ist wirklich ein netter Typ. Der hat so eine ruhige, eindrucksvolle Art, etwas zu erklären. Und der kennt sich auf dem sportlichen Sektor unheimlich gut aus. Mit dem macht das richtig Spaß zusammenzuarbeiten«, meinte Dennis. Der verzweifelte Ausdruck in seinem Gesicht wich nun einem leichten Lächeln. »Der hat sogar früher mal als Dozent an der Sporthochschule gearbeitet.«

»Du meinst nicht zufällig den Joe?« Mona wusste selbst nicht, welche der aufgezählten positiven Eigenschaften sie an diesen Mann erinnerte. Erklären konnte er sicherlich gut, aber nett und ruhig?

»Ja genau, Joe heißt der. Ein bisschen älter als du und ziemlich progressiv gekleidet«, vervollständigte Dennis seine Beschreibung und wunderte sich über das Grinsen auf Monas

Gesicht.

»Hat er dich nicht irgendwie an einen Papagei erinnert?«

»Nö, ich halte ihn eher für unkonventionell und sehr selbstsicher.«

»Nicht auch ein klitzekleines bisschen selbstverliebt?« Die Ironie ihrer Worte ließ Dennis aufhorchen. Er legte den Kopf auf die Seite und sah Mona prüfend an. »Du scheinst diesen Mann näher zu kennen.«

»Ja. Das ist der, der mich in den letzten Wochen durch den Wald getrieben hat.« Von einer plötzlichen Unruhe getrieben, erhob sie sich und wies zum Bürogebäude hin. »Komm, es wird Zeit. Die Arbeit ruft und ich muss heute pünktlich Schluss machen. Mein Patenkind hat mich zum Eisessen eingeladen.«

Dennis nickte und sah Mona schmunzelnd von der Seite her an. »Aha, Joe ist also dieser despotische Frauenhasser im Hula-Training-Outfit und mit Silberpudel auf dem Kopf.«

Mona kreiste mit ihrem Wagen nun schon eine Viertelstunde auf dem großen Parkplatz vor der Einkaufspassage. Die erste freiwerdende Lücke schnappte ihr ein gelgeglätteter Anzug-Fuzzi nach einem dreisten Überholmanöver mit einem breiten Grinsen weg. Die zweite tat sich exakt eine Stelle hinter ihr auf. Der nachfolgende Autofahrer freute sich diebisch. Endlich sprang vor ihr eine junge Frau mit zahlreichen Tüten in ihr Sportcoupé und fuhr weg. Zufrieden parkte Mona ein und explodierte fast, als sie auf dem Boden das Behindertenzeichen sah. Da sie nicht vorhatte, für das Eisvergnügen mit Emmi einen dreistelligen Betrag zu zahlen, kurvte sie missmutig wieder aus der Lücke heraus und suchte weiter.

Als sie endlich auf der Terrasse der Eisdiele erschien, war es zehn nach sechs. Emmi hatte sich bereits eine Cola bestellt und winkte ihrer Tante mit der handyfreien Hand zu.

»Hallo, Emmi. Es tut mir so leid, dass ich zu spät bin, aber ich fand einfach keinen freien Parkplatz. Und da sind vielleicht ein paar Knallköpfe unterwegs. Höflichkeit und Verkehrsregeln kennen die wahrscheinlich nur noch aus Heinz-Erhard-

Filmen.«

Emmi musste lachen. So kannte sie ihre Tante. Immer voll im Geschehen und trotzdem auf liebenswerte Weise altmodisch. Gern machte sie sich über ihre etwas altbackenen Ansichten lustig. Im Gegensatz zu ihrer Mutter musste sie bei Mona allerdings nie damit rechnen, dass sie es krumm nahm.

»Mann, du hast aber abgenommen«, staunte Emmi und sah bewundernd an ihrer Tante auf und ab. In der dunklen Jeans mit der ärmellosen pinkfarbenen Bluse wirkte sie vollkommen verändert. Richtig jugendlich.

»Na, ja, wir haben uns ja auch schon lange nicht mehr gesehen. Vielleicht liegt es daran«, versuchte Mona den auffälligen Unterschied zu erklären. »Und du hast deine Haare kürzer. Steht dir gut, so zurückgekämmt. Da sieht man endlich mehr von deinem hübschen Gesicht. Wenn ich noch daran denke, wie nett du damals mit den Rattenschwänzen aussahst.«

»Jetzt erwähn bloß nicht noch die roten Bäckchen, die du an mir immer so süß fandest. Dann schrei ich gleich«, zeterte Emmi mit gespielt säuerlicher Miene zu Mona, die lachend ihren Kopf in den Nacken warf.

Ein Kellner begrüßte die beiden und fragte ihren Wünschen.

»Ich hätte gern den Cup Pina Colada mit Sahne«, orderte Emmi mit Kennermiene und Mona empfahl sie den Sherrybecher auf der nächsten Seite. »Du magst doch so gern diese ekligen Cocktailkirschen.«

Das war zwar ein guter Tipp. Aber so ganz war das doch nicht Monas Geschmack. Sie blätterte in der Speisekarte vor und zurück und betrachtete die verlockend zubereiteten Eiskreationen. Lust hatte sie ja schon auf eins dieser bunten Kunstwerke, aber drei Kugeln Fruchteis mussten auch reichen. »Weißt du, meine jetzige Figur hab ich der Hartnäckigkeit deiner Mutter zu verdanken. Die hat mich zum Abnehmen verdonnert und mit Recht. So konnte es einfach nicht weitergehen. Mir passte ja bald nur noch der Bademantel.«

Emmi rollte mit den Augen. »Na toll! Da hast du dich ja auf

was eingelassen. Dann darfst du ab jetzt nie wieder sündigen.« Auf ihrem Gesicht zeichnete sich das Leiden Christi ab. »Und ich lade dich auch noch in die Eisdiele ein. Wenn sie dich hier erwischt, kannst du dich gleich erschießen. Bei ihr beginnt eine Sünde doch schon beim Ablecken einer Briefmarke. Von den permanenten Vorwürfen über die Kalorienmassen in Süßigkeiten träum ich jetzt noch dauernd.«

Mona konnte das gut nachempfinden. Emmi hatte es als Kind einer derart ernährungskundigen Mutter wirklich nicht leicht. Wollte sie ihr Patenkind früher zu Kirmes und Zuckerwatte einladen, musste es in »Spaziergang mit kleinem Picknick« umbenannt werden, und die gegrillten Marshmallows beim Stadtfest hießen dann eben Stockbrot. Ute wollte es nicht anders.

»Ach, so schlimm kommt es mir gar nicht mehr vor. Es ist schon richtig, dass man in meinem Alter nicht mehr so viel essen sollte. Der Stoffwechsel ist ja schon viel schwächer. Da wandert jedes Gramm Fett vom Teller direkt hierhin.« Mona kniff sich zur Verdeutlichung in den Bauch. »Und die Lust, sich zu bewegen, geht ja auch immer mehr gen Null.«

Emmi kratzte den letzten Rest Eis zusammen und betrachtete Mona nachdenklich. »Aber allein schafft man das doch gar nicht, so abzunehmen. Ich könnte das ja nicht«, stellte sie zum Schluss klar und setzte den Glaskelch an den Mund, um auch den letzten Rest Schokosoße zu erwischen.

»Na ja, wenn du mal in meinem Alter bist, dann gibt es auch noch andere Gründe für das Abnehmen.«

»Sag nur, du hast einen Freund?« Emmis Augen weiteten sich interessiert. Bei ihrer eigenen Mutter hatte sie mitbekommen, wie schwer es mit zunehmendem Alter war, sich auf einen neuen Mann in ihrem Leben einzustellen und sich mit dessen Eigenarten zu arrangieren. Selbst mit Jörg hatte Ute lange Schwierigkeiten.

»Nein, ich hab keinen Freund. In der Firma hab ich nur gemerkt, dass die Neuzugänge in der Verwaltung immer jünger werden. Da muss man halt was tun, wenn man mithalten will«, umschrieb Mona die angespannte Situation an ihrem Arbeitsplatz so unverfänglich wie möglich.

»Apropos«, hakte Emmi ein und sah ihr Gegenüber wissbegierig an. »Mama meinte, du hättest in eurer Firma mit den Reklamationen von Rollatoren und so zu tun?«

Mona nickte überrascht. »Ja, wieso?«

»Weil bei uns im Palast neuerdings seltsame Dinge passieren. Einige der Senioren haben nämlich einen Plan ausgeheckt. Ich glaube zwar nicht, dass die damit viel bewirken können, aber wenn doch, dann müsstet ihr das in eurer Firma schon mitbekommen haben.«

»Und was ist das für ein komischer Plan, der Auswirkungen bis in unsere Firma hat?«

»Ihr müsstet es daran gemerkt haben, dass in letzter Zeit die Nachfrage an orthopädischen Hilfsmitteln zurückgegangen ist. Aber mit dem Verkauf hast du wahrscheinlich nicht so viel zu tun.«

Monas Augen wurden kugelrund. »Doch, doch. Die Marketingabteilung hat eigentlich direkt mit der Umsatzermittlung zu tun.« Sie sah Emmi ungläubig an. »Und der ist in den letzten Monaten wirklich zurückgegangen.«

Emmi machte eine schlichtende Handbewegung. »Also, ehrlich gesagt nehme ich diesen Kinderkram nicht so ernst, den einige Bewohner da ausgeheckt haben.« Doch als Emmi Monas angespanntes Gesicht sah, bekamen die belauschte Szene im Keller, die Beichten von Lydias verängstigten Freundinnen und die Aussage des Chauffeurs einen ganz anderen Stellenwert. Hatte die obskure Transaktion der drei Seniorinnen etwa doch schon größere Kreise gezogen? »Ich glaube eher, die suchen nach einer sinnvollen Beschäftigung. Irgendwie ist das ja auch gut so«, versuchte sie die aufkeimende Befürchtung kleinzureden.

Auch wenn Emmi die Situation noch so sehr zu bagatellisieren versuchte, ahnte Mona längst, dass es sich bei dieser Geschichte keineswegs um Kinderkram handelte. Vor ihrem inneren Auge reihten sich einzelne Filmausschnitte aneinander, die, in der richtigen Reihenfolge, einen erschreckenden Konsens ergaben. Plötzlich hörte sie wieder Dennis' genervte Stimme nach der x-ten Telefonbeschwerde: Diese Alten scheinen aus dem Meckern über ihre Wägelchen einen richtigen Sport zu machen.»Wenn das so weitergeht, kauft bald keiner von denen mehr bei uns ein.« Plötzlich sah sie sich auch wieder mit Frau Tannhäuser über den Korridor in der Seniorenresidenz schlendern. Die Worte der alten Frau klangen ihr noch ganz deutlich in den Ohren.»Diese Beschwerden haben gar nichts mit Ihnen zu tun, aber über den wahren Grund darf ich nicht sprechen.« Mit einem Schaudern erinnerte sich Mona wieder an das verängstigte Gesicht, das diese liebenswürdige alte Frau dabei machte.»Wie viele von denen machen denn bei dieser Verschwörung gegen unsere Firma mit? Und warum machen die so was überhaupt? Ich kann mir nicht vorstellen, dass die das nur aus Langeweile tun.«

Emmi dachte mit Unbehagen an ihre Spätschicht vor zwei Tagen, als Helmi sie abends im Dienstzimmer aufgesucht hatte, weil sie mit den Nerven vollkommen am Ende war. Im nächsten Moment erinnerte sie sich auch wieder daran, was sie der alten Frau versprochen hatte. Sie wolle schnellstens dafür sorgen, dass wieder Ruhe einkehrte. »Es sind drei Frauen. Lydia, die Seniorchefin eurer Firma ist die Anführerin. Die zweite ist Helmi, die Tante meiner Kollegin Bea, und die dritte …«

»… ist Frau Tannhäuser«, ergänzte Mona und sah in das überraschte Gesicht ihres Patenkindes.

»Woher weißt du das?«

»Ich war doch kürzlich bei euch im Heim. Vor allem, weil ich dich doch mal an deinem Arbeitsplatz erleben wollte«, versuchte Mona ihren eigenwilligen Undercover-Besuch zu tarnen. »Und gleichzeitig wollte ich mir ein persönliches Bild von unserem ärgsten Beschwerdeführer machen.«

»Und das soll unsere Frau Tannhäuser sein?« Emmi staunte ungläubig. Diese feine, eher zurückhaltende Bewohnerin war in ihren Augen gar nicht der Typ, um so resolut aufzutreten. Aber wer wusste schon, mit welchen Methoden Lydia ihre Konsorten unter Druck setzte.

»Nicht sie selbst, sondern ihr Sohn. Mit dem habe ich schon einige Telefongespräche geführt. Der war wegen des angeblich klappernden Rollators seiner Mutter ganz schön auf Sturm gebürstet, um es mal harmlos auszudrücken.«

Emmi wusste zwar, was ihre Tante damit meinte. Sie konnte sich aber beim besten Willen nicht vorstellen, dass dieser nette Mann, der sich fürsorglich um seine alte Mutter kümmerte, der übelste Querulant an Monas Telefon sein sollte. Hatte er sich bei ihr nicht letztens im Flur noch überaus freundlich nach dem Befinden seiner Mutter erkundigt? »Verstehe ich gar nicht. Der beschwert sich ständig bei dir?«

»Und das nicht zu knapp«, setzte Mona nach, um wenigstens ein bisschen Ärger über diesen unheiligen Patron loszuwerden. »Um was geht es denn bei der Aktion dieser drei Frauen?«

»Lydia will ihrem Sohn, also eurem Chef, eins auswischen. Helmi, also die dritte im Bunde, hat uns erzählt, dass er nach seiner Ernennung zum Geschäftsführer die Produktion gegen den Willen seiner Mutter umgestellt hat.«

»Ja, genau. Von Spielplatzgeräten auf orthopädische Gehhilfen«, erläuterte Mona. Sie kannte die Unternehmensgeschichte schließlich wie den Inhalt ihrer Handtasche.

»Und darüber ist Frau Kaiser halt sehr verärgert. In ihren Augen hätte ihr Sohn das nicht tun dürfen. Deshalb versucht sie nun die Produktion mit der Hilfe ihrer zwei Freundinnen zu sabotieren. Nicht als Racheakt, sondern eher, um ihn wieder aufs richtige Gleis zu setzen.«

»Aber ich kann mir das nicht erklären. Mit ein paar Beschwerden am Telefon bringt man doch nicht sämtliche Gehbehinderte in unserer Stadt dazu, plötzlich bei der Konkurrenz einzukaufen.«

Emmi war fast ein bisschen stolz über den Erfolg des kreativen Dreiergrüppchens, auch wenn ein dezenter, krimineller Schatten über der ganzen Tat hing. »Tja, auch alte Leute können über sich hinauswachsen, wenn die sich was in den Kopf gesetzt haben. Diese drei haben über dreißig Seniorentreffpunkte ausfindig gemacht, die sie regelmäßig aufsuchen. Dort verteilen sie ihre Gesangsblättchen und mäkeln dabei immer wieder und sehr auffällig an euren Produkten herum. Dasselbe machen sie im Wartezimmer sämtlicher Ärzte, die sie aufsuchen. So hat es mir der Chauffeur berichtet. Und so wie es scheint, haben sie mit ihrer negativen Mundpropaganda richtig Erfolg.«

Mona nickte beeindruckt. »So was Verrücktes. Das ist ja fast schon zu abgefahren, um es zu glauben.«

Emmi nahm den letzten Schluck Cola aus dem Glas. »Tja, wir sollten uns überlegen, womit wir denen das Handwerk legen. Vielleicht hast du eine Idee, wie wir Frau Kaiser stoppen können, ohne dass Helmi und Frau Tannhäuser darunter leiden müssen. Auch Hermann, unserem Chauffeur, darf nichts passieren. Das hab ich ihm versprochen.«

»Ich kann doch unserer Seniorchefin nicht vorschreiben, wie sie mit ihrem Sohn umzugehen hat. Da lässt sie sich doch von so einer kleinen Angestellten wie mir nicht reinreden.«

»Aber wenn sie so weitermacht, können wir Helmi bald in die Nervenklinik bringen. Außerdem schadet sie damit weiter eurer Firma und dann ist dein Arbeitsplatz futsch.«

»Da ist sowieso nicht mehr viel zu retten. Aber das ist eine andere Geschichte«, lenkte Mona schnell ab. »Was für Möglichkeiten hätten wir denn, um Frau Tannhäuser und diese Helmi aus Lydias Fängen zu befreien? Wir müssen uns eine unauffällige Strategie überlegen. Und möglichst noch bis zum nächsten Wochenende.« Eigentlich wollte sie noch anhängen, dass sie danach vielleicht nicht mehr viel mit Rollstühlen und Gehwägelchen zu tun habe, aber ihre persönliche Arbeitsplatzmisere stand hier nicht zur Debatte. Emmis Not hatte Priorität. Schließlich fühlte sie sich für das Wohlergehen dieser Senioren verantwortlich und das beeindruckte Mona sehr. Diese junge Frau, die sie von Geburt an kannte, hatte in den letzten drei Jahren eine bemerkenswerte Wandlung durchgemacht. Aus dem ewig motzenden, egozentrischen Teenager mit wöchentlich wechselnder Haarfarbe und dem auffälligen Augenbrauen-Piercing war eine einfühlsame Erwachsene geworden, die sich mehr um andere sorgte als um sich selbst.

So sehr sich Mona über die Entwicklung ihres Patenkindes freute, so sehr versetzte es ihr einen Stich, wenn sie an ihren eigenen Sohn dachte und das sorglose Abenteurerleben, das er in den Staaten auf ihre Kosten führte. Sie durfte gar nicht an die zermürbenden Unterhaltsdiskussionen mit ihrem Ex-Mann denken, wenn es wirklich dazu kommen sollte, dass sie ihren Job verlor. Henning brachte es fertig, ihr auch noch Vorwürfe zu machen, wie leichtsinnig sie mit ihrem Arbeitsplatz umging. Sie hörte förmlich schon, wie er seine sarkastischen Spitzen auf sie abfeuerte, gepaart mit den Beschuldigungen über ihre fehlgeschlagene Erziehung.

»Wie wär's, wenn wir einfach die Betroffenen zusammentrommeln und allen reinen Wein einschenken?«, schlug Emmi vor und reckte keck ihr Kinn in die Höhe.

»Und an wen hast du dabei gedacht? Cäsar, ich meine Rolf Kaiser lässt sich doch gar nicht erst blicken, wenn es um seine Mutter geht. Außerdem kann man den wohl schlecht in aller Öffentlichkeit mit der Tatsache konfrontieren, dass ihm seine neunzigjährige Mutter beruflich das Wasser abgräbt. Der schlägt doch sofort zurück und dreht den Spieß um. Du wirst sehen, im Ernstfall hält so ein Familienclan immer zusammen. Dann wirft er dich am Ende raus und Helmi und Frau Tannhäuser können sich womöglich auch eine neue Bleibe suchen.«

Emmi nickte und sah entmutigt zu Boden. »Aber irgendetwas müssen wir machen, bevor mehr passiert. Ich hab es doch versprochen«, jammerte sie mit einem verzweifelten Blick in Monas Richtung.

»Vielleicht hast ja du Recht. Die Idee ist gar nicht so schlecht, nur sollten wir erst einmal klein anfangen. Ich meine, nur mit Helmi und Annegret.«

Gespannt beobachtete Emmi ihre Patentante, die nachdenklich dem Treiben in der angrenzenden Einkaufspassage zusah und sich dabei immer wieder mit dem Zeigefinger auf die Nasenspitze tippte.

»Ich hab's. Vielleicht kannst du Frau Tannhäuser unter einem Vorwand bitten, in ihrem Zimmer zu bleiben und diese Helmi, du und ich kommen dann dorthin. So bleibt alles erst einmal ein Stück weit geheim.«

»Ja, aber das nützt doch nicht viel, wenn nur Annegret und Helmi Bescheid wissen. Lydia ist doch der Kopf des Syndikats. Sie wird die beiden doch weiter drangsalieren und vielleicht sogar noch mehr unter Druck setzen. Sie trauen sich ja jetzt schon kaum aus der Sache auszusteigen«, erwiderte Emmi.

»Aber wenn die beiden sich weigern weiterzumachen, dann ist sie doch machtlos.« Mona verstand nicht, wo das Problem lag. »Diese Helmi könnte zum Beispiel vorgeben, der Arzt hätte ihr alles Aufregende verboten. Und für Frau Tannhäuser finden wir auch noch etwas Passendes. Wie wär's, wenn ihr Rollator plötzlich komplett fahruntauglich wird. Dann müsste sie praktisch im Hause bleiben, und alles wird gut.«

Monas Lächeln wirkte zwar ansteckend, aber Emmi war trotzdem noch nicht ganz überzeugt. »Und wenn sie nicht gestorben sind, dann leben sie noch heute«, lachte sie und sackte danach wieder unzufrieden in sich zusammen. »Ach, Mona. Sogar im Märchen muss dem Drachen erst der Kopf abgeschlagen werden oder die Hexe im Backofen landen, bevor wieder Frieden einkehrt. Hast du das schon vergessen?«

»Nein. Meiner Meinung nach muss man einfach den ersten Schritt machen. Dann ergeben sich die folgenden oft von selbst.« Mona spürte, dass Emmi an ihrer Idee zweifelte, aber weiter wusste sie im Moment auch nicht. Überdies hatte sie allmählich den Eindruck, dass man hier versuchte, mit Kanonen auf Spatzen zu schießen. »Ich finde, wir übertreiben es ein bisschen mit unseren Befürchtungen. Da versuchen drei achtzigjährige Omis im einundzwanzigsten Jahrhundert ein gut florierendes Unternehmen zu sabotieren. Mal ehrlich, Emmi. Du glaubst doch selbst nicht, dass die wirklich etwas ausrichten können.«

»Und was ist mit eurem Umsatzrückgang?«

Monas Gesichtszüge verspannten sich. »Der kommt sicher

nicht davon, dass drei betagte Leutchen ein paar Senioren-Clübchen aufsuchen und über unsere Produkte meckern.«

»Na gut. Dann versuchen wir es erst einmal mit deinem Vorschlag«, stimmte Emmi brummig zu, doch plötzlich hellte sich ihr Gesicht auf. »Ich hab noch eine gute Idee. Frau Tannhäuser leidet schrecklich darunter, dass sie auf Lydias Wunsch hin sogar ihren Sohn in diese Rollator-Schummelei hineingezogen hat. Wie wär's, wenn wir den auch zu dem Aussprachetermin einladen? Frau Tannhäuser wird ihr schlechtes Gewissen los, und du hättest einen Telefonmeckerer weniger.« Emmi stutzte, als sie in Monas entsetztes Gesicht sah, das mit einem Mal sogar die Farbe wechselte. Was war an diesem Vorschlag so schlimm?

»Muss das sein?«, stotterte Mona und fächelte sich mit der Eiskarte Frischluft zu. Plötzlich sah sie wieder das Schloss, die grünen Hügel und den gutaussehenden Minnesänger vor sich. Dann verdüsterte sich das Bild, und das Rumpelstilzchen erschien. Mit kehliger Stimme fragte es immer wieder nach ihrem Namen, und ein Koloss von Mann im feinen Zwirn dröhnte mit tiefem Bass in den Telefonhörer: »Seitz heißt sie, Mona Seitz. Und sie wird mich noch kennenlernen.« Zur Untermalung seiner Aussage rammte er mit seiner dunkel behaarten Riesenpranke einen Walkingstock vor sich in den Büroteppich.

»Mona?« Emmi sah in die vor Schreck geweiteten Augen ihrer Tante, die ohne zu reagieren weiter in die Ferne starrte. »Was ist mit dir?«

»Ach, nichts. Diese Hitze, die kann einem ganz schön zu schaffen machen.« Mona kramte ein Taschentuch hervor und fuhr sich damit um den Hals.

»Wenn dir das unangenehm ist, dass der Sohn von Frau Tannhäuser dazukommt, dann kann ich das mit den beiden auch allein regeln.«

»Nein, nein. Das geht schon in Ordnung.« Allmählich spürte Mona, wie sich ihre Körperoberfläche wieder abkühlte. »Vielleicht ist es wirklich das Beste, wir klären das alles in einem Rutsch. Wie du so schön gesagt hast: Es kehrt erst Ruhe ein, wenn die Hexe im Ofen landet und das Rumpelstilzchen zur Hölle gefahren ist.«

Kapitel 21

»Vorsicht, Frau Kaiser! Halten Sie sich doch am Geländer fest!« Emmi spurtete vom anderen Ende des Gangs zu der alten Frau her, die den Korridor in Schlangenlinien entlangtorkelte. »Frau Kaiser, benutzen Sie doch den Handlauf!«, rief sie laut und rannte so schnell sie konnte. Sie hätte es auch einem Fisch im Gartenteich zubrüllen können. »Achtung, Frau Kaiser, der Wäschewagen!« Doch da war es schon zu spät.

Die Seniorin stakste mit ihren dünnen Beinen noch einige Schritte kreuz und quer, dann verlor sie endgültig die Kontrolle über ihren Körper. Verzweifelt streckte sie ihre knochige linke Hand zum Wäschewagen aus und versuchte, an einem Stapel Waschlappen Halt zu finden. Im letzten Moment, bevor sie fest verkrallt in einen der Stofflappen, dem Boden entgegensackte, schnappte Emmi sie auf. Erleichtert atmete sie durch, während der Turm mit den restlichen Frotteetüchern auf den Gang kippte. »Frau Kaiser, wo wollten Sie denn hin? Ihr Zimmer ist doch auf dieser Seite«, erklärte Emmi und wies nach rechts.

Kaum stand die alte Frau gerade, war sie wieder Herr der Lage. Zornig starrte sie die junge Pflegekraft an. »Kindchen, wenn ich da hingewollt hätte, wäre das jetzt nicht passiert. Ich wollte meiner Freundin einen Besuch abstatten, aber da musste ja irgendein Trampel diesen Wäschewagen im Weg stehen lassen. Unverantwortlich ist das!«, zeterte sie und befreite sich mit einem Ruck aus Emmis Umklammerung.

»Frau Tannhäuser geht es nicht so gut. Sie möchte im Moment in Ruhe gelassen werden«, teilte Emmi mit, während sie sich daran machte, die Waschlappen aufzuheben und zurück auf den Wagen zu stapeln.

»In Ruhe gelassen werden«, äffte die Seniorin nach. »Möchte mal wissen, was der über die Leber gelaufen ist. Sie war schon beim Frühstück so komisch reserviert.« Beleidigt nahm sie Kurs auf ihr eigenes Zimmer.

Emmi rollte mit den Augen, als sie die alte Frau erneut den

Gang entlangtaumeln sah. »Bitte, Frau Kaiser. Wenn Sie schon keinen Gehwagen nehmen wollen, dann benutzen Sie doch wenigstens den Handlauf. Dafür ist er doch da.«

Die gewünschte Reaktion blieb aus. Emmi hatte nichts anderes erwartet. Das Gehör der Kaiser-Seniorchefin ließ zwar zu wünschen übrig, aber man konnte bei ihr nie ganz sicher sein, ob es wirklich an ihren schlechten Ohren klag, oder eher am fehlenden guten Willen.

Emmi klopfte leise an die Tür hinter dem Wäschewagen und betrat das Zimmer. Mitleidig betrachtete sie die am Tisch kauernde Frau und ging dann weiter zum Fenster. »Frau Tannhäuser, sie müssen doch etwas essen«. Sie schob die halb geschlossenen Brokatvorhänge zur Seite und öffnete den einen Flügel des Doppelfensters.

Schon am frühen Nachmittag hatte sich der Himmel mit grauen Wolken bezogen und kurz darauf fing es an zu regnen. Die Luft, die durch den Fensterspalt hineinströmte, war deutlich kühler als an den Tagen vorher. Der Sommer nahm allmählich Abschied.

Emmi atmete tief durch, während sie unten auf dem kurz geschorenen Rasen der Parkanlage zwei junge Eichhörnchen beim Umhertollen beobachtete. Richtig freuen konnte sie sich darüber jedoch nicht. Sie litt unter dem jammervollen Anblick der alten Frau hinter ihr am Tisch. Annegret Tannhäuser war ihre liebste Bewohnerin, und die saß nun da wie ein Häufchen Elend.

»Ich krieg irgendwie keinen Bissen runter«, erwiderte Annegret mit einem herzergreifenden Unterton in der Stimme. Dabei starrte sie auf die dampfende Suppentasse, die Emmi mit Löffel und Serviette vor ihr auf den kleinen Lesetisch gedeckt hatte. Spargelcreme war eigentlich ihre Lieblingssuppe, aber im Moment hätte sie nicht einmal eine armselige Tasse Boullion heruntergebracht. Immer wieder linste sie auf den kleinen goldenen Klappwecker neben der Blumenvase und den Illustrierten. Die Zeiger bewegten sich erbarmungslos vorwärts.

»Ich komme mir so schäbig vor. Johannes kümmert sich

aufopfernd um mich, und ich blöde, alte Schachtel belüge ihn. Ja, und noch viel schlimmer. Ich bringe ihn dazu, andere Menschen für mich anzuschwindeln.« Verzweifelt schüttelte sie ihren Kopf. »Und dabei habe ich mir immer Mühe gegeben, aus ihm einen redlichen Menschen zu machen.«

Emmi hockte sich neben Frau Tannhäuser nieder und streichelte über ihre langen, hageren Finger, die in einem fort die Spitzenbordüre ihres zerknitterten Taschentuchs glattzogen. »Das wird sich gleich alles klären. Machen Sie sich nicht solche Sorgen, Frau Tannhäuser. Ihr Sohn wird Ihnen das bestimmt verzeihen. So schlimm ist die ganze Sache doch gar nicht. Bis jetzt jedenfalls«, tröstete Emmi.

»Doch, doch. Fräulein Bea sagte mir letztens, dass die Firma Kaiser durch unsere Aktion schon viel weniger Gehwagen und Rollstühle verkauft hat. Das ist doch schrecklich. Wenn rauskommt, dass wir das waren, dann ...«

»Wer will das denn beweisen? Das kann auch ganz andere Gründe haben. Ich habe Ihnen doch von dem Treffen mit meiner Tante in der Eisdiele erzählt. Sie hält es auch nicht für möglich, dass man eine Firma allein durch negative Mundpropaganda schädigen kann. Und die muss es doch am besten wissen. Sie arbeitet ja dort.« Emmi bemühte sich, ihrer Stimme einen besonders besänftigenden Klang zu geben.

Wieder seufzte die Seniorin schuldbewusst. »Ja genau, mit ihr geht die elende Geschichte weiter. Ihre liebe Tante hat es doch gar nicht verdient, dass mein Sohn ihr das Leben in der Firma schwer macht. Sie ist so liebenswürdig und hilfsbereit und ich habe Johannes ständig dazu angestiftet, sie regelrecht fertigzumachen. Nein, das ist einfach nur furchtbar. Wie konnte ich mich dazu hinreißen lassen, bei diesem Bockmist mitzumachen? Es ist ja kein Wunder, dass man mit uns Alten nichts mehr zu tun haben will und uns einfach wegsperrt, wenn wir solche schrulligen Dinger drehen. Jeder vernünftige Mensch hält uns doch für sonderbar, wenn nicht sogar für gefährlich.«

Emmi wusste bald nicht mehr, wie sie Frau Tannhäuser aus ihrem Jammertal holen konnte. Wenn die Sonne geschienen hätte, wäre sie jetzt mit ihr zu einem Spaziergang in den Park aufgebrochen, aber mittlerweile prasselte es so stark gegen die Scheiben, dass Emmi das Fenster schnell wieder schloss. Für den ausgetrockneten Garten war der Regen sicherlich ein Segen, aber Annegrets desolater Gemütsverfassung gab das schlechte Wetter den Rest. »Und jetzt müssen mein Sohn und Frau Seitz auch noch durch dieses Schietwetter hierher.«

Im nächsten Augenblick klopfte es an der Tür und Mona erschien mit einem angefeuchteten, fröhlichen Lächeln auf dem Gesicht. »Hallo, Frau Tannhäuser. Schön, dass wir uns so schnell wiedersehen.« Mona schüttelte die schüchtern gereichte Hand der alten Frau und gab Emmi danach wie üblich einen Kuss auf die Wange. »Na, meine Süße, da bin ich.«

»Hallo, Tantchen. Ich besorg euch Kaffee und was zum Knabbern«, rief Emmi geschäftig und machte sich auf zur Tür. »Dauert nicht lang.«

»Für mich bitte nichts«, rief ihr Frau Tannhäuser mit brüchiger Stimme hinterher und fügte etwas leiser hinzu: »Mein Magen ist seit Tagen wie zugeschnürt.«

Mona setzte sich auf den angebotenen Stuhl neben Frau Tannhäuser und sah mit Sorge in ihr blasses, angegriffenes Gesicht. Sie konnte sich gut vorstellen, was im Kopf der alten Frau vorging. Ihre müden Augen ließen keinen Zweifel daran, dass sie sich seit längerer Zeit mit Selbstvorwürfen traktiert hatte. Viel länger hätte sie diese Situation sicherlich nicht mehr ertragen, schloss Mona aus ihrer eingefallenen Körperhaltung.

Plötzlich richtete die alte Frau ihren schmalen Oberkörper auf und sah Mona an. Bevor sie anfing zu sprechen, schlug sie mit der flachen Hand auf die Tischplatte. »Das ganze Theater muss jetzt ein für alle Mal ein Ende haben.« Sie griff nach Monas rechter Hand und umschloss sie. »Meine liebe Frau Seitz, ich muss mich bei Ihnen entschuldigen. Ich habe meinem Sohn vorgeschwindelt, mein Rollator sei ständig kaputt und dass ich Angst habe, damit zu fallen. Aber das stimmt alles gar nicht. Ich brauche nämlich gar keine Gehhilfe. Lydia hat mir diesen Wagen aufgeschwatzt, weil sie doch ihrem Sohn eins auswischen will. Und deshalb hat sich Johannes auch dauernd in meinem Namen bei Ihnen beschwert. Weil er sich doch immer Sorgen macht, ich könnte fallen«, sprudelte es aus Annegrets Mund. Sie schaute dabei besonders schuldbewusst drein und seufzte erleichtert, als Mona verständnisvoll nickte.

»Das weiß ich schon alles von Emmi. Sie erzählte mir auch, dass Frau Kaiser Sie und Ihre Freundin aufgefordert hat, bei sämtlichen Senioren-Treffpunkten über die orthopädischen Hilfen unserer Firma herzuziehen.« Mona schüttelte entschieden den Kopf. »Glauben Sie mir, so leicht lässt sich ein Unternehmen wie die Firma Kaiser nicht in die Knie zwingen. Um das zu erreichen braucht es schon mehr als ein paar Käufer, die schlechte Kritiken über die Produkte verbreiten. Durch ihre kleine Kampagne hat das Unternehmen vielleicht ein paar Kunden verloren, aber Rolf Kaiser ist ein exzellenter Geschäftsmann. Der hat die Unternehmenszahlen genau im Auge und reagiert sofort, wenn sich etwas zum Schlechten verändert. Das ist ja in seinem ureigenen Interesse, die Arbeitsplätze seiner Mitarbeiter zu erhalten«, erklärte Mona ganz sachlich. Beim letzten Satz musste sie allerdings schlucken, denn ein paar Zweifel schwangen schon bei ihrer optimistischen Beschwichtigungsrede mit. Wenn Cäsar sich unter dem Einfluss weiblicher Reize so leicht zu waghalsigen Produktionsexperimenten überreden ließ, dann war ihre Prognose über den Erhalt von Arbeitsplätzen wahrscheinlich auch nur eine Farce.

Frau Tannhäuser hörte ihr konzentriert zu und wimmerte dann: »Oh je, oh je! Wenn wegen uns nun auch noch Arbeitsplätze wegfallen, dann können Helmi und ich gleich die Koffer packen und auswandern. Nur wer kümmert sich dann um Johannes, wenn es ihm mal schlecht geht?«

Mona streichelte behutsam über den knochigen Rücken der verzweifelten Seniorin. Das Gefühl erinnerte sie ein wenig an den zarten Körper ihres damals siebenjährigen Sohnes, als er haltlos schluchzend über dem Pappkarton mit dem toten Hamster kauerte. Sie konnte ihm noch so viel über begrenzte Lebensdauer und einen wunderschönen Tierhimmel erzählen.

Rico redete sich beharrlich ein, er wäre an dem Tod des Tieres Schuld, weil er nicht gut genug aufgepasst habe. Obwohl Rico ihr damals unendlich leid tat, konnte sich Mona in diesem Moment kaum vorzustellen, dass Frau Tannhäuser diesem unsensiblen, cholerischen Meckerer gegenüber Ähnliches empfand. Aber Johannes war nun einmal ihr Sohn. Mona versuche intensiv, sich diesen Holzklotz als niedlichen, siebenjährigen Buben vorzustellen. Es funktionierte nicht. Auch das Rumpelstilzchen war klein und trotzdem ein Giftzwerg.

An der Tür polterte es und Emmi drückte mit dem Ellenbogen die Tür auf. Sie balancierte ein großes Tablett mit Gebäck, Tassen und einer Kaffeekanne zum Lesetisch. »Am besten, ihr bedient euch selbst. Ich muss schnell zur Leiterin. Die will was von mir«, meldete sie und verschwand sofort wieder nach draußen.

»Schrecklich. Die Heimleitung weiß bestimmt auch schon über unsere kriminellen Machenschaften Bescheid. Die besprechen jetzt bestimmt mit den Pflegekräften, was mit uns geschehen soll«, befürchtete Frau Tannhäuser. Im nächsten Moment sah sie entsetzt zu Mona. »Oder sie holen direkt die Polizei.«

Gerade wollte Mona protestieren, als es ein weiteres Mal sehr energisch an der Tür klopfte. »Vielleicht ist sie das ja schon«, flüsterte die alte Frau mit kreidebleichem Gesicht.

»Ach was! Das wird jemand vom Pflegedienst sein.« Mona erhob sich und ging zur Tür, um der verunsicherten Frau ein wenig die Angst vor dem nächsten Gast zu nehmen. »Sagten Sie nicht, dass Ihr Sohn auch heute Nachmittag kommen will?«, vergewisserte sie sich mit dem Blick zu Frau Tannhäuser, während die Tür aufging.

»Ja, das stimmt«, antwortete sie und zeigte begeistert zur Tür. »Da ist er ja schon.«

Monas planmäßig aufgesetztes Bürolächeln erstarb auf der Stelle, als sie in das Gesicht des grau gelockten Mannes in Jeans und dunklem Jackett sah. »Joe? Was machst du denn hier?«

Vollkommen irritiert vom unerwarteten Zusammentreffen schaute der hochgewachsene Mann zu seiner Mutter hinüber und sah Mona dann freudig überrascht in die Augen: »Hallo, Mona? Besuchst du hier auch jemanden?«

»Ja, Frau Tannhäuser, ich meine, deine Mutter.«

Die Falte auf Joes Stirn grub sich langsam tiefer ein. Das erfreute Aufleuchten in seinem Gesicht verschwand Schritt für Schritt. Seine Augen verwandelten sich in misstrauisch abschätzende Schlitze. Er ging auf seine Mutter zu, beugte sich zu ihr hinab und umarmte sie wie gewöhnlich zur Begrüßung.

Frau Tannhäuser nutzte die angespannte Pause, um ihrer Pflicht als Gastgeberin nachzukommen. »Schön, dass du da bist. Das ist übrigens Frau Seitz von der Firma Kaiser«, und mit der Hand auf ihren Sohn weisend fuhr sie fort: »Und das ist Johannes, mein Sohn.«

Mona reichte Joe die Hand und beobachtete sein Mienenspiel, das mittlerweile immer mehr zu Eis erstarrte.

»Hallo, Frau Seitz. Was für ein Zufall.«

Sie konnte es nicht glauben. Genauso hätte er auch seinen Zahnarzt beim unbeabsichtigten Zusammentreffen im Supermarkt begrüßen können. Sie stierte Joe fassungslos an. Im Bruchteil einer Sekunde startete ihr Körper ein umfangreiches Alarmprogramm. Schweiß brach aus allen Poren, ihr Gesicht glühte und ihre Knie zitterten. »Das darf doch wohl nicht wahr sein!« Dieser Gedanke surrte wie ein glühendes Schwert durch ihren Kopf und trennte Traum von Wirklichkeit. Joe und Johannes Tannhäuser waren ein und dieselbe Person.

Während er sich einen Stuhl zum Tisch heranholte, wurde ihr die ganze Dimension der Erkenntnis bewusst. Sie hatte sich wochenlang mit demselben Chauvinisten durch den Wald gequält, der sie regelmäßig im Büro wegen eines defekten Rollators zur Schnecke machte, der im Grunde genommen topp in Ordnung war. Und nicht genug damit. Nun musste sie sich auch noch Sorgen um ihren Arbeitsplatz machen, weil sie den Umsatzrückgang in ihrer Firma nicht aufhalten konnte, den womöglich drei spleenige Senioren zu verantworten hatten. Das durfte doch alles nicht wahr sein. Wie gelähmt stand sie mitten im Raum und starrte zu Mutter und Sohn hinüber.

»Kannst du mir vielleicht mal erklären, was hier gespielt wird, Mutter«, forderte Joe mit aggressiv gerötetem Gesicht. Dann blickte er zu Mona. »Was ist jetzt? Kommst du, oder gehst du gerade?«

Frau Tannhäuser spürte die sonderbare Spannung zwischen den beiden und lächelte zögerlich. Dann nahm sie allen Mut zusammen. »Ich habe nicht nur dich eingeladen, Johannes, sondern auch Frau Seitz, weil ich etwas mitzuteilen habe. Bitte setzt euch doch beide«, forderte sie ihre Gäste auf und bot Mona den Stuhl an ihrer rechten Seite an. Joe rückte seinen Stuhl etwas mehr vom Tisch ab und setzte sich ebenfalls.

»Wie mir scheint, kennt ihr beide euch schon?«, stellte Frau Tannhäuser beglückt fest. Doch gleich nach dieser Äußerung erinnerte sie sich wieder und blickte betroffen von einem zum anderen. »Ach ja, von den Telefonaten natürlich.«

Als Mona für einen kurzen Moment in Joes Augen sah, begann ihre gesamte Körperoberfläche zu kribbeln. Dieses ungewohnte Gefühl irritierte sie noch mehr als der absurde Gedanke, der Mutter dieses reizenden Zeitgenossen vom regelmäßigen Zusammentreffen beim Sport erzählen zu müssen. Als Joe ebenfalls schwieg, versuchte Mona die verkrampfte Situation zu entschärfen. »Ja, ich denke, wir sollten jetzt einfach mal zum Thema kommen, damit die Sache aus der Welt kommt.« Sie nickte Frau Tannhäuser auffordernd zu.

Doch bevor die alte Dame mit ihrer Beichte einsetzen konnte, schlug Joe mit den Handflächen auf seine Oberschenkel und sprang vom Stuhl auf. »Mutter, du weißt, ich hab nicht viel Zeit. Um was für ein Thema geht es hier denn nun?«, fuhr er ungeduldig fort und nahm einige Schritte Abstand zu den Frauen am Tisch.

Die alte Frau räusperte sich und hauchte: »Na, um die Sache mit meinen Rollator.« Sie zeigte auf den Fernseher in der gegenüberliegenden Zimmerecke, hinter dem der zusammengeklappte Gehwagen abgestellt war.

Joe presste die Lippen zusammen und nickte. »Ach, schon klar. Hätte ich mir ja eigentlich denken können. Ist der immer noch nicht in Ordnung?« Ein feindseliger Blick streifte Monas Augen. »Irgendwie werde ich das Gefühl nicht los, dass Frau Seitz nicht ganz uneigennützig vor mir hier aufgetaucht ist, Mutter. Kann es sein, dass sie dieses Thema schon ausführlich mit dir besprochen hat?«, fragte er und zog dabei das Wort Thema betont in die Länge.

Die alte Frau verstand nicht recht und blickte irritiert nach rechts und links. »Wie meinst du das, Johannes? Frau Seitz und ich haben vorher nur ein bisschen nett geplaudert, so wie wir das immer tun«, stellte sie klar. Dabei streichelte sie mit einem gewinnenden Lächeln über Monas verschwitzte Hände.

»Und du hattest nicht das Gefühl, dass sie dabei ihr erfolgloses Bemühen um deinen kaputten Rollator verschleiern wollte?«

Mona klappte fassungslos den Mund auf und zu. Wo befanden sich in ihrem Kopf die Worte, die sie ihm für diese gemeine Unterstellung entgegenschleudern konnte? Wo waren ihre Argumente, um diesen widerlichen Zynismus zu entschärfen? In ihrem Kopf tobte nur noch Wut, Enttäuschung und der grenzenlose Ärger über ihre Unfähigkeit, Joe gezielt Kontra geben zu können.

»Nein«, widersprach Frau Tannhäuser und reckte ihr Kinn in die Höhe. »Frau Seitz kann überhaupt nichts dafür. Mein Rollator ist nämlich nicht kaputtgegangen, er wurde kaputtgemacht.«

»Wie jetzt? Wer hat ihn kaputtgemacht?«

»Ich selbst habe veranlasst, dass einer unserer Bewohner ihn so präpariert, dass er nach rechts zieht und ein paar Teile an ihm ständig klappern«, erklärte die Seniorin, während sie sich erhob und schnurstracks zum Fernseher ging. Sie zerrte das sandgelbe Wägelchen hervor, klappte es auseinander und zeigte auf die Achse des rechten Rades. »Der Vinzenz war so gut und hat die Achse etwas abgefeilt. Dadurch zieht er beim Schieben zur Seite. So einfach ist das.«

Joe ließ sich kopfschüttelnd auf seinen Stuhl fallen. »Die Achse abgefeilt? Sag mal, Mutter, das Ganze hältst du doch hoffentlich nicht für normal? Ich habe mich bei dieser Frau andauernd wegen eines Schadens beschwert, den du selbst verursacht hast? Willst du mich für dumm verkaufen? Was soll der ganze Mist?« Joe schoss erneut in die Höhe und schritt hektisch zwischen Fenster und Tisch auf und ab, während er mit den Fingern genervt durch seine Locken kämmte. »Ist das jetzt so eine neue, idiotische Beschäftigungsidee für die Hausbewohner, oder wie nennst du das?«

Sorgenvoll beobachtete Mona, wie Frau Tannhäuser immer mehr in sich zusammensank. Ihr Vorrat an Mut war aufgebraucht. Verzweifelt blickte die alte Frau erst zu ihr, dann zum Boden hinab. Mona fühlte, wenn sie jetzt nicht dazwischenfuhr, verschwand dieses Rumpelstilzchen, wie es gekommen war, und der erhoffte Frieden rutschte in weite Ferne. Sie räusperte sich, um den Kloß im Hals loszuwerden, der ihr fast die Kehle zudrückte. »Deine Mutter ist einem Komplott zum Opfer gefallen. Ihre Freundin Lydia, das ist die Seniorchefin unserer Firma, hat sie zur Mithilfe bei ihrem Plan überredet.«

»Und was für ein verrückter Plan ist das?«, fragte Joe ärgerlich.

»Lydia hat sich in den Kopf gesetzt, ihren Sohn, den jetzigen Geschäftsführer, durch einen ausgeklügelten Sabotageakt zum Umkehren zu bewegen. Sie glaubt, er sei mit der Produktion von orthopädischen Hilfsgeräten auf dem falschen Weg. Sie möchte gern, dass er wieder Spielplatzgeräte herstellt, so wie früher. Deshalb hat sie deine Mutter und noch eine Freundin dazu angestiftete, diese Produkte durch Verleumdung zu sabotieren.«

»Du hilfst dieser Frau Kaiser dabei, ihre eigene Firma zu sabotieren?«

Die Seniorin nickte schuldbewusst, ohne ihrem Sohn in die Augen zu sehen.

»Das glaub ich jetzt nicht. Wie verrückt kann man denn im Alter noch werden?« Joe starrte seine Mutter an, als ob sie eine Butterfahrt nach Holland dazu benutzt hätte, für sich und ein paar Freundinnen Rauschgift zu besorgen. »Und mich bettelst du ständig an, dass ich mich für dich bei dieser Firma beschwere?« Joe streckte flehend die Arme in die Luft. »Gütiger Himmel! Kannst du dir überhaupt vorstellen, was das für juristische Konsequenzen haben kann? Für dich und für mich?«

Frau Tannhäuser verbarg ihr Gesicht in den Händen und schluchzte los. »Ich wollte das doch alles nicht. Aber Lydia ist dann immer gleich so böse. Und nachher wirft sie uns hier noch raus.«

Mona rückte dichter an die verzweifelte Frau heran und nahm sie in den Arm. »Bitte, Frau Tannhäuser, regen Sie sich nicht so auf. Das kommt alles wieder in Ordnung. Und so einfach rauswerfen kann Sie hier niemand.« Dann schüttelte sie in Joes Richtung wütend den Kopf und redete weiter beschwichtigend auf sie ein: »Ihr Sohn meint das bestimmt nicht so. Wenn er die Seniorchefin unserer Firma kennen würde, würde er bestimmt verstehen, wie schwierig es ist, sich gegen eine solche Person zu wehren.«

Joe starrte Mona wutentbrannt an. »Ich meine es genauso wie ich es meiner Mutter gesagt habe. Falls diese blödsinnige Verleumdungsaktion wirklich Folgen für die Firma Kaiser hat, dann kann sie nämlich froh sein, wenn sie nur mit einer Geldstrafe davonkommt.«

»Ich will nicht ins Gefängnis«, wimmerte die alte Frau unter Tränen. Ihre Schultern zuckten ununterbrochen in Monas Armen. Sie war am Ende. Das spürte Mona deutlich. Noch mehr dieser niederschmetternden Vorwürfe ertrug sie nicht.

»Jetzt ist es aber gut!« Mona schoss in die Höhe. »Hör endlich auf! Merkst du eigentlich nicht, wie schlecht es deiner Mutter geht? Sie ist da in eine Sache hineingeraten, aus der sie selbst nicht mehr herauskommt. Klar, so jemandem wie dir passiert so etwas natürlich nie.« Sie ging zu Frau Tannhäuser und streichelte beruhigend über ihre Schultern. »Das, was sie jetzt am dringlichsten braucht, ist unsere Hilfe und nicht irgendwelche Vorwürfe. Dieser Lydia Kaiser muss das Handwerk gelegt werden. Sie mag in ihrem hohen Alter einiges vergessen haben, aber eins hat sie als eingefleischte Geschäftsfrau mit Sicherheit nicht verlernt, nämlich wie man andere Menschen für die eigenen Ziele einspannt.«

Joe sah Mona ein paar Sekunden betont überdrüssig an. Sein Gesicht war blasser geworden und er musste plötzlich husten. Er ging er zur Fensterfront und atmete am weit öffneten Flügel einige Male tief durch. Dann kehrte er zum Tisch zurück und wandte sich Mona zu. »Kennst du dieses kleine Zauberwort mit vier Buchstaben? Meine Mutter hätte einfach sagen können: N e i n, ich mach da nicht mehr mit«, erklärte er zuckersüß und hob die Augenbrauen. »Aber das wäre wahrscheinlich viel zu unspektakulär gewesen.«

»So einfach ist das vielleicht für dich. Aber deine Mutter und ihre Freundin Helmi haben Angst davor, dass Lydia dafür sorgt, dass sie das Heim verlassen müssen, wenn sie sich ihr entgegenstellen. Immerhin finanziert sie das Ganze hier.« Mona zeigte mit dem Arm einen Halbkreis auf.

»Das ist doch albern. So allmächtig ist diese Lydia nun auch wieder nicht, auch wenn ihr ein Teil der Firma gehört. Das letzte Wort hat doch, so wie ich es verstanden habe, immer noch ihr Sohn. Warum klärt man den nicht einfach mal über die seltsamen Machenschaften seiner Mutter auf? In so einem Fall wäre vielleicht auch eine Entmündigung sinnvoll.«

Frau Tannhäuser blickte erschreckt zu ihrem Sohn. »Entmündigung«, flüsterte sie schaudernd. »Muss das denn gleich sein? Sie ist immerhin noch meine Freundin. Es reicht vielleicht, wenn ihr Sohn ihr einfach mal ins Gewissen redet.« Die brüchige Stimme der alten Frau war fast kaum zu hören.

»Mutter, solchen Menschen muss man mal gehörig vor den Bug schießen. Die hören sonst nie auf, andere zu manipulieren«, schimpfte Joe erneut los.

»Aber deine Mutter will das doch gar nicht«, widersetzte sich Mona im Namen der eingeschüchterten Seniorin. Eigentlich hatte sie gehofft, dass Joe endlich einlenken und sein Verhalten der Not seiner Mutter anpassen würde. Aber so wie es schien, beliebte er seinen Hardcore-Kurs beizubehalten. Mona bezweifelte mittlerweile immer mehr, dass Joe und dieser

Mann, der letztens im Wald ihre Wunden versorgt und sie liebevoll in den Arm genommen hatte, irgendetwas gemeinsam hatten.

»Was meine Mutter will oder nicht, geht dich gar nichts an. Ich fände es sowieso besser, wenn du jetzt gehst.«

Monas Augen füllten sich mit Tränen. Ihr Kehlkopf schmerzte, so heftig verkrampften sich die Muskeln darin. Dieser Schlag ging unter die Gürtellinie.

Sie griff nach ihrer Handtasche, streichelte noch einmal über Frau Tannhäusers Schulter und ging zur Tür. Hinter ihrem Rücken vernahm sie noch, wie sie ihren Sohn mit dünner Stimme anflehte. »Ich hatte gehofft, du würdest dich auch bei ihr entschuldigen.«

»Und wofür, Mutter? Dass sie dich genauso manipuliert hat wie diese Lydia?«

»Nein, dafür, dass wir ihr mit den Beschwerden solche Scherereien bereitet haben. Jemand sagte mir sogar, dass sie deshalb um ihren Arbeitsplatz fürchten muss. Da ist doch entsetzlich.«

Joes Blick traf Mona ein letztes Mal. Während sie die Tür hinter sich zuzog, hörte sie noch seine Worte: »So ein Quatsch! So schnell wird heute niemand entlassen. Da spielt bestimmt noch etwas anderes eine Rolle.

Kapitel 22

Mona staunte nicht schlecht, als sie aus ihrem Wagen stieg. Der Parkplatz der Firma Kaiser, der an normalen Werktagen noch zahlreiche Lücken aufwies, war bis auf die letzte Bordsteinkante belegt. Hätte sie nicht den reservierten Platz direkt neben dem Verwaltungsgebäude, so wäre ihr an diesem Samstagvormittag nichts anderes übrig geblieben, als an der Straße weit vor dem Firmengelände nach einer Parkgelegenheit zu suchen. Und selbst dort reihte sich schon an beiden Seiten ein Auto an das andere. Überall wimmelte es von Menschen, die Sporttaschen, Picknickkörbe und Walkingstöcke aus ihren Kofferräumen zogen und sich auf den Weg zum Vorplatz vor dem Firmengebäude und dem angrenzenden Park machten.

Monas Blick wanderte vorbei an einer Batterie Dixie-Toiletten hinüber zum Tor am hinteren Ende des Parks. Hier, wo sich bereits hunderte von Menschen tummelten, war sie noch vor zwei Wochen mit den zwölf Kollegen der Betriebs-Walkingtruppe zum regelmäßigen Training aufgebrochen. Sie konnte es gegen das grelle Licht der Vormittagssonne schlecht erkennen, aber diesmal standen beide Torflügel weit offen, und in drei Metern Höhe flatterte zwischen den Backsteinpfosten ein rechteckiges, weißes Banner. Mona nickte in sich hinein. Sie setzte ihre Sonnenbrille auf und las wie zur Bestätigung noch einmal die weithin sichtbaren Buchstaben. »Start«. Von hier aus würden also die Dinge ihren Lauf nehmen. Ihr Magen zog sich zusammen und ein ungewohntes Kribbeln überzog ihren Körper. Bevor sie den Wagen abschloss, holte sie die Walkingstöcke von der Rückbank und schlenderte mit dem Sportrucksack, den sie lässig über die Schulter geworfen hatte, los. Rings um die Parkbänke unter den hohen Bäumen, auf denen sie in der Mittagspause häufig mit Dennis saß, um frische Luft zu schnappen, stand nun ein Kral aus unzähligen kleinen, weißen Zelten.

Mona hatte keine Lust. Sie beschloss, sich einfach in das hektische Treiben fallen zu lassen und nicht weiter darüber nachzugrübeln. Etwas Positives konnte sie der Veranstaltung ohnehin nicht mehr abgewinnen. Im Grunde war ihr egal, wie dieser Tag endete. Was ihre sportlichen Ambitionen angingen, würde sie ihr Bestes geben, okay. Dafür hatte sie schließlich trainiert. Aber alles andere interessierte sie nicht mehr. Ihr Arbeitsplatz war ohnehin so gut wie perdu, und seit der ernüchternden Auseinandersetzung mit Johannes Tannhäuser in der Seniorenresidenz war ihr alles andere auch egal. Wie konnte sie damals im Wald nur so gefühlsduselig auf die platte Erste-Hilfe-Masche dieses Mannes hereinfallen. War sie denn, was Zuwendung anging, wirklich schon so ausgehungert, dass sie wahllos nach jedem Strohhalm griff, in der Hoffnung, er würde sich in eine venezianischen Liebesgondel verwandeln? Solange dieser aufgeblasene Egomane davon überzeugt war, dass sie vorhabe, seine Mutter wegen der Sache mit dem präparierten Rollator auf ihre Seite zu bekommen, würde sie keinen Deut mehr auf ihn zugehen. Schon gar nicht, wenn er nicht einmal Wert darauf legte, ihr genau zuzuhören. Und vor allem würde sie aufhören, sich für alles und jedes zu rechtfertigen.

Sie blieb stehen und atmete durch. Der Geruch in der Luft passte zur vorherrschenden Stimmung. Schweiß und Currybratwurst verhießen verbissenen Ehrgeiz und gedankenlose Genusssucht. Kaffeeduft, die zunehmende Spannung. Es wurde gerempelt, gebrüllt und geraucht. In dem Buschgürtel vor dem Betriebsgebäude lagen bereits Bananenschalen und leere Plastikflaschen, obwohl überall zusätzliche Mülltonnen aufgestellt waren.

Traurig sah Mona hinab zu den Eisbegonien auf den Pflanzrabatten am Wegrand. Die meisten von ihnen waren bereits plattgetreten. Bevor ihr trotz des Jahrmarkttrubels Tränen in die Augen steigen konnten, schritt sie eilig voran und hielt Ausschau nach Utes Imbisszelt.

»Meine sehr verehrten Damen und Herren, liebe Freunde des Walking-Sports. Ich begrüße Sie recht herzlich zum ersten Walking-Cup der Firma Kaiser. Dass diese Veranstaltung unter einem guten Stern steht, zeigt schon der strahlendblaue Himmel. Ich bin sicher, dass wir heute einen überaus spannenden Wettkampf erleben werden. Dazu tragen nicht weniger als hundertfünfundsiebzig Teilnehmer bei. Ich finde, das ist einen Applaus wert.« Rolf Kaiser klatschte mit hoch erhobenen Armen von seinem Podest aus der Zuschauermenge zu. Mit hochrotem Kopf drehte er sich wie eine Spieluhrenfigur nach rechts und links. »So, bevor nun gleich für die erste Gruppe der Startschuss fällt, möchte ich noch auf unser kulinarisches Angebot hinweisen. Im Imbisszelt finden sie von köstlich belegten Brötchen bis zu frischem Blechkuchen alles, was das Herz begehrt.« Lachend rieb er sich über die Rundung unter seinem roten Poloshirt. »Und natürlich der Magen. Den Aktiven stehen selbstverständlich kostenlose isotonische Getränke zur Verfügung. Das städtische Wasserwerk hat uns freundlicherweise sein Wassermobil zur Verfügung gestellt. Applaus!« Rolf Kaiser wartete mit einem wohlwollenden Lächeln das Klatschen der Zuschauer ab und kam dann zum Ende seiner Rede. »Ich wünsche nun allen Teilnehmern viel Spaß und gute Zeiten. Und mein Appell an alle übrigen Gäste: Bitte feuern Sie unsere Sportler ordentlich an, damit diese Veranstaltung für uns alle zu einem unvergleichlichen Erlebnis wird.«

Mona klatschte lasch gegen ihre Hand mit den Stöcken und steuerte dann auf das große Imbisszelt zu.

Ute und Emmi waren zusammen mit zwei weiteren Kantinenkräften dabei, belegte Brötchen und Streuselkuchen auf kleinen Papptellern an die Menschentraube vor ihrem Tisch auszuhändigen. Als Ute Monas Gesicht entdeckte, flüsterte sie Emmi etwas ins Ohr und verschwand durch den hinteren Zeltausgang.

»Toll, wie du aussiehst, in den neuen Sportklamotten. Wie ein richtiger Profi.« Ute nahm etwas mehr Abstand zu Mona und begutachtete mit einem anerkennenden Nicken die sportliche Erscheinung ihrer Freundin. »Da kann ja eigentlich nichts mehr schiefgehen. Wann ist denn dein Start?«

»Um zwölf.« Mona sah auf ihre Armbanduhr. »Also in einer knappen Stunde. Nimmst du solange meinen Rucksack?

Wo bekommt man eigentlich die Startnummer?«

Ute übernahm Monas Gepäck und wies nach rechts zum Tor hin. »Soviel ich weiß, im Wettkampfzelt. Dennis wurschtelt da schon seit fünf Uhr in der Früh herum. Jörg meinte gestern zu mir, dass dieser junge Computerfreak aus eurer Firma mit den Nerven schon total durch den Wind sei. Der würde sich viel zu viel Sorgen machen, dass etwas schiefgehen könnte.«

»Ja, das kann ich mir vorstellen«, bestätigte Mona. »Im Büro gibt er sich oft betont flapsig und in manchen Dingen ist er noch ein richtiger Kindskopf. Aber was seinen Arbeitseifer und sein Pflichtbewusstsein angeht, neigt er zum krankhaften Perfektionismus. Wenn der in seinem Berufsleben nicht lernt, dass achtzig Prozent vom Pensum auch reichen, dann hat er in zwei Jahren seinen ersten Burnout.«

»Na, übertreibst du da nicht ein bisschen? Das liegt doch eher daran, dass bei dem jungen Gemüse die Batterien noch fast voll sind. Ging es uns mit dreißig nicht genauso? In unserem Alter verblasst die Erinnerung daran nur allmählich.«

Mona blickte Ute belustigt an. »Sag nur, du kapitulierst jetzt auch schon vor deinem nächsten Geburtstag? Wenn mich der Alzheimer noch nicht ganz im Griff hat, wird da doch noch jemand fünfzig in diesem Jahr.«

»Ja, ja. Aber das ist ja noch ein ganzes Stück hin. Außerdem muss ich jetzt wieder ran«, verabschiedete sich Ute knurrig und ergänzte noch rasch »Viel Glück für nachher!«, bevor sie sich auf den Rückweg zum Zelt machte.

Mona nickte verständnisvoll, als sie Ute nachsah, die kopfschüttelnd und vor sich hermurmelnd durch die Menschenmenge davonrauschte. »Schau an. Früher oder später schnappt die Midlifecrise-Falle bei jedem zu.«

Zum Wettkampfzelt war fast kein Durchkommen. Kurz vor dem Eingang prallte sie auf das Ende einer zehnköpfigen Schlange, die dort geduldig auf die Ausgabe der Startnummern wartete. Mona stöhnte leise auf und blickte auf die Uhr. Vierzig Minuten blieben ihr noch bis zum Start.

Zwischen den Köpfen der Wartenden hindurch entdeckte

sie Dennis. Er saß kerzengerade und mit weit geöffneten Augen hinter einem Gebilde aus Rechnern, Monitoren und Druckern, die untereinander mindestens zehnfach verkabelt zu sein schienen. Rings um die Tastatur vor seinem Bauch türmten sich Zettelberge in unterschiedlicher Größe und Farbe. Rechts neben ihm, hinter einem ausladenden Pult, bemühte sich eine junge Frau aus der Buchhaltung, die Sportlerschlange mit Startnummern zu versorgen. Sie ließ sich den Teilnehmernamen nennen, suchte die Anmeldung aus einem Karteikasten, setzte einen Stempel darauf und fingerte aus einem von sechs Stapeln die jeweilige Nummer. Dann teilte sie dem Sportler pflichtgemäß die individuelle Startzeit mit und bat darum, sich mindestens zehn Minuten vorher am Startplatz einzufinden. Zum Schluss wies sie auf ein Schächtelchen mit Sicherheitsnadeln für das Befestigen der Startnummern am Trikot.

»Seitz, Mona.«

Dennis Kopf schoss in die Höhe. »Hey, Mona. Alles klar bei dir? Wann bist du dran?«

Mona winkte ihm zu. »Jetzt gleich um zwölf.«

»Ach, richtig. Du startest ja bei den Best Agern. Die Gruppe vierzig bis fünfundsechzig«, rief Dennis mit geschäftigem Elan zu ihr hinüber. »Hab ich alles hier auf dem Bildschirm.« Der Stolz auf seinen geröteten Wangen über die perfekt funktionierende elektronische Verwaltung war nicht zu übersehen. Doch Mona blieb die Spucke weg. Musste dieser Depp denn allen Anwesenden unterjubeln, dass sie nicht mehr zur ersten Liga gehörte? Mal abgesehen von aktuellen Datenschutzbestimmungen ging das hier nun wirklich niemanden etwas an. Aber so war es halt mit den jungen Leuten. Das Alter war noch kein Tabuthema für sie. Sie plapperten darüber wie über das tägliche Fernsehprogramm und dachten sich nichts dabei. Mona riss sich also zusammen und zwang sich, ihm fröhlich zuzulächeln. Zum Zeichen der Anerkennung für seine Arbeitsleistung streckte sie den rechten Daumen in die Höhe und nahm mit der Linken ihre Startnummer entgegen. Wieder musste sie schlucken, als ihr Blick auf eine riesige Achtundachtzig fiel. Schlimmer als die Zahl war das spontane Kichern einiger Teilnehmer hinter ihr.

»Ullrich Klepper. Neunundsiebzig. Gruppe Scheintot«, setzte der nächste in der Reihe noch eins drauf und erntete dafür schallendes Gelächter. Der weißbärtige, ausgezehrte Mann im viel zu weitem, blassblauen Trikot himmelte Mona an. »Machen Sie sich nichts draus, schöne Frau. In meinen Augen gehören sie noch zu den jungen Hüpfern.«

»Na toll«, erwiderte Mona mit spröder Stimme. Sie bemühte sich, wenigstens die Andeutung eines Lächelns auf ihr glühendes Gesicht zu bekommen. Für plumpe Anmachsprüche war sie scheinbar immer noch nicht alt genug. Auf die Altersgruppe ihres verstorbenen Vaters schien sie jedenfalls mächtig Eindruck zu machen. So schnell sie konnte, quetschte sie sich an der Schlange vorbei aus dem Zelt.

Der Schwerpunkt der Menschenmenge hatte sich bereits zum Haupttor der Firma verlagert. Dort reihte sich die Fangemeinde an einer mit rotweißem Signalband markierten Linie auf, um die Walker auf den letzten hundert Metern ins Ziel gebührend anzufeuern. Die Zeltstadt im Schatten der Parkbäume lichtete sich zusehends. Auf der Parkplatzfläche vor den Toiletten bereiteten sich schon Teilnehmer der nächsten Gruppe auf ihren Start vor. Mit konzentrierter Miene verharrten sie minutenlang mit weit auseinandergespreizten Beinen oder einem Fuß auf der Parkbank, um ihre Laufmuskeln auf Länge zu bringen.

Plötzlich knallte es. Der Startschuss für die Walkinggruppe der bis Vierzigjährigen wurde von den erregten Zuschauern mit einem erwartungsvollen Aufschrei beantwortet. Einige besonders Begeisterte klatschten sogar Beifall. Selbst die Letzten, die bis dahin noch am Bierausschank oder an der Brötchentheke standen, setzten sich nun zum Haupteingang an der Straße in Bewegung.

Den Zieleinlauf hierher zu verlegen, war Cäsars geniale Idee. Marketingstrategisch konnte er so sichergehen, dass die eingeladene Presse bei etwaigen Zielfotos automatisch das Firmengebäude mit Logo ablichtete. Zu diesem Zweck hatte er auch direkt neben dem Gebäudeeingang ein mit aufwendigem Blumenschmuck versehenes Siegerpodest errichten lassen, natürlich nicht ohne einen Ständer mit der aktuellen Walkingstockpalette dahinter zu plazieren. Auf einem langen Tisch im Hintergrund standen bereits unterschiedlich große Pokale bereit. Daneben ein riesiger Berg Handtücher und Schirmmützen in Plastikhüllen. Im Anschluss an den Wettkampf wollte Cäsar dort die Ehrung der Besten möglichst medieneffizient inszenieren.

Mona stutzte, als sie Emmi entdeckte, die ihr vom Zielbereich aus entgegengerannt kam.

»Nanu, ich denke, du hilfst deiner Mutter im Imbisszelt?«

»Ja, das stimmt. Aber ich hab noch zwei Leute mitgebracht, um die ich mich auch ein bisschen kümmern muss«, entgegnete Emmi und grinste Mona verschmitzt an.

»Freunde von dir?« Indiskrete Ausfragerei war an sich nicht ihre Art, aber das belustigte Gesicht ihrer Patentochter verleitete sie dazu. »Du kannst sie mir ja nachher mal vorstellen, wenn du willst«, schlug sie mit mütterlichem Unterton vor und flatterte dann aufgeregt mit ihrer Startnummer vor Emmi hin und her. »Ach, sei so gut und mach mir die eben fest. Ich komm da hinten so schlecht dran.« Sie drehte Emmi den Rücken zu und reichte ihr nach und nach die Sicherheitsnadeln.

»Halt! Ha, ha! So doch nicht!«, brach hinter ihnen plötzlich jemand in schallendes Gelächter aus. Im Umkreis von zehn Metern drehten sich alle Köpfe ruckartig in ihre Richtung. »Frau Seitz, wie süß! Ich hätte gedacht, Sie kennen sich im Sport aus. Die Nummer kommt natürlich nach vorn. Oder wollten Sie rückwärts ins Ziel laufen?«

»Ach so, ja, ja. Ist ja logisch, nach vorn muss die«, stotterte Mona irritiert und bändigte so gut es ging den aufsteigenden Zorn. Während Emmi sich mit rollenden Augäpfeln daranmachte, die Nadeln wieder zu lösen, nickte Mona nervös in Tanjas grinsendes Gesicht. »Ist wahrscheinlich die Aufregung vor dem Start«, rechtfertigte sie sich und starrte dann für den

Bruchteil einer Sekunde auf den prall gespannten Brustkorb ihres Gegenübers. Das Papierschild mit der riesigen Sechs wölbte sich wie eine Stoßstange um die weit abstehende Oberweite und schien das einzige Kleidungsstück am Oberkörper zu sein. Als ihr Blick über den gepiercten Bauchnabel zum Rest der spärlichen Bekleidung abwärtswanderte, dachte sie sich gelassen ihren Teil. Die zitronengelbe Stretch- Bermuda, die neongrünen Laufschuhe und das Goldkettchen am Knöchel passten perfekt zum Gesamtbild, ebenso wie das grellgrüne Stirnband. Der Fesselballon war für jede noch so finstere Neumondnacht gerüstet. Hell leuchtend wie ein Kometenschweif würde er am Walking-Himmel entlangzischen und den faszinierten, vornehmlich männlichen Erdlingen ein langgezogenes »Waaahnsinn!« entlocken.

»Klar, wo sollte man im friedlichen Büroalltag auch Wettkampferfahrung herbekommen! Da passieren solche Fehler schon mal«, räumte Tanja ein und kicherte bei ihrem Abgang immer noch deutlich hörbar.

»Was war das denn für eine aufgeblasene Tussi?«, konnte sich Emmi nun nicht mehr verkneifen.

Mona gab sich Mühe, ihre Worte so neutral wie möglich klingen zu lassen, auch wenn sie innerlich vor Wut bebte. »Das war die Neue von unserem Chef.«

»Oh ha«, war Emmis knapper Kommentar, während sie ihrer Patentante half, die Achtundachtzig nun frontal zu befestigen. »Die scheint es ja echt nötig zu haben.«

Wie so oft, hatte Emmi in ihrer erfrischend unverbogenen Art den Nagel genau auf den Kopf getroffen. Sie klemmte vor Monas Augen ihre beiden Daumen in die Fäuste und drückte betont zu. »So, und jetzt ran an die Buletten, wie Mama immer zu sagen pflegt. Meine allerbeste Tante lässt sich doch von so einer blöden Kuh nicht den Schneid abkaufen, oder? Viel Glück für gleich! Ich weiß, du schaffst das«, sprach sie Mona Mut zu und machte sich dann im Laufschritt auf den Weg zurück zum Imbissstand.

Am Zieleinlauf setzte stürmischer Applaus ein, als der Sieger der ersten Gruppe um die zirka hundert Meter entfernte Straßenecke bog. Einzeln und in Schüben stöckelten nach und nach die weiteren Teilnehmer über die Ziellinie und trudelten zum Durchatmen auf dem Firmenvorplatz aus. Freunde und Familienangehörige der glückstrahlenden, schnaufenden Sportler klopften Schultern, reichten Wasserflaschen und hielten Kinder hoch, die Küsschen auf verschwitzte Wangen drückten.

Mona sah auf die Uhr. Eine halbe Stunde hatte sie noch bis zum Start. Die richtige Zeit, um mit dem lästigen Warmmachen zu beginnen. Missmutig stellte sie ihre Stöcke vor sich auf, setzte einen Fuß weit zurück und drückte die Ferse zum Boden hinab. Dabei verfolgte sie durch die Handschlaufen hindurch das Treiben vor ihren Augen. Plötzlich knickte ihr vorderes Bein so abrupt ein, als ob ihr jemand einen Stoß gegeben hätte. Gerade noch so eben konnte sie den Abgang zum Boden stoppen und starrte nun entsetzt zum Auslöser des Schrecks am anderen Ende des Parkplatzes.

Dort, direkt vor dem Siegerpodest stand, umringt von mindestens sechs superdurchtrainierten, superschlanken Frauen um die Dreißig, ein grau gelockter, hochgewachsener Mann in schicker Trainingskluft mit dem Rücken zu ihr und erklärte etwas. Wie die Jünger Jesu hingen die Frauen an seinen Lippen und verfolgten jede seiner gestenreichen Erläuterungen mit hingebungsvollem Interesse, strichen sich über die Haare und warfen lachend ihren Kopf in den Nacken.

Natürlich hatte Mona damit gerechnet, dass Joe als der Walkingexperte und Mitorganisator dieses Sportevents hier anzutreffen war. Aber so?

Sie dehnte zum dritten Mal dasselbe Bein, während sie fassungslos verfolgte, wie er mit seiner Rechten den Arm der Frau neben ihm ergriff und behutsam nach hinten führte, während er seine Linke wie selbstverständlich breitflächig auf ihr nacktes Brustbein legte. Sie wusste genau, was er da so wirkungsvoll demonstrierte. Das entsprechende Kommando schnarrte immer noch in ihrem Ohr. »Streck den Oberkörper gerade beim Zurückführen des Arms!« Ganz klar, für handfeste Fehlerbeseitigung war man ab Vierzig wahrscheinlich schon gänzlich ungeeignet. Wer streichelte schon gern über das ausgedünnte Federkleid eines betagten Huhns, wenn man ein flauschiges Küken in der Hand halten konnte.

Mona war es mit einem Mal warm genug. Bevor sie sich zum Startplatz aufmachte, wollte sie einen kurzen Blick auf den Zieleinlauf werfen, um sich vorstellen zu können, wie es sein würde, in zirka einer Stunde dort anzukommen. Wenn es ihr überhaupt gelang. Irgendetwas in ihrem Inneren ließ sie nämlich seltsamerweise daran zweifeln.

Sie überquerte den Vorplatz und stutzte, als sie vor dem Plastik-Flatterband am Zielkanal zwei Seniorinnen wahrnahm, die mit dem Rücken zu ihr auf dem Sitzbrett ihrer Rollatoren saßen und sich mit einer jungen Frau unterhielten. War das nicht Bea, Emmis Kollegin aus der Seniorenresidenz, die sie damals zu dem Besichtigungsrundgang durch die gepflegten Aufenthaltsräume animiert hatte? Beim Näherkommen breitete sich ein Lächeln auf Monas Gesicht aus. Die Frisuren der zwei alten Frauen kannte sie doch. Der lilaweiße Wollschopf unter dem Strohhut gehörte zu Beas Tante Helmi, und wie konnte es anders sein? Die Frau im kurzgeschnittenen Grau unter dem aufgespannten rosa Sonnenschirm war Annegret Tannhäuser. Doch wo war Lydia Kaiser, der Kopf des Syndikats? In Monas phantasiereicher Vorstellung stakste die Seniorchefin bereits mit Handschellen an ihren knochigen Gelenken zu einem Polizeiwagen, während sie auf die Beamten an ihrer Seite einen Hagel von Flüchen und Zurechtweisungen abfeuerte. Doch soweit würde es bestimmt nie kommen, vermutete Mona. Gesellschaftlich hochgestellte Persönlichkeiten wie Lydia Kaiser genossen immer so etwas wie juristische Immunität. Bevor sie strafrechtlich belangt wurden, mussten sie wahrscheinlich erst einen Pfarrer ermorden oder ein Spielkasino ausrauben.

»Na, das ist ja eine nette Überraschung«, begrüßte Mona das Dreiergrüppchen. Die Gesichter der beiden Seniorinnen leuchteten erfreut auf und auch Bea strahlte, als sie Mona wiedererkannte. »Oh, Sie werden schon sehnlichst erwartet. Wir wussten nicht genau, in welcher Gruppe Sie starten«, erklärte die junge Pflegekraft.

Mona schüttelte überrascht den Kopf. »Das glaube ich jetzt nicht. Sie sind extra wegen mir hierhergekommen?«

Die beiden alten Frauen nickten eifrig. »Emmi hat uns erzählt, dass Sie auch an diesem Wettkampf teilnehmen. Und da wir doch etwas gutzumachen haben, dachten wir uns, es wäre vielleicht schön, wenn wir sie ein bisschen anfeuern«, erklärte Frau Tannhäuser und lächelte Mona dabei schuldbewusst an.

»Sozusagen als ihre größten Fans«, trumpfte Helmi mit rötlich erhitzten Wangen auf und wedelte zur Verdeutlichung mit ihrem seidenen Halstuch auf und ab.

»Man könnte sie auch als Ihre Groupies bezeichnen.« Bea musste bei ihrer Ergänzung unweigerlich kichern.

Verunsichert blickten Helmi und Frau Tannhäuser zu ihr hinüber. Diesen englischen Begriff hatten sie noch nie gehört und bei dem Jargon der jungen Leute konnte man nie sicher sein, ob sich dahinter nicht etwas Unanständiges verbarg. Aber als Mona herzlich lachte, waren sie beruhigt.

»Wo haben sie denn ihre Freundin Lydia gelassen. Die hätte ja eigentlich einen viel größeren Anlass, hier dabei zu sein. Immerhin ist das doch eine Veranstaltung ihrer Firma«, wollte Mona wissen.

Die beiden Seniorinnen sahen sich gegenseitig an und blickten dann betreten zu ihr empor. »Sie hat es vorgezogen, in der Residenz zu bleiben.«

Mona spürte sofort, dass irgendetwas passiert war. »So, so«, erwiderte sie kurz und blickte fragend zu Bea.

»Tja, genau genommen sitzt sie seit gestern in ihrem Zimmer und schmollt.« Bea war sich nicht sicher, ob sie mehr preisgeben durfte. Datenschutz wurde in der Residenz ganz groß geschrieben, aber da kam ihr schon Frau Tannhäuser zuvor.

»Ihr Sohn war gestern da, auf die dringliche Bitte der Heimleiterin hin. Sie hat ihn wohl in Kenntnis gesetzt, was seine Mutter«, »und wir«, hängte Helmi rasch kleinlaut an. »Also, was Lydia seit einigen Wochen im Schilde führt und was alles schon passiert ist. Wir vermuten, dass sie ihn eindringlich gebeten hat, ihr ins Gewissen zu reden. Immerhin hat sie durch ihre Aktion schon einigen Schaden angerichtet.« Die beiden Frauen nickten sich einvernehmlich zu.

»Danach hat er sie noch angebrüllt, sie soll nicht so stur sein und endlich eine Gehhilfe benutzen. Alle Bediensteten im Haus hätten gesagt, so gehe es unmöglich weiter«, berichtete Helmi. Selbst ihre Ohren waren vor Aufregung schon ganz rot. »Und dann ist Lydia ausgerastet. So wütend hab ich sie noch nie erlebt.«

Frau Tannhäuser machte eine abwiegelnde Handbewegung »Wir haben uns ja vorher schon schnell auf den Flur verdrückt, aber Lydias Stimme hört man bis sonst wohin. Erst hat sie ihren Sohn angeschrien, er solle sich nicht in ihre Angelegenheiten einmischen, und er träte das Erbe seines Vaters mit Füßen. Diese dämlichen Gehhilfen seien der sichere Ruin für das Unternehmen. Und sie habe das mit den Rollatoren schließlich nur getan, um ihm die Augen zu öffnen.«

»Ja und dann …«, setzte Frau Tannhäuser nachdenklich fort. »Und dann hörte man nur noch ihren Sohn brüllen. Lydia kam überhaupt nicht mehr zu Wort.«

»Und das will schon etwas heißen«, hängte Bea zufrieden an.

Mona maß Lydias Aktion zwar nicht den hohen Stellenwert bei wie die anderen, aber sie war dennoch überzeugt, dass die Auseinandersetzung zwischen Mutter und Sohn längst fällig war.

Unweigerlich musste sie dabei an den Disput zwischen Joe und seiner Mutter denken, den sie noch sehr präsent vor Augen hatte. Zu einer akzeptablen Lösung hatte der jedenfalls nicht geführt. »Hoffentlich kehrt bei Ihnen in der Residenz nun wieder mehr Ruhe ein. Nötig hätten sie es bestimmt alle. Vielleicht ist Frau Kaiser ab jetzt auch etwas vernünftiger und benutzt endlich einen Rollator.«

»Ja, hoffen wir's«, meinte Bea. »Der steht nämlich schon eine Ewigkeit unbenutzt bei ihr im Zimmer. Als Zeichen ihrer Verachtung hat Frau Kaiser immer ihre schmutzige Wäsche darübergehängt, anstatt sie einfach im Bad auf die Erde zu werfen.« Endlich konnte die Altenpflegerin noch ein bisschen von dem aufgestauten Ärger über diese schwierige Schutzbefohlene loszuwerden.

Im Hintergrund ertönte Cäsars Stimme mit der Ansage des nächsten Laufs. »Liebe Zuschauer, liebe Aktiven. In wenigen Minuten fällt der nächste Startschuss. Es gehen die so genannten Best Ager an den Start, das sind die vielen junggebliebenen Sportbegeisterten unter uns. Ich sehe besonders in dieser Gruppe ein optimistisches Signal dafür, dass Alter und Fitness prima zusammenpassen. Begleiten Sie nun unsere Aktiven mit ordentlichem Applaus bei ihrem Fünf-Kilometer-Lauf.«

Übertönt vom Klatschen und Johlen der Zuschauer verabschiedete sich Mona von den zwei alten Frauen und ihrer Begleiterin.

»Toi, toi, toi«, riefen sie fast im Chor. Frau Tannhäuser griff noch schnell nach Monas Hand und teilte ihr mit verminderter Lautstärke mit: »Mein Sohn ist übrigens auch hier. Der hat schon nach Ihnen gefragt.«

»Ja, ich hab ihn kurz gesehen«, antwortete Mona so beiläufig wie möglich und musterte die alte Dame danach irritiert. Hatte sie richtig gesehen, dass die Seniorin ihr bei dem letzten Satz zugezwinkert hatte? Sie erwartete doch nicht etwa einen Aufschrei des Entzückens, weil ihr lieber Herr Sohn sich nach ihr erkundigt hatte? Nach all dem, was passiert war. Natürlich sahen Mütter die Schandtaten ihrer Söhne immer als viel harmloser an, als sie in Wirklichkeit waren. Davon konnte sie aus der eigenen Erfahrung ein Lied singen. Für Ricos vermeintliche Unschuld kämpfte sie auch stets wie eine Löwenmutter. Aber Frau Tannhäuser hatte doch mitbekommen, wie eiskalt ihr Sohn sich beim letzten Zusammentreffen in der Seniorenresidenz ihr gegenüber verhalten hatte. Das konnte sie doch nicht einfach so ausblenden.

Widerwillig besuchte Mona eine der rosafarbenen Dixie-

Toiletten und trottete dann gedankenversunken an den Zelten vorbei zum Startplatz.

»Haben Sie genug getrunken?«, hörte sie plötzlich eine vertraute dunkle Stimme hinter ihrem Rücken fragen.

Überrascht fuhr sie herum und eckte dabei mit den Stockspitzen an einen der zahlreichen Kinderwagen, die die schmalen Gehwege des Parks zu Nadelöhren verengten.

Die junge Mutter richtete sich zornig auf. »Passen Sie doch auf! Sie stechen meinem Kind noch die Augen damit aus.« Empört wies sie auf die Stöcke in Monas Hand. »Die sollte man verbieten.«

»Mütter, die sich mit ihren Kinderwagen unbedingt durch überfüllte Sportveranstaltungen zwängen müssen, auch!«, schnauzte Joe mit bitterbösem Blick zurück und schickte Mutter samt Wagen mit einem deutlichen Wink gen Himmel.

Sprachlos verfolgte Mona die Szene. »So viel zur Akzeptanz von Löwenmüttern«, spukte es dabei erneut durch ihren Kopf.

»Komm am besten hier herüber.« Joe nahm Monas Arm, machte einen großen Schritt über die Blumenrabatte und führte sie weg vom Durchgangstrubel zu einem angrenzenden Rasenstück. Dort hielt er ihr eine kleine weiße Plastikflasche hin.

»Danke. Ich hab genug getrunken«, antwortete Mona emotionslos. Selbst wenn ihr die Zunge am Gaumen klebte, würde sie von diesem Mann nichts mehr annehmen.

»Hast du dich anständig warmgemacht?«

Jetzt reichte es ihr aber. Aufgebracht stieß sie ihre Stöcke in den Boden. In diesem Moment war es ihr völlig egal, dass sie knallrot im Gesicht und wie eine Furie herumfuchtelte, als sie Joe anschrie und ihre Augen dabei immer feuchter wurden. Was hatte sie noch zu verlieren? »Du hast mich wochenlang elendig getriezt und mir eingebläut, was ich beachten muss, wenn ich meinem Körper Hochleistungen abverlangen will. Du hast mich immer und immer wieder an meine Grenzen gebracht. Körperlich und seelisch. Und du hast mir gezeigt, zu was man fähig ist, wenn man bereit ist, sich zu quälen. Glaubst du, all das vergisst man so schnell wieder?«

Joe sah betroffen zu Boden. »Nein, das glaube ich nicht. Aber ich wollte eigentlich etwas ganz anderes.« Mit einem Mal hob er den Kopf. Er sah blass und müde aus, als er Mona in die Augen sah. »Ich wollte mich bei dir entschuldigen.«

Obwohl sie vor Wut am ganzen Körper zitterte, liefen nun unablässig Tränen an ihren Wangen herab. »Ich werde jetzt diesen dämlichen Wettkampf hinter mich bringen und weißt du, was mir dabei am besten hilft? Wenn du mich einfach in Ruhe lässt!«, schluchzte sie. Dann wischte sie mit den Händen über das Gesicht und fuhr in die Handschlaufen ihrer Stöcke. »Entschuldige dich doch bei Deiner Mutter oder am besten bei meinem Chef. Die machst du damit vielleicht glücklicher.«

Mona sah auf ihre Armbanduhr. Die letzten drei Minuten bis zum Start waren angebrochen.

»Das habe ich bereits getan.«

Als sie los eilte, hörte sie noch einmal seine Stimme hinter sich. »Ich wünsch dir viel Glück, Mona.«

Kapitel 23

»Na, Krappi. Hast du schon die Ergebnisliste für den ersten Lauf fertig?«, fragte Jörg und sah dabei über Dennis' linke Schulter hinweg auf den Bildschirm. »Ich werde draußen schon ständig darauf angesprochen. Manche Läufer können es ja nicht abwarten, endlich ihre Platzierung zu erfahren.«

»Meinst du vielleicht die hier?« Mit einem souveränen Lächeln reichte Dennis dem Mann hinter seinem Rücken eine Handvoll mit Namen und Zeiten bedruckter Blätter.

»Hey, super! Ich wusste es ja. Auf die Jugend ist Verlass.« Jörg überflog die Reihen auf dem Papier und nickte zufrieden.

Als Dennis sich vor drei Wochen zum ersten Mal mit Jörg und Joe traf, um die Planung des Nordic-Walking-Events durchzusprechen, war es für den jungen Computer-Spezialisten sehr gewöhnungsbedürftig, im Fitnessstudio prompt geduzt zu werden, denn im Büro war er für alle außer Mona und Ute stets Herr Krapp. Natürlich kannte er es aus seinem Ultimate-Frisbee-Club, dass man sich in Sportlerkreisen altersübergreifend duzte, aber das hier war schließlich eine besondere Situation. Er war immerhin dafür verantwortlich, dass die Zusammenarbeit mit den Leuten aus dem Fitnessstudio funktionierte und zu Cäsars gewünschtem Erfolg führte. Da wäre ihm eine distanziertere Haltung am Anfang wirklich lieber gewesen. Aber nach den ersten intensiven Besprechungen wusste er, dass Jörgs kumpelhafte Anrede nichts mit oberflächlichem Sportlerjargon oder Machtdemonstration zu tun hatte. Er drückte dadurch auf einfache Weise seine Wertschätzung aus, und das gefiel Dennis. »Weißt du zufällig, ob meine Kollegin Mona schon gestartet ist? Hier im Zelt kriegt man ja nichts mit«, erkundigte er sich.

Jörg sah auf seine Armbanduhr. »Ja, den Startschuss für diese Gruppe habe ich vor einigen Minuten gegeben. Weißt du was?« Er drückte dem verdutzten Dennis die Blätter zurück in die Hand, zusammen mit einer Rolle Tesafilm, die er umständlich aus seiner Hosentasche angelte. »Wie wär's, Krappi, wenn *du* die Listen draußen am Zelt anklebst? Sie sind ja schließlich dein Werk. Ich übernehme für eine Weile deinen Posten hier am Rechner, dann kannst du dir Utes wunderbaren Streuselkuchen reinziehen und deine Kollegin in aller Ruhe anfeuern.«

Im Nu war Dennis aufgesprungen und schlug begeistert auf Jörgs hochgehaltene Handfläche. »Das ist ja echt mal ne gute Ansage.«

Mit seinen langen Beinen war er in einer Minuten am Imbissstand, der mittlerweile schon ziemlich leergegessen wirkte. Ute zwinkerte ihm zu und flüsterte ihrer Tochter etwas ins Ohr.

»Und warum ein doppelt so großes Stück?«, fragte Emmi entrüstet. »Das kostet dann aber auch zwei Euro.«

»Nein, gib es ihm einfach so und fertig«, war der knappe Kommentar und den Einwand ihrer verständnislosen Tochter würgte sie mit einem »Nun mach schon!« kurze Hand ab.

Kopfschüttelnd überreichte Emmi Dennis den Pappteller mit dem Kuchenstück.

»Super, Danke.« Seit den frühen Morgenstunden hatte er nichts weiter als Kaffee und Wasser zu sich genommen. Vollkommen ausgehungert biss er ein riesiges Stück ab.

»So, ich muff lof, Mona anfeuern«, verabschiedete er sich mit einem Krümelhagel aus seinem Mund, den Emmi sofort mit einem angewiderten Blick quittierte.

»Wer war das denn?«, fragte sie mit unverhohlener Abneigung.

»Das war Dennis. Mit dem arbeitet Mona im Büro zusammen«, antwortete Ute.

»Die Ärmste.«

Dennis verließ das Firmengelände durch das Tor mit dem Startbanner und ging einige Schritte den breiten Feldweg entlang bis zu einer Gabelung. Hier reihte sich bereits die Hälfte der Zuschauer an den Rändern auf und wartete. Genau wie am Zieleinlauf war die Wegkreuzung einige Meter weit in alle Richtungen mit Flatterband umsäumt. Zwei Mitarbeiter aus der

Fertigung, die schon ziemlich unter ihren orangefarbenen Ordnerwesten schwitzten, standen mit strenger Miene an den Begrenzungsbändern und achteten darauf, dass kein Kind durch die Beine der Eltern auf die Laufstrecke schlüpfte. Wie alle übrigen Streckenposten, die in regelmäßigen Abständen auf der Laufbahn stationiert waren, trugen sie die Verantwortung für den korrekten Ablauf des Rennens. Sie hatten die Läufer zu ermahnen, die andere beim Überholen anrempelten oder gar einen kleinen Sprintspurt einlegten. Und sie mussten Obacht geben, dass jeder nach der zweiten Runde ordnungsgemäß auf den Weg zum Ziel abbog, der am Firmengelände entlang bis vor zur Straße führte, an dem das Haupttor lag.

Schweiß lief ihnen bereits in Strömen an den Schläfen hinab. Ihr Posten war wesentlich arbeitsintensiver als die übrigen Stationen, an denen die Kollegen zum Teil gelangweilt in der Sonne dösten. Immer wieder mussten sie aufspringen, um Zuschauer davon abzuhalten, mit Kinderwagen oder Kleinkindern an der Hand unter dem Flatterband hindurch die Seite zu wechseln. Je dichter der Pulk der Läufer auf die Kreuzung zukam, desto ungehaltener brüllten sie ihre Anweisungen.

Dennis fand eine kleine Lücke am Begrenzungsband. Von hier aus hatte er einen guten Blick auf die herankommenden Läufer. Der Ordner, der etwas erhöht an der gegenüberliegenden Seite stand, hielt mit einer Hand als Sonnenschutz über den Augen Ausschau nach der Truppe mit den Stöcken.

»Alex, kannst du erkennen, wer an der Spitze ist?«, rief Dennis hinüber. Obwohl er Mona nach ihrem immensen Trainingsaufwand durchaus zutraute, mit bei den Besten zu sein, hatte er ein ungutes Gefühl.

Der Ordner spähte angestrengt in die Ferne und lachte dann hämisch auf. »Bei dem schrillen Outfit ist keine Verwechslung möglich. Vorn läuft die Bindig mit ungefähr zwanzig Metern Vorsprung. Danach kommen ein paar einzelne Walker und dann eine größere Gruppe.«

»Mist«, fluchte Dennis leise. Genau das hatte er befürchtet. Hilflos musste er sich eingestehen, dass seine optimistischen

Verheißungen, mit denen er Mona in den letzten Wochen unermüdlich aufgemuntert hatte, umsonst waren. Sie lag abgeschlagen zurück und er konnte nichts mehr für sie tun. Das Rennen schien bereits nach der ersten Runde für sie gelaufen zu sein. Niedergeschlagen beobachtete er die weit auseinandergezogene Läufergruppe auf sich zukommen.

»Na, wie sieht es aus?«, fragte ihn plötzlich jemand von der Seite her. Dennis drehte kurz den Kopf und blickte in Joes erwartungsvolles Gesicht.

»Äußerst bescheiden«, murmelte er vor sich hin und steckte seine Hände missmutig in die Taschen.

»Und weshalb? Der Lauf hat doch gerade erst begonnen.«

»Eine Kollegin, die mit mir im Büro sitzt, läuft da mit, und der hatte ich eigentlich zugetraut zu gewinnen. Im Moment liegt sie aber schon so weit zurück, dass sie kaum noch eine Chance hat.«

Joe nickte verständnisvoll. »Das kann ja noch werden. Entschieden wird so ein Rennen oft erst auf den letzten hundert Metern.«

»Aber nicht bei der Konkurrenz«, erwiderte Dennis und zeigte auf Tanja, die von frenetischem Applaus und einigen schrillen Pfiffen begleitet heranbebte. Alles an ihr wirkte wie aus der Fernsehreklame eines belebenden Duschbades. Das olympische Dauerstrahlen ihres Gesichts untermalte sie zusätzlich mit Handküsschen an besonders begeistert klatschende Fans. Aus dem Takt geriet sie dabei kaum. Auf der Höhe der Wegkreuzung jauchzte sie sogar ein hellauf entzücktes »Jep! Super seid ihr!« in die Zuschauermenge.

»Das ist doch ...«, stotterte Joe mit einem Mal und schüttelte mit offenem Mund seinen Kopf.

»Tanja Bindig. Die Hauptkonkurrentin von Mona, meiner Kollegin«, klärte Dennis Joe mit säuerlichem Gesicht auf.

»Du meinst Mona Seitz? Sie ist deine Kollegin?«

Dennis nickte. »Ja klar, Mann. Du müsstest sie ja eigentlich kennen. Warst du nicht ihr Trainer?« Überrascht beobachtete er seinen Nachbarn, der nur kurz nickte und mit vollkommen verwirrtem Gesichtsausdruck der vorbeirauschenden Diva hinterhersah.

»Das ist doch nicht zu fassen«, wiederholte er noch einmal leise. »Tanja Bindig, die Hochschulmatratze!«

Dennis stutzte. Hatte er das eben richtig verstanden? »Hochschulma... Du kennst sie?«, formulierte er vorsichtshalber seine Frage um und starrte Joe irritiert an. Doch weiter kamen sie mit der Erörterung der Frage nicht, denn die nächsten Läufer überquerten bereits die Kreuzung. Allen voran Mona.

Dennis jubelte los. »Hey, Mona! Super, bleib dran! Du schaffst das!« Vor lauter Engagement stieß er seinen Vordermann an, der sich sofort umdrehte und ihn verärgert anblaffte.

Joe brauchte Mona nur kurz anzusehen, um zu merken, dass etwas nicht stimmte. Mit besorgtem Blick verfolgte er ihre Bewegungen. Sie hatte erst knapp die Hälfte der Strecke hinter sich und machte jetzt schon einen getriebenen und erschöpften Eindruck. Ihre Schultern waren hochgezogen, ihre Arme und Beine wirkten verkrampft und sie atmete viel zu schnell. Als sie nach wenigen Sekunden wieder aus seinem Blickfeld verschwunden war, drehte sich Dennis sofort zu Joe um, der verächtlich zu Boden sah und durch die Nase schnaubte.

»Du kennst diese Tanja von der Sporthochschule her?«

»Ja, sie studierte zu derselben Zeit, als ich noch als Dozent dort arbeitete. Das ist jetzt natürlich schon einige Jahre her.«

»Ja, dass sie Sport studiert hat, hat sie bei ihrer Vorstellung vor der Belegschaft deutlich betont.«

Joe lachte belustigt auf. »Sie arbeitet bei euch? Als was denn? Soviel ich weiß, hat sie nach dem Abbruch ihres Studiums nur noch als Aushilfe in Wellness-Studios oder als Messemodel gejobbt.«

»Wie, sie hat ihr Studium abgebrochen?«, hakte Dennis verwundert nach.

»Sie wurde exmatrikuliert, weil sie bei einem Täuschungsversuch erwischt wurde. Und das war leider nicht das Einzige. Die Dame war bekannt dafür, dass sie einige ihrer Prüfungen auch auf horizontalem Weg bestand, wenn du weißt, was ich meine.« Joe blickte den jungen Mann prüfend an.

»Ach, daher der flotte Spitzname.«

»Ja, genau. Im Examen flog sie auf, weil mehrere ihrer Ergebnisse mit denen ihrer Nachbarn übereinstimmten.«

»Und was ist daran so falsch, wenn alle das Gleiche rauskriegen?«

»Unser System war so angelegt, dass unterschiedliche Ergebnisse herauskommen mussten. Das hätte man ganz leicht daraus ableiten können, dass jeder Student verpflichtet war, am Anfang der jeweiligen Aufgabe die persönliche Matrikelnummer einzuarbeiten.«

Dennis verstand. Typisch, Tanja war ziemlich dämlich in eine gut erkennbare Falle getappt. Verwunderlich war das für ihn nicht, denn er wusste nicht erst seit ihrem auffälligen Einstand in der Firma, dass bei ihr Einiges im Argen lag.

»Verdammt! Und solche Leute fallen immer wieder nach oben«, fluchte Joe.

Der Ärger darüber setzte ihm ziemlich zu, schloss Dennis aus den Schweißperlen auf Joes blasser Stirn.

»Und sie nehmen anderen die Arbeitsplätze weg«, ergänzte er die Aussage. Als Joe ihn daraufhin verständnislos ansah, fuhr er fort: »Wenn Mona Pech hat, sitzt diese Tanja nämlich bald auf ihrem Platz und sie vor der Tür. Unser Chef ist nämlich diesem aufgeblasenen Erotikmonster mit Haut und Haaren verfallen. Seitdem sie mit ihm zusammen ist, setzt er nur noch ihre Ideen um und lässt Mona mit ihrer langjährigen Berufserfahrung ins Leere laufen.«

Allmählich fügte sich in Joes Kopf ein Mosaikstein an den anderen. »Aber was hat Monas Arbeitsplatzsituation mit diesem Lauf zu tun? So wie ich es verstanden habe, geht es hier doch eher um die bessere Vermarktung eurer Walking-Stöcke.«

»Das auch«, meldete sich plötzlich eine Frauenstimme hinter ihnen. »Aber meine liebe Freundin Mona glaubt wirklich, dass der Zweikampf zwischen ihr und dieser Tanja auch über ihren Arbeitsplatz entscheidet. Nach dem Motto: The winner takes it all.« Mit einer entsprechenden Geste verdeutlichte Ute, wie absurd sie das Ganze fand.

Dennis war wütend. »Und wenn es wirklich so ist? Immerhin hab ich mit eigenen Ohren gehört, wie die blöde Kuh Cäsar diesen Deal vorgeschlagen hat.«

Joe konnte es nicht fassen. Mit einem Mal wurde ihm klar, warum Mona so verbissen trainierte und ihre Nerven am Ende immer mehr auf Grundeis gingen. Schuld daran waren also weder ihre emanzipierte Weltanschauung noch ihr schwankender Hormonhaushalt. Es war schiere Existenzangst und wie sich das anfühlte, kannte er bestens.

Er sah noch einmal betroffen hinter der gerade vorbeistöckelnden Läufergruppe her. Mona war nicht mehr zu sehen. Sie hatte noch ungefähr zweieinhalb Kilometer vor sich, bevor sie zum letzten Mal an dieser Gabelung erschien und von den Ordnern auf den Weg am Firmengelände entlang zum Ziel geschickt wurde. Bis sie wieder hier war, dauerte es also ungefähr noch eine Viertelstunde. Krampfhaft überlegte er, was er tun konnte, um ihr zu helfen.

»Wann startete eigentlich die letzte Gruppe?«, fragte Ute mit einem genervten Blick auf ihre Uhr. Eigentlich hätte sie jetzt Feierabend. Aber bis die ganzen Platten und das Besteck aus dem Imbisszelt zurück in die Kantine geschleppt und saubergemacht waren, verschob sich dieser Zeitpunkt wahrscheinlich bis weit in den Abend. »Hättet ihr die paar Veteranen nicht auch in dieser Gruppe mitlaufen lassen können? Die Strecke von denen ist doch genauso lang und die Zeiten werden sowieso elektronisch erfasst.«

»Klar, das hätten wir. Aber der Vorschlag für die drei Altersgruppen kam vom Chef persönlich. Er will doch damit seine spezielle Käuferzielgruppe, die Best Ager, hervorheben.« Dennis gab sich Mühe, Cäsars Aussprache des englischen Begriffs täuschungsecht nachzumachen. Ute schnaubte belustigt und blickte in Joes nachdenkliches Gesicht.

»Best Ager? Das sind die Vierzig- bis Sechzigjährigen?«

»Fünfundsechzig«, korrigierte Dennis.

»Aber dann...« Beunruhigt blickte Joe zur Laufstrecke zurück. »Aber dann dürfte Tanja in dieser Gruppe eigentlich gar nicht mitlaufen. Sie ist höchstens siebenunddreißig, wenn nicht sogar noch jünger.«

Dennis ahnte, worauf Joe hinauswollte. Nur Ute schüttelte den Kopf. Ihr war die Konsequenz dieser Erkenntnis noch nicht ganz klar. »Und was heißt das jetzt«, fragte sie irritiert.

Joes Gesicht wirkte mit einem Mal sehr entschlossen. »Das heißt, dass Tanja nicht in diese Gruppe gehört, sondern in die erste. Und da ist sie deshalb nicht gestartet, weil sie mit Sicherheit nicht gewonnen hätte. Da laufen nämlich einige meiner ehemaligen Studenten mit, richtige Leistungs-Geher. Die nutzen solche Nordic-Walking-Rennen schon mal, um etwas Abwechslung in ihr Training zu bringen. Wer hat die Anmeldungen eigentlich entgegengenommen?«

»Tanja«, rief Dennis laut und nickte mit hochgezogenen Mundwinkeln. »Jetzt ist mir auch klar, warum sie diesen Part unbedingt selbst übernehmen wollte.«

Joe tappte abrupt gegen Dennis' Schulter. »Komm, wir haben nicht mehr viel Zeit. Ich glaube, ich weiß jetzt, wie wir Mona helfen können.« Er eilte mit dem schlaksigen jungen Mann im Schlepptau los in Richtung Wettkampfbüro. »Du hast doch jede Anmeldung in eurer Kartei abgelegt, nicht wahr?«

»Jep. Das sind schließlich die Belege für die Startnummernvergabe.«

Joe rannte ins Zelt und trieb Dennis an, so schnell wie möglich Tanjas Anmeldung herauszusuchen. Jörg blickte unterdessen verständnislos von einem zum anderen und verfolgte, wie Joe hastig sein Handy aus der Hosentasche zog, eine Nummer eintippte und wartete. Fünf Sekunden später wedelte Dennis bereits mit dem gesuchten Meldezettel in der Luft herum. »Laut Anmeldung ist sie zweiundsiebzig geboren. Das heißt, sie ist jetzt über vierzig. Dann stimmt doch alles«, rechnete Dennis laut vor.

»Gib mir den mal mit!« Joe ließ den Zettel in seiner Hosentasche verschwinden. Dann verließ er das Zelt. Dennis schritt unruhig auf und ab, während er auf Joes Rückkehr wartete.

Große Zweifel hatte er an Tanjas Altersangabe eigentlich nicht. Immerhin arbeitete er seit Wochen mit dieser Frau eng zusammen. So wie er schnell ausgerechnet hatte, lagen zwischen ihr und seiner Freundin genau zehn Jahre. Anderen gegenüber würde er es nicht so krass ausdrücken, aber gefühlt hätte Tanja mit ihrem verlebten Gesicht gut Jasmins Grundschullehrerin gewesen sein können.

»Kann mir endlich mal einer sagen, was passiert ist?«, fragte Jörg ungeduldig und wurde von Dennis durch ein Handzeichen zum Abwarten aufgefordert. Er wollte nichts von dem verpassen, was Joe draußen zu bereden hatte.

Endlich meldete sich eine Stimme im Handy. Joe begann aufgeregt auf den Gesprächspartner einzureden. Mit eindringlichen Gesten erklärte er, worum es ging. Danach lauschte er für einige Sekunden still in den Hörer. Er schien auf etwas zu warten. Als sich der Telefonpartner erneut zu Wort meldete, nickte er mit einem verschwörerischen Lächeln und tippte auf den Ende-Knopf.

»Na, was hast du herausbekommen?«, fragte Dennis mit weit geöffneten Augen.

Joe sagte nichts, sondern bearbeitete erneut sein Handydisplay. Dann hielt er Dennis ein Foto hin.

»Wow, das hätte ich jetzt nicht gedacht«, staunte er, nachdem er mit zwei Fingern das Bild vergrößert hatte und Tanjas Namen und Geburtsdatum nun ganz deutlich im Kopf eines Hochschuldokuments erkennen konnte. »Dann ist die also doch erst achtunddreißig.«

»Ja, und das bedeutet, dass sie in der falschen Gruppe läuft. Und das mit Absicht«, folgerte Joe und wischte sich den Schweiß von seiner Oberlippe. »Ich muss sofort mit eurem Chef reden.«

»Was hast du vor?«

Joes Antwort ließ ihn zusammenzucken. »Ich werde dafür sorgen, dass Tanja disqualifiziert wird«, rief er Dennis über seine Schulter hinweg zu, während er bereits auf dem Weg zum Siegerpodest auf dem Vorplatz war. Hier hatte Joe Rolf Kaiser zuletzt gesehen.

Auf Dennis' Gesicht breitete sich ein zufriedenes Lächeln aus, als er zurück ins Zelt ging. Jörg stand immer noch abwartend neben dem Tisch mit den Rechnern und blätterte in einem Stapel mit Ergebnissen.

»Bingo! Der Fuchs sitzt in der Falle. Mona hat vielleicht doch noch eine Chance.« Seufzend ließ Dennis sich auf den Stuhl fallen und wiederholte dem ahnungslosen Mann neben ihm minutiös, was kurz vorher passiert war.

»Hoffentlich übernimmt er sich dabei nicht«, meinte Jörg nachdenklich.

»Du meinst, Joe könnte seine Kompetenzen überschreiten, weil das keine offizielle Sportveranstaltung ist, sondern ein firmeneigener Wettkampf?«, war Dennis' einzige Erklärung für Jörgs sonderbare Befürchtung. Und folgerichtig setzte er seinen Gedankengang fort. »Wenn Cäsar über Tanjas Schummelei Bescheid weiß, dann hat Joe natürlich schlechte Karten. Dann wird er ihm nahelegen, nichts davon nach außen dringen zu lassen. Aber vielleicht hat er ja auch nicht den blassesten Schimmer von der Giftgasmischung dieses Fesselballons?«

Nun blickte Jörg den jungen Computerfreak verstört an. »Ein Fesselballon mit Giftgas?«

»Ach, vergiss es. Eigentlich können wir nur hoffen, dass Cäsar nicht mit drinsteckt.«

»Und dass Joe sich nicht wieder übernimmt.« Mit sorgenvollem Gesicht verließ Jörg das Wettkampfzelt, während er vor sich hinmurmelte: »So richtig fit sah er vorhin nämlich nicht aus.«

Einige Male musste Joe durchatmen, nachdem er den letzten großen Schritt hinauf auf die kleine Bühne gemacht hatte. Rolf Kaiser war gerade damit beschäftigt, das Mikrofon in der passenden Höhe am Ständer festzuschrauben. Sein Gesicht wies die ersten Spuren eines Sonnenbrands auf, und unter den Achseln seines Polohemds zeichneten sich bereits dunkle Schweißränder ab. Das Holz des Podests, das den ganzen Tag über die Wärme der prallen Sonne aufgenommen hatte, strahlte nun stärker als ein voll aufgedrehter Heizkörper.

Joe drehte gequält seinen Rücken in die gleißende Sonne. Im Gesicht konnte er die Strahlen kaum noch ertragen. »Haben Sie kurz eine Minute Zeit, Herr Kaiser?« Er merkte am fragenden Blick, dass Cäsar ihn nicht sofort einordnen konnte. »Johannes Tannhäuser. Wir haben vor ein paar Tagen mit der Leiterin der Seniorenresidenz zusammengesessen und über die spektakulären Aktivitäten unserer Mütter gesprochen.«

Jetzt war Cäsar wieder im Bilde. »Ja, richtig, Sie sind der Sohn von Mutters Freundin Annegret, nicht wahr?«

»Ja genau. Und außerdem kümmere ich mich zusammen mit Ihrem Mitarbeiter, diesem jungen Herrn Krapp, um die korrekte Abwicklung dieses Wettkampfs.«

Cäsar nickte anerkennend, hakte dann aber sofort ungeduldig ein. »Herr Tannhäuser, wie Sie sehen, bin ich momentan etwas in Zeitdruck.« Zur Verdeutlichung streckte er sich auf die Zehenspitzen hoch und spähte in die Ferne, zum Eingangstor der Firma. Noch hielt sich die Aufregung der Zuschauer dort in Grenzen. »Wir kommen nämlich gleich zum Höhepunkt des heutigen Tages, dem Zieleinlauf der Best Ager. Wissen Sie, diese Gruppe hat eine ganz besondere Bedeutung für meine Firma.«

Joe ahnte, warum. »Ja, das kann ich mir vorstellen. Aber es gibt bei diesem Lauf einen Regelverstoß, über den ich Sie unbedingt informieren muss.«

Das passte jetzt gar nicht. Cäsar wiegte seinen Kopf ungehalten hin und her. »Herr Tannhäuser, so wie ich das verstanden habe, arbeiten Sie also auch in dem Fitnessstudio, dass ich mit der sportlichen Leitung dieses Wettkampfs beauftragt habe. Ich würde vorschlagen, Sie schließen sich mit unserem Herrn Krapp kurz und ergreifen die entsprechenden Maßnahmen. Etwas Gravierendes wird ja wohl nicht vorgefallen sein.«

»Doch, ich glaube schon. Wir werden jemanden aus dieser Gruppe disqualifizieren müssen«, leitete Joe vorsichtig zum Kern des Problems hin.

Cäsar nickte erst beeindruckt, dann lachte er beschwichtigend. »Ach, mal ehrlich, Herr Tannhäuser. Wegen mir müssen Sie die zwei, drei Läufer, die unbedingt zwischendurch sprinten mussten oder jemandem über ihren Stock stolpern ließen, nicht gleich abstrafen. Mir liegt mehr daran, dass jeder hier Spaß am Walken hat und das auch nach außen demonstriert.«

Diese Vorlage passte in Joes Augen genau. »Bei offensichtlichem Betrug hört der Spaß aber für die Mitstreiter auf, meinen Sie nicht auch?«

Cäsars Augen weiteten sich entsetzt. Er sah kurz auf seine Armbanduhr, dann zur Ziellinie. Dann neigte er sein Gesicht etwas näher zu seinem Gegenüber und fragte leise: »Um was geht es denn?«

»Da ist jemand ganz bewusst mit der falschen Altersangabe gestartet. Der Beweis dafür liegt bereits vor«, erklärte Joe ganz sachlich.

Cäsar schluckte. So viel Unsportlichkeit hätte er seinen Teilnehmern gar nicht zugetraut. »Tja, dann geht es wohl nicht anders.« Sofort zog er Joe vom Mikrofon weg an den Rand des Podests und fuhr mit verminderter Lautstärke fort: »Aber vielleicht lässt sich das ja dezent abwickeln. Die Zuschauer müssen das ja nicht gleich auf der Titelseite der Bildzeitung serviert bekommen. Das lässt sich doch bestimmt einrichten, oder?«

»Es ist sowieso besser, wenn *Sie* diesen Part übernehmen«, schlug Joe vor. »Der betroffene Läufer stammt nämlich aus Ihrer Firma.«

Nun blieb Cäsars Mund offen stehen. Das war das Letzte, womit er gerechnet hatte. »Und um wen handelt es sich da?«

Joe sah Cäsar eindringlich an, als er Tanjas Namen laut und deutlich aussprach.

Verständnislos schüttelte der Firmenchef den Kopf. »Aber das kann doch nicht sein. Frau Bindig ist, soweit ich weiß, knapp über vierzig. Nach ihrem Studium hat sie einige Zeit als Sportlehrerin gearbeitet. Dann hat sie noch ein paar Semester Betriebswirtschaft an einer Privathochschule angehängt und war dann in der Leitung eines Reha-Centers beschäftigt«, zählte er die ihm bekannten Stationen in Tanjas Lebenslauf auf. In seinen Augen konnte es sich bei der brisanten Feststellung also nur um einen Irrtum handeln. »Mein lieber Herr Tannhäuser«, fuhr er deutlich zuversichtlicher fort. »Wahrscheinlich ist Ihnen da irgendwo ein kleiner Fehler unterlaufen. So ein Zahlendreher oder eine Verwechslung. Das kommt bei der Datenmenge schnell schon mal vor. Überprüfen Sie das am besten noch einmal, bevor das Ganze für alle Beteiligten blamabel endet.«

Die Zuschauer entlang des Zielkanals wurden unruhiger. Es knisterte und rumpelte kurz, dann meldete sich die Mikrofonstimme des Kommentators: »So, liebe Walking-Sportfans, es wird spannend. Die ersten Teilnehmer dieses hervorragend besetzten Laufs erscheinen in wenigen Minuten auf der Zielgeraden.«

Joe hörte sich den Rest nicht mehr an. Er hielt Cäsar sein Handy mit dem Beweisfoto vor das Gesicht und wartete, bis er verstanden hatte, was es bedeutete. »Ich fürchte, da gibt es keinen Irrtum. Tanja Bindig ist siebenunddreißig und ich weiß zufällig sehr genau, dass sie ihr Sportstudium wegen mehrerer Täuschungsversuche vorzeitig abbrechen musste. Danach hat sie laut meines Wissens nur noch als Aushilfe in der Rezeption einer Reha-Klinik gearbeitet. Mit ihrem richtigen Alter hätte sie in der ersten Gruppe mitlaufen müssen, aber da wären ihre Gewinnchancen gleich null gewesen. Und ich glaube, Sie kennen einen weiteren Grund, weshalb sie unbedingt mit Mona Seitz zusammen laufen wollte.«

Cäsars fassungsloser Blick glitt in die Ferne ab. Kurz darauf ging ein Ruck durch seinen Körper. Trotz des fortgeschrittenen Sonnenbrands auf seiner Stirn wirkte sein Gesicht plötzlich fahl. »Ich habe verstanden. Seien Sie unbesorgt. Ich regle das. Und zwar so, wie es diese unsportliche Person verdient hat.«

Joe nickte dem offensichtlich enttäuschten Mann im roten Polohemd zu. Doch dann staunte er.

»Ich werde im Wettkampfbüro sofort veranlassen, sie zu disqualifizieren. So etwas kann ich hier nicht gebrauchen. Und Sie können davon ausgehen, dass ich solche Menschen auch nicht in meiner Firma dulde.« Cäsar nahm mit Befriedigung das einvernehmliche Nicken seines Gegenübers entgegen. Als er sich auf den Weg machen wollte, begann das Handy in seiner Brusttasche zu summen.

Joe verabschiedete sich rasch mit einem Handzeichen und stieg vom Podest hinunter. Bereits auf dem Weg zum Zieleinlauf hörte er noch Cäsars Stimme hinter sich, die erschreckt und abgehackt ins Telefon rief: »Was? Meine Mutter? Schwer gestürzt? Ach, wieder ohne Rollator. Ins Krankenhaus. Aha. Ja. Ich muss nur schnell noch etwas im Wettkampfbüro regeln, dann komme ich.«

»Der Ärmste«, ging es Joe durch den Kopf. Automatisch hielt er Ausschau nach dem grauhaarigen Schopf seiner Mutter am Rand der Umzäunung. Als er die beiden alten Frauen vor einer Stunde kurz besucht hatte, war ihm gar nicht aufgefallen, dass Lydia Kaiser, die dritte im umtriebigen Bunde, fehlte.

Er drängte sich zwischen den Zuschauern hindurch und hastete vor zur Straße. Am hinteren Ende, dort wo der Feldweg in die Straße zum Haupttor mündete, klatschten die Zuschauer bereits rhythmisch. Der erste Walker mit feurigroter Lockenmähne und quietschgrünem Stirnband bog um die Ecke und kam mit siegessicher herausgestrecktem Brustkorb auf das Ziel zugestöckelt.

Als Joe atemlos am Anfang der Zielgeraden eintraf, hatte Tanja diese Stelle gerade passiert. Etwa zwanzig Meter hinter ihr mit einem riesigen Abstand zu den nächsten Walkern kam Mona auf die Zuschauer zu. Die Begeisterungswelle, die Tanja entfachte, schwoll bei ihrem Herannahen noch stärker an. »Mona, Mona, Mona!«, riefen einige im Rhythmus des Klatschens. Doch ihr Anblick ließ Joe zusammenzucken. Mona kämpfte. Nicht um den Sieg, sondern darum, es überhaupt bis zum Ende zu schaffen. An den kurzen, ungleichmäßigen Schritten merkte er sofort, dass sie am Ende war. Allmählich konnte er ihr Gesicht deutlicher erkennen. Es war kalkweiß und schmerzverzerrt. Verzweifelt hechelte sie nach Luft. Ihre rechte Faust bohrte sie immer wieder für einige Sekunden unter den Rippenbogen, während sie gleichzeitig den Oberkörper zu dieser Seite bog. Joe konnte es kaum mit ansehen. Sie musste entsetzliche Seitenstiche haben.

Als sie auf gleicher Höhe mit ihm war, hielt er es nicht mehr aus. Er stieg über die Plastikschnur und trabte hinter ihr her. »Mona, hörst du? Ich bin's, Joe. Du kannst den Rest ruhig langsamer angehen.«

Sie reagierte nicht. Im Jubel der Zuschauer ging sein Rufen unter.

»Mona, du musst dich nicht mehr beeilen, einfach nur durchhalten. Es sind nur noch ein paar Meter. Versuch tiefer durchzuatmen.« Mit energischen Schritten bemühte er sich den Abstand zu verringern, damit seine Stimme besser zu ihr durchdringen konnte. Plötzlich setzte ein stechender Schmerz in seiner linken Brusthälfte ein, der ihn zusammenfahren ließ. »Mona, hörst du mich?«, rief er ihr mit schwächer werdender Stimme hinterher.

Sie schüttelte den Kopf.

Er spürte, wie kalter Schweiß von seiner Stirn hinablief. Seine Beine fühlten sich wie eine warme, weiche Masse an. Sie wollten nicht mehr vorwärts. »Mona, bitte warte doch auf mich!«, brüllte er so laut er noch konnte. Dann begann er zu taumeln. Seine Knie knickten ein und er sackte bewusstlos auf den Asphalt.

Kapitel 24

Tanja riss die Arme mit den Stöcken hoch. Sie hatte es geschafft.

Während Monas Puls bei jedem Schritt unter der Schädeldecke anschlug, schleppte sie sich vorwärts, das Zielbanner starr im Visier. Sie hechelte nur noch flach. Ihr Mund war staubtrocken und ihr Leib ein einziger Schmerzkrampf. Bis zu der gelben Plastiklinie würde sie sich zwingen durchzuhalten. Danach war alles egal.

Wie aus weiter Ferne hörte sie erst das Klatschen und den Jubel der Zuschauer, dann ein Aufschreien. An der rechten Seite nahm sie verschwommen die beiden Seniorinnen dicht hinter dem Plastikband wahr. Sie hatten sich von den Sitzflächen ihrer Rollatoren erhoben, aber sie jubelten nicht. Weit vorgeneigt und mit den Händen vor den Mund geschlagen, spähten sie auf die Laufstrecke hinter ihr. Erst als sie die sorgenvoll geweiteten Augen der alten Frauen registrierte, verstand sie, dass etwas passiert sein musste. Mit Mühe stoppte sie ihre Beine, die mechanisch weiterwollten und drehte sich um.

Etwa zehn Meter hinter ihr scharte sich eine Menschentraube um jemanden, der auf dem Boden lag. Mona zuckte zusammen. Die Worte, die sie Sekunden vorher nur in Trance aufgenommen hatte, hallten jetzt wie ein immer schwächer werdendes Echo durch ihren Kopf. »Mona, warte doch auf mich!« Für den Bruchteil einer Sekunde hatte sie wieder die Szene im Wald vor sich, in der Joe am Wegesrand kauerte und vergeblich auf ihre Hilfe wartete. Sie blickte kurz zum Ziel, dann warf sie ihre Stöcke weg und rannte zurück. Noch einmal würde sie nicht denselben Fehler machen.

Als sie sich zu Joe hinabbeugte, hatte bereits ein beherzter Helfer seine Füße in den Händen und hielt sie in Hüfthöhe hoch.

»Wahrscheinlich der Kreislauf«, hörte sie den jungen Mann im Sportdress sagen, der Joes Kopf auf ein eingerolltes Handtuch gebettet hatte und mit einer Hand vorsichtig auf seine

Wange klatschte. »Hallo, hören Sie mich?« Mit einem Blick zu Mona setzte er fort: »Viele trinken einfach nicht genug bei der Hitze.«

»Lassen Sie mich durch! Ich muss hier durch zu meinem Sohn!«, hörte Mona jemanden hinter ihrem Rücken rufen. Die aufgeregte, brüchige Stimme kannte sie gut. Beim Umdrehen entdeckte sie zwischen den Schaulustigen den grauen Schopf von Frau Tannhäuser. In dem Tumult, der sich um sie herum bildete, beschwerte man sich lautstark über die Rücksichtslosigkeit, mit der die alte Frau ihren Rollator vorwärtsschob. Die kleinen Rempler waren ihr ziemlich egal. Emmi, die aufgeregt hinter ihr herlief und sie anflehte, vorsichtiger zu sein, überhörte sie ebenfalls geflissentlich. Am Rand des Unfallorts ließ sie unter den verärgerten Blicken mancher Schaulustiger den Rollator stehen und tapperte zu ihrem am Boden liegenden Sohn. »Mein Gott, Johannes, ich hab es ja geahnt. Wo bleibt denn bloß der Krankenwagen?« Als sie Mona erblickte, die mit besorgter Miene neben Joe kniete, hellte sich ihr Gesicht erleichtert auf. »Frau Seitz, Gott sei Dank, dass Sie bei ihm sind. Jetzt wird alles gut.«

Mona blickte irritiert nach oben. Mit Schmerzen in sämtlichen Beinmuskeln drückte sie sich in die Höhe und entdeckte hinter der alten Frau Emmis gepeinigtes Gesicht. Wild gestikulierend versuchte sie ihrer Patentante verständlich zu machen, wie verzweifelt sie war, nicht ihrer Betreuungspflicht nachkommen zu können. Sie hätte die Seniorin vor dem gefährlichen Gedränge am Unfallort schützen müssen. Auf keinen Fall durfte sie sich verletzen oder gar stürzen.

In Monas Kopf pochte es immer noch dumpf, aber ihre Gedanken waren jetzt ganz klar. Sie musste schnell handeln. Entschlossen ging sie auf Frau Tannhäuser zu und umfasste ihre hageren Schultern. »Bitte, tun sie mir den Gefallen und fahren Sie mit Emmi zurück in die Residenz und machen Sie sich keine Sorgen. Wir kümmern uns um Ihren Sohn«, redete sie beruhigend auf die Seniorin ein, die mit den Händen an den Wangen auf ihren reglos am Boden liegenden Sohn starrte.

»Aber Sie versprechen mir, dass Sie bei Johannes bleiben bis es ihm wieder besser geht«, erbat sie mit flehendem Blick, bevor Emmi endlich ihren schützenden Arm um sie legen durfte.

»Ich lasse ihn nicht allein. Das verspreche ich Ihnen«, bestätigte Mona noch einmal und streichelte behutsam über ihren dürren Arm. Mit tränengefüllten Augen nickte ihr die Seniorin zu, die sich nun mit schleppenden Schritten von Emmi zurück zu ihrem Rollator führen ließ.

Als sich Mona wieder zu Joe niederhockte und behutsam seine schlaffe rechte Hand umfasste, wurde ihr fast übel. Was, wenn er es nicht schaffte? Wenn er nie mehr aufwachte? Der Boden begann unter Monas Füßen zu wanken und wie ein Donner dröhnte plötzlich der Begriff Herzversagen durch ihren Kopf. Sie blickte hilfesuchend hoch in die Gesichter der umstehenden Zuschauer. »Was ist mit dem Rettungswagen? Hat den schon jemand bestellt? Dieser Mann muss schnellstens ins Krankenhaus.« Sie spürte genau, dass es bei Joe nicht nur um eine leichte Kreislaufschwäche ging. Wieder hörte sie die sorgenvollen Worte von Frau Tannhäuser bei ihrem ersten Besuch in der Seniorenresidenz. »Mir wäre viel wohler, wenn Johannes jemanden hätte, der sich um ihn kümmert.« Nun begriff Mona auch, dass dieser Mann kein in die Jahre gekommenes, verwöhntes Muttersöhnchen war. Die Angst seiner Mutter war mehr als berechtigt. Hatte sie nicht sogar von einer Operation gesprochen, die er vor sich herschob?

»Der Krankenwagen ist alarmiert. Er muss jeden Augenblick kommen«, rief ein Zuschauer dicht neben Joes Beinen und hielt zum Beweis sein Handy in die Höhe.

Neben der Unglücksstelle stöckelten nun die restlichen Läufer vorbei. Manche hielten kurz an und wollten wissen, was los war. Andere versuchten nur flüchtig einen Blick auf den am Boden Liegenden zu erhaschen, ohne ihre Geschwindigkeit auch nur einen Deut zu verringern.

»Joe, hörst du mich? Ich bin's, Mona.« Unsicher blickte Mona in Joes ausdrucksloses Gesicht, dann in das des jungen Mannes, der auf der anderen Seite neben ihm kniete und mit den Fingern seitlich an seinem Kehlkopf herumtastete. »Atmet er überhaupt noch?«

»Das schon, aber sein Puls ist kaum zu spüren«, kommentierte er leise.

Mona rieb unentwegt über Joes Handrücken. Was würde sie in diesem Moment dafür geben, wenn er die Augen aufschlug und ihr eins seiner militanten Kommandos an den Kopf donnerte.

»Hoffentlich hält er durch, bis der Rettungswagen da ist.«

Monas Magen verkrampfte sich, als sie an die zweite Alternative dachte. Sie begann zu zittern und streichelte hilflos über seinen weichen, behaarten Arm. Obwohl er sich ganz normal warm anfühlte, hinterließ die Berührung ein eigenartiges Gefühl. Ihre Augen suchten in seinem Gesicht nach einem Zucken oder Augenflackern, nach irgendetwas, das ihre aufgewühlten Gedanken beruhigte. Aber die schweißnasse, blasse Haut um Joes eingefallene Augengruben und der zurückgesackte Unterkiefer ließen sie erschaudern. Vorsichtig strich sie eine graue Lockensträhne zur Seite, die quer auf seiner Stirn klebte. »Hey Mann, jetzt bist du dran mit Durchhalten. Versprich mir, dass du durchhältst«, flüsterte sie und mit halb erstickter Stimme setzte sie hinzu: »Ich lass dich nicht mehr allein.« Ihr Atem ging fast wieder normal. Trotzdem hatte sie Mühe, genug Luft zu bekommen. Ihr Kehlkopf schnürte sich von Sekunde zu Sekunde mehr zu.

Endlich vernahm sie die rasch lauter werdende Sirene des Krankenwagens. Einer der herumstehenden Zuschauer übernahm das Kommando und versuchte mit erhobenen Händen, seine Nachbarn zum Zurücktreten zu animieren. Aber so schnell war niemand bereit, seinen Platz in der ersten Reihe aufzugeben.

»Leute, macht doch Platz! Die müssen gleich hier durch«, forderte er vergeblich. Erst durch die harschen Anweisungen der heraneilenden Sanitäter bildete sich eine Schneise, die groß genug für den Arzt und die Männer mit der Trage war.

Mona hatte sich erhoben und wurde am Arm nach hinten

gezogen. Wie durch eine dicke Glaswand verfolgte sie die Arbeit der Rettungsleute. Einer der orange Uniformierten kam auf sie zu und fragte nach Joes Namen.

»Sind Sie seine Frau oder eine Verwandte?«

Als sie mit dem Kopf schüttelte, wandte sich der Helfer sofort wieder von ihr ab. Dass sie mit ihm befreundet war, spielte für den Rettungsmann keine Rolle.

Mit einem Mal tauchte Jörg auf und fragte Mona hastig, was mit Joe passiert war.

»Ich weiß auch nicht genau. Ich hab ihn ja nicht gesehen.« In abgehackten Sätzen beschrieb sie, dass er auf den letzten Metern zum Ziel plötzlich hinter ihr hergerannt war und etwas gerufen hatte. Dann war er wohl zusammengebrochen.

Jörg schien nicht sonderlich verwundert. Er nickte kurz und beugte sich zu der Ärztin hinab, die gerade mit geübtem Griff eine Kanüle in Joes rechten Unterarm schob, während ein anderer Helfer den schwarzen Beutel in regelmäßigen Abständen zusammendrückte, der seine Lunge über eine Atemmaske mit Luft füllte. Die junge Frau mit adrett gebundenem Pferdeschwanz hörte Jörg konzentriert zu, während sie den Inhalt einer kleinen Spritze in die Kanüle drückte. Eine Minute später hoben die zwei uniformierten Männer Joe auf eine Trage, schnürten ihn fest und brachten ihn zum Rettungswagen. Das Türenzuschlagen und Motorstarten war eins. Sobald der Wagen zur Straße rollte, setzte erneut das ohrenbetäubende Alarmsignal des Martinhorns ein, und die Menschentraube um den Unfallort jagte erschreckt auseinander.

»Was ist denn eigentlich mit Joe los?«, fragte Mona Jörg nun unumwunden, als der Lärmpegel wieder die normale Höhe erreicht hatte. »Irgendwas stimmt doch mit seiner Gesundheit nicht.«

Jörg presste seine Lippen zusammen und nickte. »Ich hab ihm versprochen, nichts davon zu erzählen.«

»Von was?«, hakte Mona nach und sah ihn dabei eindringlich an. Sie musste endlich wissen, welche riskante Partie Joe hier mit allen spielte.

»Versprich mir, dass du es für dich behältst«, bat Jörg mit ernsthafter Miene. »Joe ist frühpensioniert und darf eigentlich gar nicht mehr als Trainer arbeiten. Er hat ein sogenanntes Sportlerherz, die Quittung für falschen Ehrgeiz und grenzenlos übertriebenes Training in der Jugend«, erklärte Jörg nun ohne Umschweife. »Joe und ich kennen uns schon seit der Schulzeit. Wir haben damals im selben Verein trainiert, und wir waren richtig gut. Bei Wettkämpfen immer vorn. Und als wir mit dem Sportstudium anfingen und die Trainingszeit mehr und mehr für das Lernen draufging, fing er an, seine Leistung mit Anabolika und hochprozentigen Eiweißprodukten zu pushen.« Jörg sah an Mona vorbei in die Ferne. »Damit konnte er lange sein Leistungsniveau halten, bis er nach einer Grippe zum ersten Mal Herzprobleme bekam.«

»Eigentlich hab ich ihn für vernünftiger gehalten. Gerade als Sportstudent lernt man doch, wie gefährlich sowas ist.«

»Klar, jeder von uns wusste darüber Bescheid, aber wir waren jung und heiß auf Erfolg. Da gab es immer irgendeinen Arzt, der einem was Passendes aufschrieb, wenn der Körper mal nicht rund lief, und gut war's«, räumte Jörg mit müdem Gesicht ein. »Keiner von uns dachte dabei an später und schon gar nicht an gesundheitliche Folgeschäden. So etwas passierte doch nur den anderen.« Er lächelte dabei leicht. In seinen Augen spiegelte sich die Glanzzeit der gemeinsam erlebten Sporterfolge wider. »Wir räumten damals bei den Mittelstrecke-Wettkämpfen in der Leichtathletik alles ab, was es an Pokalen gab. Sogar international. Und Joe war immer einen Tick besser als ich«, fügte er anerkennend hinzu. Es entstand eine kurze Pause, dann blickte er erneut in Monas Gesicht und atmete energisch durch. »Nach dem Ende des Studiums verloren wir uns aus den Augen. Joe blieb als Dozent an der Uni und ich habe in Schulen und Vereinen angefangen zu arbeiten. Bis zu unserem Wiedersehen im vorigen Jahr wusste ich nur von seiner Frühpensionierung. Dass es gesundheitlich so schlimm um ihn steht, konnte doch keiner ahnen. Er fragte mich, ob ich nicht etwas hätte, womit er sich ein bisschen fit halten könnte. Da hab ich ihm die Sache mit dem Nordic-Walking-Training vorgeschlagen, und er war begeistert. Er hat noch rumgeflachst, dass das mit den Spitzenleistungen ja allmählich vorbei sei, aber so ein paar Couchpotatoes durch den Wald zu jagen, würde er wohl noch hinkriegen.« Jörg zuckte mit den Schultern. »Da hätte ich eigentlich hellhörig werden und ein ärztliches Attest einfordern müssen. Aber er machte einen fitten Eindruck, und ich war einfach nur froh, dass er einsprang. Kurz vorher hatte nämlich einer meiner wichtigsten Leute im Studio gekündigt.«

Mona sah bekümmert zu Jörg. »Und wie steht es familiär um ihn? Gibt es da jemanden, der sich in so einer Situation um ihn kümmert?« Sie deutete mit dem Finger zur Straße hin, auf der kurz vorher der Rettungswagen davongebraust war.

»Du meinst, ob er verheiratet ist?«, brachte Jörg die Sache auf den Punkt und schüttelte entschieden den Kopf. »Soviel ich weiß, ist er schon seit einigen Jahren solo. Er war kurz verheiratet, aber das muss schon eine Weile her sein. Wenn er mir was von einer Frau vormeckert, dann meistens von seiner Mutter. Die lebt im Heim und macht ihm mit irgendwelchen abstrusen Wünschen das Leben schwer.«

Mona lächelte gequält. Wenn Jörg wüsste, welcher Krimi in diesem Heim gerade lief, würde er mit Sicherheit anders über ältere Damen reden.

»Kannst du mir nicht einen Gefallen tun?«, fragte er und legte den Kopf etwas schief. »Ich muss mich dringend um den weiteren Ablauf hier kümmern. Vor allem um die Siegerehrung, die gleich stattfinden soll. Könntest du nicht mal im Krankenhaus nachhören, wie es um Joe steht? Euer Chef ist ja auch verhindert, und den Krappi, ich meine deinen jungen Kollegen, möchte ich nicht mit der ganzen Organisation allein lassen.«

Jörg konnte nicht ahnen, dass er Mona damit aus der Seele sprach. Sie wunderte sich zwar, dass Cäsar verhindert war, aber das war jetzt Nebensache. Es war ein seltsam zwiespältiges Gefühl, als sie zum Siegerpodest vor dem Hauptgebäude hinübersah. Wahrscheinlich musste er Tanjas glorreichen Triumph inszenieren, waberte es durch ihren Kopf. Sollte sie ihren Ballonkorb doch weiter mit Plastik-Lorbeeren schmücken und mit ihrem Rolfilein in den siebten Walking-Himmel schweben. Das war ihr so was von egal.

Ein freundlich lächelnder älterer Zuschauer kam auf sie zumarschiert und reichte ihr ein paar silbergraue Walkingstöcke entgegen. »Hier, Ihre Stöcke. Hab ich für Sie aufgehoben. Das war übrigens ein tolles Ding, dass Sie auf Ihren Sieg verzichtet haben, um diesem Mann zu helfen.«

Mona lächelte dankbar. »Die schenk ich Ihnen. Außerdem war es ja nur der zweite Platz«, rief sie dem verdutzten Mann zu. Ohne weiteren Kommentar drehte sie sich um und ging zum Parkplatz. In diesem Moment war ihr klar, dass sie mit der Firma Kaiser nichts mehr verband. Keiner konnte sie zwingen, dort länger zu bleiben und weiter wie die Maus auf dem Wassereimerrand auf den glimpflichen Ausgang der erotischen Abenteuern ihres Chefs zu hoffen. Sie war ein freier Mensch, und ein anderer Job ließ sich mit Sicherheit auch noch finden. Bis dahin konnte sie sich bestimmt als Büroaushilfe in Jörgs Studio nützlich machen. Leid tat es ihr höchstens um Dennis. Aber der war erstens ein Mann und zweitens jung und fleißig genug, um nie erfahren zu müssen, wie eine Arbeitsagentur von innen aussah.

Im sterilen, endlos erscheinenden Flur der Notaufnahme wanderte ihr Blick an einer Litanei von Schildern entlang. Röntgenraum, Quarantänezimmer, Sprechzimmer. Nichts lieferte ihr einen brauchbaren Hinweis, wo sie Joe finden konnte. Eine rundliche Frau in grünem Schutzanzug und Gesundheitssandalen eilte mit einem Briefumschlag in der Hand auf sie zu.

»Entschuldigen Sie, ich suche jemanden, der gerade eingeliefert wurde.«

»Am besten fragen Sie da vorn an der Information nach«, riet die Frau und zeigte nach hinten zum anderen Ende des Gangs. Hinter einer schmalen, lindgrünen Theke rutschte eine graumelierte Endfünfzigerin mit der Maus auf dem Tisch herum und folgte durch die schmale Lesebrille dem Lauf des Cursors auf dem Bildschirm.

»Hallo, ich suche Herrn Tannhäuser. So ein Großer mit grauen Locken. Er müsste vor einigen Minuten hier eingeliefert worden sein. Er ist bei einem Sportwettkampf bewusstlos zusammengebrochen«, erläuterte Mona und spürte, wie ihr bei den letzten Worten ein Schauer über den Rücken lief.

»Sind Sie seine Frau oder Lebensgefährtin?«, wurde sie barsch abgefragt. Nachdem sie es verneinte, war ihr sofort klar, dass sie als mehr oder weniger flüchtige Bekannte kaum Chancen hatte, Näheres über seinen aktuellen Gesundheitszustand zu erfahren.

»Wir dürfen nur den Ehepartnern oder nächsten Verwandten Auskunft geben. Das müssen Sie verstehen.«

»Ja, natürlich. Ist schon klar. Aber er hat, soviel ich weiß, niemanden außer seiner Mutter und die ist weit über achtzig und in einem Heim untergebracht«, versuchte es Mona verzweifelt weiter. »Bitte, ich will doch nur wissen, wie es ihm geht.« Mona kämpfte mit Tränen in den Augen gegen die Enttäuschung und die Wut über die elende Gefühlskälte ihrer Gesprächspartnerin. »Bitte!«

In demselben Augenblick, als die Schreibkraft ihre Augenbrauen genervt anhob, erschien neben Mona ein junger, ebenfalls grün gekleideter Mann mit auffällig dunklem Teint und schwarzen Haaren. Er legte ein in Pappe gehülltes Schriftstück über den Tresen hinweg auf den Schreibtisch.

»Bitte veranlassen Sie, dass der Patient aus Raum sieben auf die Station verlegt wird. Sein Blutdruck und die Blutwerte sind stabil. Morgen sollen die Kollegen oben noch ein Belastungs-EKG machen und die Herzmedikamente einstellen«, wies er mit munter rollendem »R« seines indischen Akzents die Frau vor dem Bildschirm an.

»Ach, dann geht es Herrn Tannhäuser wieder besser?«, fuhr Mona forsch dazwischen. Dreistigkeit gehörte absolut nicht zum Alltagssortiment ihrer Tugenden, aber in einer solchen Situation heiligte bekanntlich die Not die Mittel.

»Ja, wenn Sie wollen, können Sie jetzt zu ihm. Wir sind soweit fertig mit unseren Untersuchungen. Er befindet sich im vorletzten Raum auf der rechten Seite.«

»Aber, Herr Doktor. Diese Frau gehört nicht zu dem Patienten«, kläffte die übergangene Büroangestellte sofort los. »Das dürfen wir doch gar nicht.«

Monas Tränen waren versiegt. Das Einzige, was noch zählte war ihre Entschlossenheit, irgendwie zu Joe zu gelangen. Wieder erschrak sie fast über die befremdende Stimme, die plötzlich aus ihrem Mund drang. »Natürlich gehöre ich zu ihm, oder sehe ich aus wie seine Schwiegermutter?«

Der Arzt neben ihr lachte laut auf und entblößte dabei eine beneidenswerte Reihe strahlendweißer Zähne, die seine Haut noch dunkler erscheinen ließ. »Ha, ha, das ist gut. Sie sind seine Schwiegermutter. Die sehen bei uns in Pakistan aber ganz anders aus.« Und etwas ernster fügte er mit verminderter Lautstärke an Mona gerichtet hinzu: »Gehen Sie schon zu ihm, bevor er nach oben verlegt wird.« Und als er bemerkte, dass die Schreibkraft, die empört den Mund auf- und zuklappte, seinem Gedankengang nur mühsam folgen konnte, setzte er noch einen drauf. »Mit solchen Leuten muss man sehr vorsichtig umgehen«, flüsterte er ihr mit verschwörerisch gerunzelter Stirn zu und zeigte verstohlen hinter Mona her, die bereits den Gang entlangeilte und nach der richtigen Tür suchte. »Erinnern Sie sich noch an die junge Frau letztens, die von ihrer Schwiegermutter mit dem Golfschläger halb totgeschlagen wurde? Nichts ist so gefährlich wie wütende Schwiegermütter, sag ich Ihnen.«

»Aber sie ist doch gar nicht seine Schwiegermutter«, versuchte es die Grauhaarige noch ein letztes Mal, nun vollends durcheinander.

»Genau. Die hätte ich auch nicht zu dem Patienten reingelassen.« Mit schelmischem Grinsen entfernte sich der junge Arzt rasch von der Gefahrenstelle.

Als Mona nach vorsichtigem Klopfen die Klinke drückte, war sie auf alles gefasst. Nur nicht darauf, dass Joe ihr mit leger übereinandergelegten Füßen und verschränkten Armen vom hochgestellten Kopfteil der Untersuchungsliege aus entgegenstrahlte. Wenn der Gedanke nicht allzu absurd gewesen wäre, hätte Mona schwören können, er rechnete genau in diesem Augenblick mit ihrem Erscheinen.

»Oh, das ist ja ein netter Besuch«, kam es von ihm in gewohnt souveräner Manier.

Mona war froh. Sein sonnengebräuntes Gesicht wirkte vollkommen normal. Lediglich seine grauen Locken standen nicht wie sonst wüst in alle Richtungen, sondern klebten an manchen Stellen verschwitzt am Kopf. Als sie ihm die Hand reichte und ihm in die Augen sah, spürte sie es dennoch ganz deutlich. Hinter der Fassade der Harmlosigkeit, die Joe mit aller Macht aufrechtzuerhalten versuchte, befand sich ein unheilvoller Abgrund. Etwas, das anscheinend nicht nur ihr Angst machte. Warum sonst hielt er ihre Hand so lange umschlossen? Und warum sonst erstarb sein flapsiges Grinsen von Sekunde zu Sekunde mehr und machte einer Ernsthaftigkeit Platz, die umso beklemmender auf Mona wirkte, je länger die Stille zwischen ihnen andauerte?

»Du hast mir ja ganz schön Angst gemacht. Ich dachte schon, ich müsste ab jetzt allein weitertrainieren«, murmelte sie und bemühte sich zu lächeln. Weiter schaffte sie es nicht, die Situation mit albern konstruierten Vorwürfen zu bagatellisieren. Wie ein Vulkan brach es aus ihr heraus. »Was ist eigentlich los mit dir?« Ihre Stimme quietschte dabei unter den mühsam unterdrückten Tränen heiser und gequält.

Joe griff nach ihrer Hand und forderte sie auf, sich mit auf die Kante der schmalen Pritsche zu setzen. »Ich wollte dich nicht erschrecken. Es ging alles so schnell vorhin bei deinem Lauf. Erst sah ich, wie fertig du warst. Dann kam die Sache mit Tanjas Disqualifikation, und als ich dir Bescheid geben wollte, ging mir plötzlich die Puste aus.« Joe zog die Schulter hoch und machte ein bedauerndes Gesicht. »Shit happens!«, versuchte er das Ereignis zu verharmlosen.

Doch nun reichte es Mona. Sie sprang auf und rang kopfschüttelnd nach Worten. »Was ... was glaubst du eigentlich? Dass du mir hier ein Heimatbühnenstück vorspielen kannst, nach dem Motto: Drei Tage war der Vater krank. Nun raucht er wieder, Gott sei Dank? Komm endlich runter auf den Boden!«, schnaubte Mona. »Ich bin fast gestorben aus Angst um dich und du weißt ganz genau, dass das hier nichts mit ein bisschen ausgegangener Puste zu tun hat.«

Joe sah zum Fenster hinüber. »Woher weißt du das?«

Mona war es leid, weiter so zu tun, als wüsste sie nicht, wie schlimm es um ihn stand. »Jörg machte so eine Andeutung!«, gab sie leise zu und als Joe verächtlich nickte, ohne sie dabei anzusehen, bat sie ihn: »Bitte, mach ihm deshalb keinen Vorwurf. Er macht sich doch nur Sorgen um dich.«

Als Mona ihn erneut ansah, war er merklich blasser geworden und die Falten auf seiner Stirn ließen sein Gesicht ausgelaugt und müde erscheinen. Er atmete tief durch, legte seinen Kopf zurück auf die Bank und schloss die Augen. »Mein Motor ist ziemlich runtergewirtschaftet. Hab ihn wohl zu lange auf Hochtouren laufen lassen«, beschrieb er kleinlaut den desolaten Zustand seines Herzens.

Mona schluckte. »Ich weiß.« Und nach einer beklemmenden Pause fragte sie vorsichtig: »Was für eine Operation ist das eigentlich, die du vor dir herschiebst?«

»Und woher weißt du das nun wieder? Davon hab ich Jörg doch gar nichts erzählt?«

Der Unmut in seinen Worten machte Mona die Antwort nicht gerade leicht. »Von deiner Mutter. Du weißt doch, wir plaudern manchmal ganz gern ein bisschen miteinander.«

Das Einzige, was Joe dazu von sich gab, war ein gespielt verächtliches Schnauben. »Ja, ich weiß. Ihr redet anscheinend nicht nur über getunte Rollatoren und so«, bemühte er sich ein letztes Mal zu scherzen. Danach fühlte er sich so elend wie lange nicht mehr. Wieder kam ihm der überflüssige Streit mit Mona in der Seniorenresidenz ins Gedächtnis. Als er sich in diesem Zusammenhang auch wieder an den hoffnungslosen Wunsch seiner Mutter erinnerte, konnte er sich nicht mehr halten. Tränen brachen ihm mit solcher Macht aus den Augen, dass er haltlos wie ein verlassenes Kind zu schluchzen begann.

In ihrer Hilflosigkeit fiel Mona nichts anderes ein, als zaghaft über seine Hände zu streicheln, mit denen er sein Gesicht verbarg.

Es dauerte eine Weile bis er sich wieder beruhigt hatte. Er wischte mit den Handflächen sein Gesicht trocken und griff erneut nach Monas Hand. »Ich brauche irgendwann eine neue Herzklappe, das ist alles. Nach dieser Operation ist es wahrscheinlich für längere Zeit ganz aus mit dem Sport«, erklärte er fachkundig und sah ihr dabei ernst in die Augen.

Mona schüttelte verständnislos den Kopf. »Aber das ist es doch so auch«, rutschte es ihr unüberlegt aus dem Mund. In der nächsten Sekunde hätte sie sich für diese Äußerung am liebsten die Zunge abgebissen. Hätte sie ihm in seinem Zustand nicht eher Mut machen sollen, als ihn so eiskalt mit der Wahrheit zu konfrontieren? War das vielleicht ein unbewusster Vergeltungsschlag für die elende Schinderei mit den Walkingstöcken durch den Wald? Sie kannte ihn doch mittlerweile gut genug, um zu wissen, was ihm seine sportliche Leistungsfähigkeit bedeutete. Mona verstand sich selbst nicht mehr. An der Heftigkeit seines Gefühlsausbruchs hätte sie doch ablesen können, dass Sport für ihn Leben war. »Entschuldige«, sagte sie leise und war erleichtert, als er sie müde anlächelte.

»Ich hab mich zu entschuldigen, nicht du. Außerdem hast du ja Recht. So kann es nicht weitergehen.« Er blickte durch das Fenster zu den Parkbäumen vor dem Krankenhausgebäude und nickte bedächtig. Dann drückte er mit einem kleinen Ruck ihre Hand. »Um diese Operation komm ich wohl nicht mehr herum.«

Im nächsten Augenblick schreckten sie zusammen, als die Tür aufgerissen wurde und ein breitschultriger Pfleger ein Bett durch die Tür schob.

»Ich bringe Sie jetzt hoch auf die Station«, informierte er Joe. Bevor er seinen Arm greifen konnte, um ihm hinüberzuhelfen, war Joe schon aufgesprungen. »Das kurze Stück kann ich auch laufen.«

Mona verzweifelte fast. Konnte dieser Mann nach all dem, was passiert war, nicht endlich Vernunft annehmen?

Der Pfleger lachte amüsiert auf. »Ne, ne, das geht ja nun gar nicht. Soviel ich weiß, hat man Sie gerade aus dem Jenseits zurückgeholt, da bleiben Sie mal besser schön liegen. Außerdem muss ich Sie vorher noch zum MRT bringen und das liegt am anderen Ende des Nebengebäudes.«

»Ja, ist ja schon gut«, murrte Joe und ließ sich mit einem Seufzer auf das andere Bett sinken. Die Rolle des Instabilen, Schwachen war einfach nicht sein Ding.

Es war Zeit, sich zu verabschieden, denn der Pfleger löste bereits die Bremse am Bett.

»Mach's gut«, sagte Mona leise, als er an ihr vorbei aus dem Zimmer geschoben wurde. »Jetzt bist du mal dran mit dem Durchhalten. Also, Oberkörper gerade und auf die Atmung achten!«

Erst als sich die automatische Tür der Notaufnahme hinter ihr surrend schloss und sie durch den weitläufigen Eingangsbereich des Krankenhauses ging, spürte sie, wie kaputt sie war. Jede Faser ihrer Arm- und Beinmuskeln schmerzte beim Anspannen wie wundgescheuert und ihre Zunge klebte am Gaumen. An der Seite einer Übersichtstafel entdeckte sie einen Trinkwasserspender. Sie stürzte mindestens drei der spitzen Pappbecher voll in ihren Mund, bis endlich das ausgedörrte Gefühl im Hals nachließ.

»Was machen Sie denn hier, Frau Seitz?« Cäsar stand ihr plötzlich mit weit geöffneten Augen gegenüber und sah beunruhigt an ihrem Körper hinab. »Ist Ihnen beim Wettkampf etwas passiert oder wollten Sie sich nach meiner Mutter erkundigen?«

»Ihre Mutter?«, fragte Mona völlig irritiert. »Ich hab Herrn Tannhäuser besucht. Er ist beim Zieleinlauf zusammengebrochen und wurde mit dem Rettungswagen hierhergebracht. Aber es geht ihm schon wieder besser.« Kurz überlegte sie, ob

Cäsar von ihr überhaupt mehr über Joes Verfassung erfahren durfte. »Wahrscheinlich hat er zu wenig getrunken«, setzte sie deshalb unverfänglich hinzu.

»Na, Gott sei Dank. Das reißt ja heute nicht ab mit den unheilvollen Ereignissen. Man kommt bald kaum noch mit«, seufzte er und wischte sich mit einem Taschentuch über seinen verschwitzten Mund. »Vor zwei Stunden hat man meine Mutter mit einem Kieferbruch eingeliefert. Sie ist in ihrem Zimmer gestolpert, weil sie ja ums Verrecken keine Gehhilfe benutzten will. Voll aufs Gesicht geknallt. Man hat sie gleich in den OP gebracht, und nun hat sie so ein Drahtgestell im Kiefer. Gott sei Dank hat ihr Oberstübchen nichts abbekommen. Das ist ja bei einer Neunzigjährigen ohnehin schon schwer in Gefahr«, erklärte er und konnte dabei den genervten Gesichtsausdruck kaum unterdrücken.

»Oh, das tut mir leid. Hoffentlich erholt sie sich schnell wieder.«

Cäsar rollte mit den Augen. »Pah, da können Sie Gift drauf nehmen. Sobald sie wieder klar sieht, packt sie ihre sieben Sachen und ist hier raus. Und wenn es mit dem Taxi heimlich bei Nacht und Nebel ist. Krankenhäuser sind ihr ein Gräuel.«

Das konnte sich Mona bei der alten Seniorchefin lebhaft vorstellen.

In Cäsars Gesicht erschien plötzlich ein unerwartetes Leuchten. »Ich gratuliere Ihnen übrigens zu Ihrem Sieg, liebe Frau Seitz.«

»Wieso das jetzt? Ich bin doch gar nicht durchs Ziel gelaufen. Und wenn, dann wäre ich sowieso nur Zweite geworden. Frau Bindig war doch weit vor mir.« Mona verstand nicht recht. Sie reichte ihm zögerlich die Hand und wurde in alt bewährter Manier von Cäsar durchgeschüttelt. Dann verdüsterte sich sein Gesicht. Mona glaubte sogar, eine Spur von Verachtung darin zu entdecken.

»Tja, wie soll ich Ihnen das jetzt erklären? Da hat sich etwas ereignet, was mich sehr enttäuscht hat. Ich sah mich veranlasst, Frau Bindig komplett aus dem Wettkampf zu nehmen. Herr

Tannhäuser hat mich knapp vor dem Ende des Laufs aufgesucht und mir pflichtgemäß mitgeteilt, dass sich Frau Bindig nicht regelkonform verhalten hat.« Cäsar blickte äußerst unzufrieden zu Boden. »Auf den Punkt gebracht: Sie ist absichtlich in der falschen Altersklasse gestartet, um unbedingt Erste zu werden. Sie hat uns alle betrogen. Und so was scheint nicht das erste Mal in ihrer fragwürdigen Karriere passiert zu sein.«

Es tat Mona leid zu sehen, wie angespannt ihr Chef nach Worten suchte, die von seiner privaten und geschäftlichen Pleite ablenkten. Dem Fesselballon war also die Luft ausgegangen und die unvermeidliche Bruchlandung hatte Tanja wohl auch schon hinter sich. Ein Hoch auf Dennis und seine weisen Prophezeiungen!

»Ich habe sie sofort disqualifizieren lassen, und als ich gerade am Telefon mit dem Hauptorganisator sprach, schlug er vor, *Sie* als Siegerin einzusetzen. Sie waren Frau Bindig immerhin die ganze Zeit dicht auf den Fersen.« Er schlug mit einem Mal die Hände zusammen und strahlte Mona an. »Worauf warten wir eigentlich noch? Auf geht's zur Siegerehrung, Frau Seitz.«

Als sie zum Eingangsportal aufbrachen, stoppte er nach einigen Schritten noch einmal und sah ihr ernsthaft in die Augen. »Glauben Sie mir. Auch wenn es für Sie vielleicht in letzter Zeit nicht den Anschein machte: Ich bin sehr froh, dass *Sie* gleich ganz oben auf dem Siegertreppchen stehen.«

Kapitel 25

Dennis war den gesamten Montagvormittag damit beschäftigt, die restlichen Geräte und Computer aus dem Wettkampfzelt zurück in die Firma zu schleppen und alles wieder an Ort und Stelle zu installieren. Kurz vor der Mittagspause brachte er noch eine Kofferraumladung voll Kartons mit Utensilien, die Jörg zur Verfügung gestellt hatte, zusammen mit übriggebliebenen Werbeprospekten ins Fitnessstudio zurück. Cäsar hatte Jörg gestattet, neben Utes Imbisszelt einen kleinen Tisch mit Werbeflyern aufzustellen, hinter dem einer seiner Übungsleiter interessierten Zuschauern Auskunft über das Studio-Trainingsangebot und die Preise gab.

Kurz nach der Mittagspause tauchte Dennis dann endlich im Büro auf und ließ sich mit einem Stoßseufzer auf seinen Stuhl fallen. »Bin ich froh, dass das Thema »Nordic Walking für alle« endlich abgehakt ist.«

Mona lächelte ihren jungen Kollegen mitfühlend an. »Die waren übrigens alle sehr begeistert von deiner Leistung als Co-Organisator. Ich meine jetzt nicht nur Cäsar. Auch Jörg und Joe haben sich sehr positiv über dich geäußert, sagte mir Ute.«

Schon am Abend nach dem Wettkampf, als sie frischgeduscht auf ihrer Couch saß und den aufregenden Tag noch einmal Revue passieren ließ, hatte sie sich vorgenommen, Dennis für seinen professionellen Einsatz zu loben. Er war an diesem außergewöhnlichen Projekt spürbar gereift. Das hatte sie nicht erst bei seiner konzentrierten Vorarbeit gemerkt, sondern vor allem in der Minute, als er ihr, auf Cäsars Wunsch hin, den Pokal überreicht hatte. Wohl überlegt und mit feierlichem Ton hob er bei seiner kleinen Ansprache ihren vorbildlichen Trainingseifer und ihre selbstlose Hilfsbereitschaft hervor. Am Ende seiner Rede beförderte er sie sogar zur Siegerin der Herzen. Das Publikum war begeistert und zollte anhaltend Beifall.

Durch den besonderen Glanz dieser Ehrung rückte für Cäsar das Debakel um Tanjas unrühmlichen Auftritt einen Augenblick lang in den Hintergrund. Aufgrund seines durchschlagenden Erfolgs beim Publikum lächelte er Dennis wohlwollend, fast sogar ein bisschen dankbar zu. Mona konnte gut nachvollziehen, wie erledigt Cäsar nach diesem ereignisreichen Tag sein musste.

Selbst jetzt, zwei Tage danach, spürte sie immer noch ein bisschen von dem Kribbeln der Gänsehaut auf ihrem Körper, als ihr Dennis den Pokal überreicht hatte. Wie sehr hatte sie sich in diesem Moment zusammenreißen müssen, um ihn nicht mit ihren Tränen aus der Fassung zu bringen.

»Jörg sagte mir übrigens, er könne dich gut an seiner Anmeldung gebrauchen. Wörtlich meinte er: Bei dem Krappi bin ich absolut sicher, dass alles rund läuft«, berichtete sie amüsiert.

Dennis faltete daraufhin mit hochgezogenen Brauen die Hände hinter dem Kopf. »Das wäre das Letzte, womit ich Geld verdienen wollte. Diesen Sonnenbank-Bratzen und muskelbepackten Dumpfbacken Termine geben. Ne, danke! Die nervige Zusammenarbeit mit dem Fesselballon hat mir schon gereicht«, hängte er noch zur Verdeutlichung an. Dann verdüsterte sich sein Gesicht. »Apropos Fitnessstudio. Wie geht es Joe eigentlich? Du warst doch bei ihm im Krankenhaus.«

Mona berichtete wahrheitsgetreu, wie froh sie war, ihn dort bei vollem Bewusstsein und guter Dinge vorgefunden zu haben. Und dass er in den nächsten Tagen noch ein paar Untersuchungen über sich ergehen lassen müsse. Nur die Sache mit seinen Herzproblemen behielt sie für sich.

»Hoffentlich hat er nichts Schlimmes. Täte mir wirklich leid um ihn.« Dennis tippte dabei eifrig auf seiner Tastatur herum. »Ist wirklich ein netter Typ, der Joe. Der ist in allem, was Sport angeht, unheimlich beschlagen und macht trotzdem kaum Aufhebens darum«, beschrieb er ihn.

Mona spürte, wie sehr er Joes souveräne Art schätzte. Ein warmer Schauer durchströmte ihren Körper. Sie dachte an das kleine Untersuchungszimmer zurück, indem sie ihn vorfand. An seine tiefe, beruhigende Stimme, mit der er sich bei ihr entschuldigte und auch an die immer wieder auflodernde Unvernunft.

»Weißt du eigentlich, dass *er* dieser Stinkstiefel am Telefon ist? Du weißt schon, der mit der Mutter in der Seniorenresidenz.«

Dennis sah Mona fassungslos an. »Du meinst die alte tüdelige Schachtel mit dem Rechtsdrall?«

»Ja, genau. Gepard. Savannengelb mit Schirmchen.«

»Nee! Das glaub ich jetzt nicht!«

Mona nickte und presste krampfhaft ihre Lippen aufeinander. Ganz konnte sie es trotzdem nicht vermeiden, dass ihre Mundwinkel leicht in die Höhe zuckten. »Die Sache hat sich allerdings bereits erledigt«, fügte sie hastig hinzu.

Gerade als Dennis sie zu einer ausführlichen Berichterstattung auffordern wollte, klingelte ihr Telefon.

»Hallo, Herr Kaiser. Eine Überraschung? Mittwochnachmittag. Ja, okay. Um drei in der Fürstenberg-Residenz. Das kann ich einrichten, kein Problem«, antwortete Mona mit erstaunter Miene. »Ja, Danke.«

Auf Dennis spontane Nachfrage hin antwortete sie verwirrt, sie wisse selbst nicht, was das sollte und wofür sie sich eigentlich bedankt habe. Irgendwie empfand sie diese Einladung ins Seniorenheim als sonderbar. Dass Cäsar es liebte, sein geschäftliches Umfeld zu überraschen, war ja hinreichend bekannt, aber was führte er dort bei den alten Leuten im Schilde?

Emmi wusste mit Sicherheit Bescheid, aber sie war telefonisch nicht zu erreichen. Als sie Ute nach diesem Vorhaben befragte, zuckte sie nur ahnungslos mit den Schultern.

Auf dem Weg zur Residenz musste Mona seit Wochen das erste Mal wieder die Scheibenwischer einschalten. Seit der Mittagspause schüttete es wie aus Kübeln. Die erste Kaltfront war im Anmarsch und ein unterschwelliges Donnergrollen deutete daraufhin, dass sie gerade mit der restlichen Sommerhitze kurzen Prozess machte.

Mona dribbelte mit den Fingern auf dem Lenkrad. Schon den ganzen Vormittag über war sie ungewöhnlich gereizt. Der

Wind, der an den teilweise verzogenen Jalousien der Bürofenster rüttelte, nervte sie. Als Dennis sie freundschaftlich auf einen Kaffeefleck aufmerksam machte, den sich ihr weißer Blusenärmel auf der Schreibtischplatte eingehandelt hatte, war es ganz aus. Sie zeterte ihren armen Kollegen an, sie wüsste erstens nicht, was man üblicherweise zu einer Überraschungsveranstaltung im Altenheim trug. Ein gemustertes Kleid passte vielleicht nicht zum Anlass, aber im schwarzen Kostüm wollte sie bei den alten Leuten auch nicht aufschlagen. Die fragten dann vielleicht verschreckt, ob denn schon wieder jemand gestorben sei. Und zweitens. Was sollte sie da überhaupt?

Selbst Dennis, dem die Neuigkeiten in der Firma nur so zuflogen, hatte in der Zwischenzeit nichts darüber herausbekommen können.

Reichlich missmutig stellte sie ihren Wagen auf dem gut besetzten Besucherparkplatz ab und trippelte unter dem Schutz ihres Schirms, den der Wind wie einen Papierdrachen herumwirbelte, die Treppen zum Eingangsportal hinauf.

Im Foyer stellte sie überrascht fest, dass in die Schirmständer fast nichts mehr hineinpasste. Im Schein des pompösen Kronleuchters, der von der Decke herabstrahlte, glänzten rings um den Ständer und die angrenzende Besuchergarderobe kleine Wasserlachen. Mona stutzte. Zwischen den zahlreichen Regenmänteln und dunklen Kostümjacken gab es gerade noch einen freien Bügel. Auf den hängte sie ihren grünen Trenchcoat. Im riesigen, Gold umrahmten Spiegel neben der Garderobe drückte sie ihre zerzauste Frisur in Form. Dabei lauschte sie angestrengt nach Geräuschen, die Aufschluss darüber geben konnten, was hier überhaupt gefeiert wurde. Bevor sie sich zum Aufenthaltsraum aufmachte, schnaubte sie noch einmal verächtlich durch die Nase. Veranstaltungen, bei denen man nicht wusste, was einen erwartete, liebte sie mindestens so wie einen Schluckauf im Theater.

Als sie sich der verschlossenen Tür des Aufenthaltsraums näherte, waberte ihr Kaffeeduft entgegen, und es roch köstlich nach Gebackenem. Wenn sie raten müsste, würde sie sofort auf

Utes frischen Hefekuchen mit Aprikosen und Streuseln tippen.

»Hallo, Mona. Da bist du ja endlich«, rief ihr Emmi zu, die hinter ihrem Rücken mit zwei riesigen Thermoskannen in den Händen angerannt kam. »Mach hin! Die sitzen alle schon und scharren mit den Hufen.«

Anscheinend wartete man hier genau auf sie, interpretierte Mona die ungeduldige Aufforderung ihrer Patentochter. Bei diesem Gedanken wurde ihr immer unbehaglicher zumute.

Der elektronische Öffner summte und die zwei weißen Türflügel schwangen auf.

Mit weit geöffneten Augen blieb sie am Eingang stehen und betrachtete fasziniert die Mitte des Raums, die sie ganz anders in Erinnerung hatte. Einige der Polstergruppen hatte man zur Seite geschoben, um einer riesigen festlich eingedeckten Tafel Platz zu geben. Drei Gestecke aus Sonnenblumen und Herbstastern wechselten sich mit Platten voller Hefeteilchen in allen Variationen ab. Mona hatte Recht behalten. Der Kuchen war Utes Werk. Als sie im Hintergrund das schmale Gesicht ihrer Freundin entdeckte, das ihr schelmisch entgegengrinste, war ihr klar, dass es sich bei dieser Veranstaltung um ein abgekartetes Spiel handelte.

Plötzlich begann einer der Senioren zu klatschen. Sofort schlossen sich die übrigen rings um den Tisch versammelten Senioren an und applaudierten begeistert.

Emmi schob ihre Patentante weiter durch den Raum. »Da vorn ist dein Platz«, sagte sie und deutete auf das gegenüberliegende Ende des Tischs, an dem Ute gerade Kaffee eingoss. Aus allen Ecken winkten ihr auf dem Weg dorthin hagere Hände zu. Manche der Bewohner, hinter deren Rücken sie sich gerade entlangschlängelte, gratulierten ihr sogar. »Prima haben Sie das gemacht!«

Mona verstand nur noch Bahnhof. Sie blätterte eiligst den Terminkalender in ihrem Kopf durch, aber weder Ute noch ihr Chef hatten Geburtstag. Es stand keine Jubiläumsfeier oder Hochzeit an und genauso wenig war dieser Mittwoch ein gesetzlicher Feiertag. »Was soll das Ganze hier also?«, fragte sie sich immer unruhiger. Vielleicht gab es ja so etwas wie den »Tag der Gehhilfen«, den man hier in Ermangelung anderer Ehrentage beging. Den Tag der Arbeit und des heiligen Valentins zu feiern machte ja in einem Seniorenheim nicht mehr allzu viel Sinn.

Als sie neben Ute angelangt war, die gerade Frau Tannhäusers Tasse füllte, stieß sie ihr sanft den Ellenbogen in die Seite. »Na, Klasse! Da hast du mich ja ganz schön gelinkt. Tut so, als ob sie von nichts ne Ahnung hat. Schöne Freundin! Was wird das hier eigentlich?«

Ute drückte Mona unsanft auf den Stuhl zwischen Helmi und Frau Tannhäuser, beugte sich zu ihr hinab und goss Kaffee ein. »Ich bin vollkommen unschuldig. Das Ganze ist Cäsars Idee. Ich bin genauso gespannt wie du, was er diesmal vorhat«, erklärte sie ihr leise und setzte geschäftig ihre Runde fort.

Frau Tannhäuser und Helmi strahlten Mona an. »Ach, wie schön, dass wir uns so schnell wiedersehen. Und zu so einem schönen Anlass«, drückten sie einvernehmlich nickend ihre Freude aus.

Mona war erstaunt über das fröhliche Gesicht ihrer Nachbarin zur Rechten. Eigentlich hätte sie von Frau Tannhäuser erwartet, dass ihr der beklagenswerte Zustand ihres Sohnes mehr ausmachte. Ihr eigenes Herz machte bei dem Gedanken an diesen Mann sofort einen Sprung und augenblicklich spürte sie, wie sich ihr Gesicht erhitzte. Es tat ihr in der Seele weh, sich vorzustellen, dass Joe vielleicht gerade im zart gemusterten Flügelhemd auf seinem Bett saß und ein Tablett mit püriertem Allerlei vorgesetzt bekam, zusammen mit einer Tasse lauwarmen Kamillentee. Monas Inneres krampfte sich bei diesem Gedanken zusammen. Sie hatte am vergangenen Abend mehrfach versucht, ihn telefonisch zu erreichen. Aber nachdem sie ständig weiterverbunden wurde und zum x-ten Mal einen Mann mit türkischem Akzent am Apparat hatte, der niemanden kannte, der auf Joes Beschreibung passte, hatte sie enttäuscht aufgegeben. Daraufhin hatte sie beschlossen, ihn auf jeden Fall am nächsten Tag im Krankenhaus zu besuchen. Unglücklicherweise war ihr dann Cäsars ominöse Einladung in die Fürstenberg-Residenz dazwischengekommen, durch die Mona mehr oder weniger gezwungen war, ihren Besuch bei Joe zu verschieben. Und das passte ihr genauso wenig, wie jetzt umringt von mindestens vierzig betagten Häuptern beim Kaffeeklatsch zu sitzen und nicht zu wissen, warum. Auch wenn sich diese alten Leute noch so sehr über ihr Erscheinen freuten, spürte sie ständig das heftige Verlangen, diesem Mann nahe zu sein und sich um ihn zu kümmern. Es war so schrecklich sich vorzustellen, dass er sie vielleicht gerade dringend brauchte und sie gezwungen war, hier stundenlang im Kaffee herumzurühren.

Plötzlich streichelte eine warme, weiche Hand über ihre Rechte und Frau Tannhäuser sah ihr besorgt in die Augen. »Was ist mit Ihnen? Sie schauen so traurig drein?«

»Danke. Das ist lieb, dass Sie fragen, aber es ist nichts«, beruhigte Mona ihre Nachbarin.

»Falls es wegen Johannes ist, brauchen Sie sich nicht solche Sorgen zu machen. Es geht ihm …«, wollte die alte Dame gerade fortfahren, als die Flügeltür aufging und die Senioren sich den beiden eintretenden Personen entgegendrehten und mit aufgeregten Begeisterungsrufen begrüßten.

Mona beeilte sich, den Satz in Gedanken zu vervollständigen. Es ging ihrem Sohn besser, hatte Frau Tannhäuser mit Sicherheit sagen wollen. Das war für Mona das erste positive Zeichen an diesem verkorksten Tag. Tausend Mal lieber hätte sie es allerdings aus Joes eigenem Mund gehört. Trotzdem war ihr nach dieser Nachricht ein ganzes Stück leichter ums Herz.

Mit Erstaunen verfolgte sie nun, wie Cäsar mit langsamen, würdevollen Schritten seine Mutter am Arm hereinführte. Unbeeindruckt vom begeisterten Applaus ihrer Mitbewohner schob Lydia einen grünen Rollator vor sich her bis zu den beiden leeren Stühlen am Kopf der Tafel. Auf dem Gesichtsrest unterhalb des Verbands, der ihre Stirn umhüllte und in einigen Lagen unter dem Kinn entlangging, konnte man eine bunte Mischung an Farbtönen erkennen. Die grünblauen und gelben Flächen bildeten einen starken Kontrast zum Weiß des Wickels und Mona vermutete ganz stark, dass Lydia Kaiser das knallige Orangerot auf den Lippen bewusst dazu benutzte, um von der braunen Kruste auf ihrer Nasenspitze abzulenken. Vollkommen ungewöhnlich war allerdings, dass sie nichts sagte. Stattdessen ließ sie sich vorsichtig auf ihren Stuhl nieder und drehte dann, soweit es die weiße Verpackung zuließ, ihr Gesicht hinauf zu ihrem Sohn, der jetzt genau vor der Tischplatte stand und die Handflächen aufeinanderschlug.

Mona kannte dieses kleine Signal zur Genüge. Eine Rede stand an.

»Tja, sehr geehrte Damen und Herren, liebe Mutter. Sie fragen sich sicherlich alle, welchen Anlass es hier und heute zu feiern gibt. Und ich muss Ihnen sagen: Es gibt gleich mehrere. Zu allererst habe ich Sie alle deshalb eingeladen, mit mir zusammen Mutters Genesung zu feiern. Gott sei Dank ging ihr Unfall vor ein paar Tagen einigermaßen glimpflich ab, sodass sie heute schon wieder bei uns sitzen kann, wenn auch noch nicht in ihrer vollen Schönheit und gewohnten Stärke.«

Viele der Senioren lachten herzlich auf und klatschten. Lydia Kaiser nickte leicht und klappte wortlos den Mund auf und zu.

»Als Weiteres freue ich mich, dass sich unter den hier Anwesenden eine Dame befindet, bei der ich mich heute einmal ganz herzlich bedanken möchte für ihre unbeirrbare Loyalität und ihren beharrlichen Einsatz für unsere Firma.« Cäsar streckte den Arm nach vorn über den Tisch aus. »Meine liebe Frau Seitz, darf ich Sie einmal nach vorn bitten.«

Mona lief sofort rot an und beobachtete auf ihrem Weg an den Stühlen entlang, wie Emmi hinter einem der Teewagen einen riesigen Blumenstrauß emporhob und ihn an Cäsar weitergab.

Er streckte ihr seine freie Hand entgegen und begann gewohnt energisch zu schütteln. »Frau Seitz, ich danke Ihnen dafür, dass Sie mir in einer ganz speziellen Angelegenheit die Augen geöffnet haben. Im täglichen Miteinander passieren nicht nur anderen Fehler, sondern auch mir. Dafür bin ich halt auch nur ein Mensch. Ich wünsche mir sehr, dass Sie unserer Firma mit ihrer Professionalität und ihrem ausgeprägten Sinn für die Belange der älteren Menschen weiterhin treu bleiben.«

Mona schluckte und räusperte den Kloß aus ihrer Kehle. Dass sich ihr Chef einmal bei ihr entschuldigen würde, damit hatte sie am allerwenigsten gerechnet. Sie sah beschämt auf den wunderschönen Blumenstrauß, den er ihr nun in die Hand drückte und sich noch einmal bedankte. Die begeistert applaudierenden Senioren rings um den Tisch nahm sie nur noch verschwommen wahr. Eilig versuchte sie, wieder zurück zu ihrem Platz zu kommen.

»So, und nun komme ich zum letzten Grund dieses Feieranlasses. Ich habe mich dazu entschieden, in unserer Firma zukünftig wieder Spielplatzgeräte herzustellen. Und das nicht nur dir zuliebe, Mutter, sondern vor allem, weil es neuerdings einen besonderen Trend auf diesem Sektor gibt.«

Abrupt fuhr Lydias Kopf herum und ihr Gesicht verzog sich schmerzgebeutelt. Sie versuchte etwas zu sagen, doch es bewegten sich lediglich ihre Lippen.

Mona sah verstohlen zu Ute, die sich für Cäsars Rede einen Stuhl herangezogen hatte und nun neben ihr saß. Auch sie machte denselben verblüfften Eindruck, gepaart mit einem gewaltigen Schuss Skepsis.

»Und was soll das jetzt wieder?«, fragte Mona leise in ihre Richtung.

Ute zuckte mit den Schultern. »Vielleicht so was wie «back to the roots", oder so. Verstehen tue ich das jedenfalls nicht."

Cäsar beugte sich kurz zu seiner Mutter hinab und hörte sich an, was sie ihm durch den schmalen Mundschlitz, den ihr der einoperierte Draht im Kiefer ermöglichte, zuzischelte. Er nickte kurz. Dann fuhr er fort: »Ja, Sie haben richtig gehört. Spielplatzgeräte liegen wieder im Trend. Und ich meine damit eine ganz spezielle Sorte. Es geht um sogenannte Senioren-Spielplatzgeräte. Das sind ergonomisch entwickelte, leicht bedienbare Fitnessgeräte aus wetterfestem Edelstahl. Sie können problemlos in öffentliche Freizeitanlagen integriert werden und stehen damit jedem Senior kostenlos zum Training zur Verfügung.«

Der folgende Applaus war verhalten, aber damit hatte Cäsar schon gerechnet. »Und um Ihnen, meine lieben Senioren die Sache noch näherzubringen, wird die Fürstenberg-Residenz als Erste in den Genuss einer solchen Anlage kommen.« Mit einer ehrerbietenden Geste zur Heimleiterin, die rechts neben Lydia saß, ging er zum Ende seiner Rede über. »Sobald wir mit der Fertigung losgelegt haben, werden draußen im Park vor der Residenz die ersten Geräte aufgebaut. Sie stehen ab dann für Ihr tägliches, seniorengerechtes Fitnessprogramm zur Verfügung. Damit komme ich zum Schluss. Ich danke Ihnen für Ihre Aufmerksamkeit und wünsche weiterhin eine schöne Feier.«

Einige der weißen Häupter nickten sich angetan zu, andere kümmerten sich um den Rest Kuchen auf ihrem Teller oder hielten mit der leeren Kaffeetasse in der Hand Ausschau nach Nachschub.

»Wenn man sich den demographischen Wandel in unserer Gesellschaft ansieht, ist diese Idee vielleicht gar nicht so schlecht«, überlegte Mona laut.

Ute, die sich wieder mit ihrer Kaffeekanne in Bewegung setzte, wirkte wenig überzeugt. »Glaubst du, dass du mit achtzig noch einen Felgaufschwung an der Reckstange hinkriegst? Mir wird ja schon auf der Rolltreppe schwindelig. Was will ich da im Alter noch mit Wippe und Karussell? Und rutschen kann man auch in der Dusche.«

Mona schüttelte genervt ihren Kopf. »Wart's ab! Wenn man dich im Studio dezent zur Hockergymnastik schickt und dir an der Bar einen Stuhl anbietet, dann wirst du von selbst darauf zurückkommen.«

»Pah«, tönte es höhnisch aus Utes Mund. »So was glaubst du ja selbst nicht.«

Gerade wollte Mona Frau Tannhäuser noch einmal auf ihren Sohn ansprechen, als die Flügeltür erneut aufging. Wie paralysiert blickte sie dem Mann entgegen, der nun im Türrahmen stand und sich suchend umsah.

»Mein Gott, da ist er ja doch.« Und mit einem strahlenden Lachen auf dem Gesicht meinte Frau Tannhäuser zu Mona: »Er wusste noch nicht, ob er es schafft, heute Nachmittag hierherzukommen.« Flink schnellte sie von ihrem Stuhl hoch und winkte aufgeregt. »Huhu, Johannes. Hier sind wir.«

Ein breites Lächeln überzog Joes Gesicht. Während er sich zu seiner Mutter hinabbeugte und ihr einen Kuss auf die Wange drückte, ließ er Mona nicht aus den Augen.

Was war das jetzt? Monas Atem ging plötzlich flach. Ganz flach. Sie spürte, wie ihr Herzschlag sich wie eine pulsierende, heiße Welle durch den Hals zum Kopf vorarbeitete. Mit einem kräftigen Ruck knallte sie ihre Füße auf den Boden, denn unter ihren Sohlen spürte sie mit einem Mal nichts mehr. Alles an ihrem Körper schien zu vibrieren. Panisch sah sie auf ihre Hände. Ganz ruhig bohrten sich ihre Fingernägel in die Handtasche auf ihrem Schoß. Sie hätte schwören können, dass sie zitterten.

»Hallo, Mona.« Seine dunklen Augen ruhten auf ihrem Gesicht. »Hast du was dagegen, kurz mit mir nach draußen zu kommen?«

»Ich dachte, du musst operiert werden.«

»Das eilt nicht so sehr. Die Ärzte haben mir dafür noch ein bisschen Aufschub gewährt«, erklärte er. An ihrem tiefen Durchatmen merkte er, wie erleichtert sie war.

Sie nickte und erhob sich. »Ich ... ich weiß gar nicht, ob ich laufen kann«, murmelte sie vor sich hin und unterrichtete Frau Tannhäuser vollkommen durcheinander davon, dass sie ihrem Sohn mal eben die Geräte zeigen müsste. »Im Park natürlich«, haspelte sie. Als die beiden alten Frauen sie fragend anblickten, versuchte sie es noch einmal: »Ach ja, nur den Park, meine ich. Die Geräte nicht. Die kommen ja noch«, stotterte sie verlegen weiter und ärgerte sich ein bisschen über Joes amüsierten Gesichtsausdruck.

Zwei Minuten später gingen sie wortlos den Flur zum Eingangsfoyer entlang. Ihre Schritte wurden immer eiliger. Das Portal öffnete sich beim Näherkommen. Als sie endlich draußen unter dem Vordach standen und die Tür hinter ihnen ins

Schloss fiel, waren keine Worte mehr nötig. Mister Allmächtig hatte schon lange die Gewalt über ihre Gefühle. Jetzt brauchte er nur noch die Arme um sie zu legen. Dann verschlang er sie mit Haut und Haaren.

Ende

Schlussworte von Ulla B. Müller

Liebe Leser,
wenn Ihnen die Geschichte über Monas steinigen Weg ins Liebesglück gefallen hat, dann empfehlen Sie mein Buch *Mobbic Walking* doch weiter. Leseempfehlungen sind für jeden Autor die »Butter auf dem Brötchen«. Noch mehr freue ich mich, wenn Sie eine kurze Rezension schreiben. Bücher wie dieses leben von den Bewertungen ihrer Leser. Und keine Sorge, Kritik kann ich aushalten.
Anfragen oder Kommentare zu meinem Buch können Sie mir per E-Mail an mail@lesebroetchen.de zusenden. Ich antworte gern und ohne Ausnahme.

Möchten Sie mehr über mein bisschen Leben wissen, dann sind Sie auf meiner Homepage http://lesebroetchen.de richtig. Hier finden Sie auch einen Blog zu *Mobbic Walking*, in dem Sie mir und anderen mitteilen können, wie Ihnen mein Roman gefallen hat.

Ich bedanke mich bei …
… meinem Mann für seine professionelle Flugbegleitung im weltweiten Netz.
… meiner Familie für alle nützlichen Tipps und die gelassene Einstellung zu ihrer Writing-Mom, frei nach dem Motto: Sie ist beschäftigt und wir haben unsere Ruhe.
… bei meinen Testlesern für ihr empfindliches Fehlernäschen.

Herzlichst
Ihre Ulla B. Müller

Bisher von der Autorin erschienen:

Der Rollenkavalier
- E-Book (für alle Reader)
- Taschenbuch (384 Seiten) ISBN 978-3-7347-8901-4